病いのリアリティ

臨床民族誌の系譜

江口重幸 著
Shigeyuki Eguchi

金剛出版

目次

第Ⅱ部　精神と身体と文化――その架橋の歴史――　161

第Ⅲ部　読書の軌跡——解説、書評、その他——261

序編

臨床民族誌《エスノグラフィー》をめざして

臨床家のよみがえりと民俗学的想像力

この短い文章に、臨床家のよみがえりなどという奇妙な表題を付けたのにはやや個人的な理由がある。一昨年たまたま出会った一冊の古書がきっかけになって、以来私はこの書物が——とくにそこに掲載された一枚の写真が——磁力のように放つ力に、ずっと引きつけられているように思うからである。

その書籍（というか正確には写真集）は、昭和五二年に出版された、『フォークロアの眼』という全一〇巻の民俗学写真集のうちの一冊であり、磁力を放っているのは、その第八巻目の、写真と文章が萩原秀三郎によるもので、文字どおり『よみがえり』（萩原 1977）がそのタイトルである。昭和五〇年は日本民俗学の創始者柳田国男の生誕百年にあたるが、このシリーズはそれを記念する出版事業のひとつであり、いずれも布装で、各巻を特徴づける写真をあしらった函入りのもので、当時の定価が三五〇〇円であるからかなり高価な部類に入る写真集である（なお本シリーズには同一著者萩原による『神がかり』というこれもまた驚くべき内容の一冊があることを付け加えておく）。

『よみがえり』は、函の全面に、まだ目が開く前の赤子の白黒の写真が大写しになっていて、その子のひたいには直径二センチほどの黒々とした円形の墨が塗られ、それを右から覆うように、おそらくは老人のものと思われるごつい指が写っている。さらに赤子のひたいには何か黒いものが押しあてられるように見える。

最近こういう経験はほとんどないが、書物を一目見た瞬間にその装丁のインパクトや美しさに圧倒されて、思

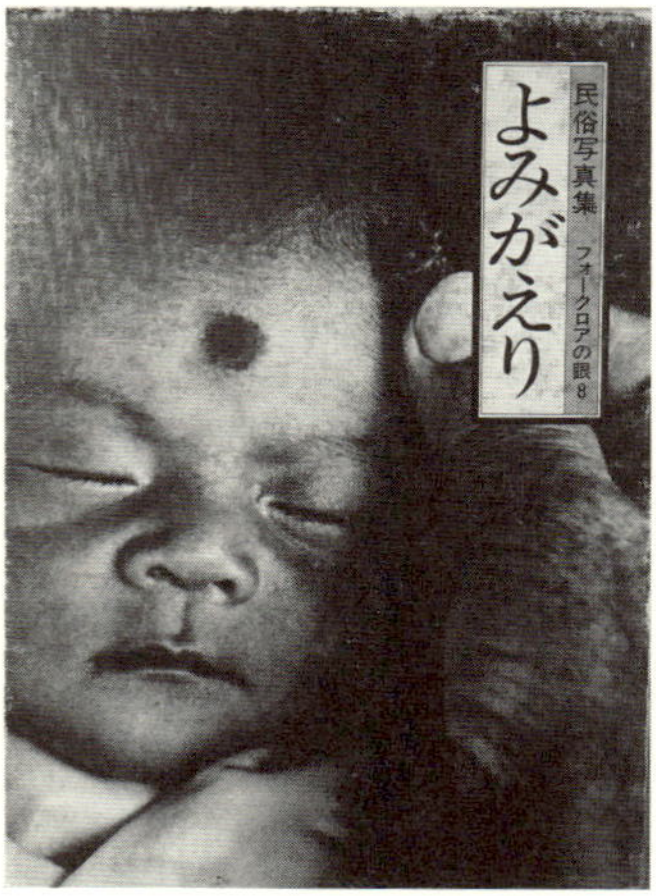

写真1

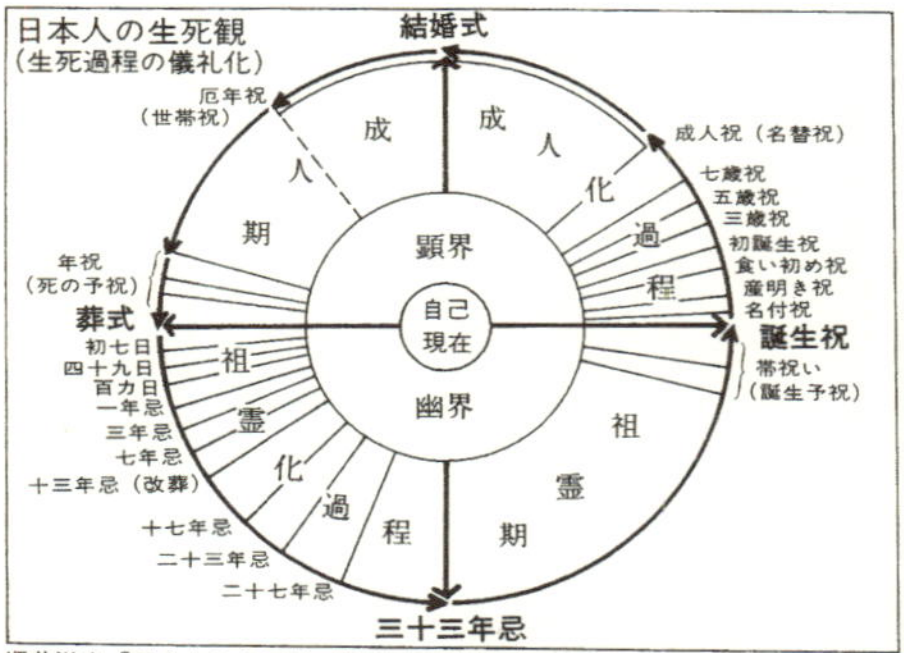

坪井洋文「日本人の生死観」(河出書房新社『民族学からみた日本』所収)より

写真2『よみがえり』(p.116)

わず買う気になってしまうというたぐいの、私にとって稀有な一群の書籍に属する。

この写真集の中心テーマは、日本人の人生の儀礼と、それらをいろどるさまざまな祭りである。前半で人生の通過儀礼を丹念にたどりながら、後半では日本の各地に伝わる伝統的な祭りが紹介され、それらが稲作文化特有とされる、円環をなすように展開するひとの人生を大地のエネルギーで再生させる役割を果たすものとして浮かび上がらせるような構成になっている。

*

こうした一連の写真のなかに、先に示した赤子の写真が再びあらわれる。これはひとが誕生して七日目に祝う「お七夜」の項の写真なのであった。ちなみに本書では、人生の儀礼は、「産屋・産神」「お七夜」「初宮参り・食初」「氏子入り」「初節句」「初誕生」「子ども組」「若者組・成人式」「婚礼」「年寄り組」「年祝い・厄年」「葬送」という順に続いていく。

さてこの「お七夜」であるが、説明文には以下のような内容が記されている。日本の各地では、産後、三日目、五日目、七日目を祝う風があり、ことに七日目は大きなけじめになる。産の忌みも七日ごとに薄れていき、産神も七日目のお七夜には立ち去ってゆく。この「お七夜」には、新たに生まれてきた赤子の、名づけ・産着きせ・厠参り・川参り（橋参り）などの伝統的儀礼が、各地でそれぞれ変化はあるものの、何らかの形で行われる。こうした名づけ祝いが大々的に行われることは（名前がその人の運命に作用するということもあり）、人間社会への参入が一連の共同体的儀礼によって公認されるということなのだろう。

この写真集を開くと、「お七夜」の項には、函に掲載された人物と同一児の別の写真が数枚掲載されている。写真をよく見ると、壁に貼られた女児の命名書も鮮明に映し出されており、昭和四八年生れの誕生日や実名まで記してあるのがわかる（この民俗学的記憶が凝縮したような、何よりも豊かなものに感じる「お七夜」の行事が、私が大学に入学した年以降のものであることを発見してさらに驚くことになった）。

＊

解説部分を読むと、この写真は鹿児島県大島郡龍郷村《たつごうそん》で撮られたものであることが分かる。やや長くなるがそのあたりを引用することにしよう。

「…この地域では出産後一週間目をナンカユウェ（七日祝い）といい、命名祝いをする。祝いの日の朝、海辺から三個の小石と三匹の小ガニを拾ってきて吸物茶碗の中に入れ祝いの膳にのせる。生児の額にはナビヒグル（鍋墨）をつけ、年長の女性が抱き、小ガニを額にはわせ、カニの再生力にあやかる唱え言をする……《原語部分は省略する》（貴方の名前は○○とつけたよ。カニのように元気で世間を広くもちなさいよ）などという。男の子のときには弓矢を、女の子のときにはカスィカケ（糸車）を膳にそえ、天井にかけたりもした。」（p.12）

さて和服に多少関心のある人なら、大島紬の名産地である龍郷村の名を聞いたことがあるだろう。この赤子を抱いている年長の女性のものと思われるごつい手は、糸車で繭糸《けんし》を紡ぎ出し、それを染めてきた手なのであろう。そして、先の文章によれば、そこに握られていた小さな黒いものは小ガニだったのである。おそらくこれにはカニの自切《じせつ》（autotomy）と再生機能が重ねられ、それにあやかって産後、産神に支配されていた危機の時期を脱して、一人の人間として健康に生きるようにという願いのようなものが込められているのである。カニは一度はさみや脚を失っても、脱皮して殻を脱ぐ時、失ったはさみや脚が新たに再生してくるからである。

またひたいに塗られた円形の墨も、大きな神社に参れば今日でもお祓いとともに同様のことをしてもらうところも多いが、民俗学では「アヤツコ」という正式な名称があるのをご存知だろうか。柳田による「阿也都古考《あやつここう》」(1930) があるが、『日本民俗辞典』（弘文堂 1972, p.21）によれば、「宮参りやハツアルキに、生児の額に墨とか紅で大・犬という字を書く風をいい、東北地方ではヤスコ、淡路島ではヤッコという。本来は鍋墨での斜十文字であったが、のちに×を変えて大や犬に、略して点にしたり、また美しく見せようと紅や白粉になったものと思われる」とある。要は「生児の生長を祝い、魔除けのための呪《まじな》いとされている」ものなのである。

＊

現在は科学や合理性の時代で、生まれてくる子どもをめぐって魔除けや呪いなどは、前近代的な考え方もはなはだしく、しかもかなりローカルな場所に限定された迷信的な儀礼にすぎないと思われるかもしれない。早晩それらは消滅するに違いないと考える人もいることだろう。あるいは、お七夜や命名書の形式は残るものの、時代とともに内容は変容して新しい意味を付与されると考えられるかもしれない。これらの変容過程は実際に生じていて、現に、両親だけが参加する現代のお七夜の紹介や、いくつかの価格帯に分かれた命名書のネット販売などが行われている。こうした流れはますます加速し、生まれた赤子の額に小ガニを這わすといった民俗学的儀礼は、過去のものとなり、こうした写真集や民俗資料の中にだけ存在するようになるのだろうか。私は、ある部分そうだともいえるし、ある部分はそうではないと考えている。

そうでないと思う最大の部分は、私たち――ここでは漢字文化圏の人間を想定しているが――は、もう一段深い部分で文字の呪縛下にあると思われるからである。前半でさんざん長い引用をしているのでこれ以上の引用は避けようと思うが、先ほどの赤子の額に「×」を記して呪飾（まじないの飾り）としたというあたりを読んで、白川静の『常用字解』や『字通』（ともに平凡社）における「文」の字の解説を、すぐに連想する人もいることだろう。私たちが頻回に書き記している「文」という文字は、白川によれば、そもそも人の正面を向いて立つ姿の胸に、心・×・vなどの入れ墨を加えたものであり、おそらくそれは死者の胸に呪飾として朱色などで一時的に描いたもので、「死者の霊が死体から脱出するのを防いで死者の復活を願い、また外からの邪霊が憑りつくことを防ぐ意味のものであろう」（白川 2012, p.608）と説明されている。

そしてこう続く。たとえばこの文字に関連する「産」や「彦」という文字（上の部分が文になっている旧字）は、もともとは、〝文〟と、〝厂（カン：ひたいのこと）〟と、〝生〟または〝彡（サン：あざやかなこと）〟という三つのパーツから成り立っている。したがって「産」は生まれた時の生子儀礼を示し、「彦」は一定の年齢に達した男子の成人儀礼を示すものと説明されている（「顔」の字もこの延長である）。つまりひたいに鍋墨で「アヤツコ」を書いて飾った姿が「産」という文字のそもそも本来の意味なのである。こうした漢字を基底に使用している限り、通常そのようなことはまったく思い浮かばないとしても、意識にものぼらない、文字を通した民族誌的文脈が何かの拍子にありありと露呈していくことが生じるのではないか。

＊

さて初めに戻って、冒頭で紹介した写真集の著者である萩原秀三郎は、その文末の解説部分「よみがえり――再生の観念」で、これまでの民俗学的知見と日本人の生死観をていねいに示し、それらが円環をなしているという図式を紹介している。誕生祝と葬式を円周上の対極（時計の三時と九時）に置くような円を描き、結婚式と死後の三三回忌をそれぞれ一二時と六時に置き、誕生を起点に、反時計回りにたどって一周するような図式が示されている。

誕生から七歳までに集中して行われる儀礼は、円周の反対側の葬式から七回忌までに固まって見られる葬送儀礼と対比されていて、（結婚式のほぼ対極にある）死者の三三回忌はこれを過ぎるとホトケからカミになって、再びこの円環をたどるように再生してくることになる。よく言われるように、黄泉にいったん行ってから戻ってくる「よみがえり」はこうして説明される。

＊

脇道へと迷い込みながら、長々と文献をたどったが、現在多くの臨床家やケア職の人は、大きな変容のただなかにいると思う。私は四〇年ほどの間精神科臨床にたずさわっているが、卒業したての一九七〇年代後半と今日では、まったく臨床を取り巻く環境も、精神科臨床それ自身も異なったものになっている。それはどこがどう変わったか説明できないようなレベルの劇的な非連続的変容を伴っている。とくに一九八〇年の米国精神医学会の診断基準であるＤＳＭ－Ⅲの出現と流布は顕著な例だと思うが、それ以降はまったく異なる世界が析出しているといってよい。

たとえばおもに精神科医の属する学会である日本精神神経学会の、最先端とされる生物学的精神医学の講演を聴いていると、統合失調症や双極性障害、あるいは自閉スペクトラム症のゲノム研究が発表される。それらの思考過程はそれぞれに想像力を大いに刺激するものではあるけれど、それを理解するための基盤となる概念や言語のレベルで私などはつまずいてしまう。DISC1遺伝子とは一体どういうものなのか？　いつからRett症候群がMECP2重複症候群と呼ばれるようになり、精神医学的障害ではなくなったのか？……。そして、これらの研究が将来順調に成果を出した先の、出世前の診断やそれらをバイオマーカーとして日常的に使用される時代を想像するとさらに困惑が深まってくる。

研究者と臨床家の間の、この大きく広がる溝を何とか埋めていこうというのが、精神神経学会の最重要な役割でもあるのだろうが、それらの道のりはなかなか困難な道であるように思われる。

さて、そのようなあとで、私は日常臨床の場が活き活きとしたものになるにはどうしたらよいのかと改めて考える。臨床家のよみがえりのためには、一旦は黄泉に下降して、三三回忌を経て、いつの日か舞い戻ってくることを想起することが大切なのかもしれない。あるいは、それがあまり現実離れしているようなら、冒頭に紹介した写真集が示したように、周期的に再活性化させる祝祭や儀礼のようなものが必要なのだろう。

＊

最後にもう一つ引用することで筆を擱きたい。それは先に引用した白川『常用字解・第二版』の「含」という文字の説明である。この字は壺型の器の栓のある蓋の形であるとされる。そしてこう続けられる。「含は人が死亡したとき、その死気が抜け出ることを防ぐために、玉《ぎょく》を口に含ませて蓋をすることで、「ふくむ、ふくませる」の意味となる。その玉を含玉といい、死者の復活を願う意味で蟬の形の玉を使った」（p.97）と。台北にある故宮博物院を訪れた経験のある人なら、文字通り蟬の形に細工された玉＝翡翠《ひすい》（唅蟬）が展示されているコーナーを見た記憶があるかもしれない。これらは身分が高い人が亡くなった時に、復活を願って口の中に入れられたものだったのである。これもまた冒頭で見た、赤子のひたいを這わす小ガニと同様に、地下に長く生活しやがて地上に出て脱皮し、はなはだしい産声を上げて羽ばたいていく蟬の生命力への畏敬の念が重ねられたものなのだろう。

こうした奄美大島の「小ガニ」や、中国の「唅蟬《がんぜん》」を、昔日の迷信と考えてはいけない。生まれた子や死者への思いは、今日の誕生や葬儀の何倍も濃厚に、しかも共同化されたものであり、さらに、手に触れられるような実体的なものであったはずだ。それに込められた怖れや希望や祈りが，そこには確固として存在していたことが感じられる。臨床家のよみがえりのためには，それらの間を往復し，いきいきと結びつける民俗学的想像力が必要なのだと思う。

[初出]「臨床心理事例研究」44：9-12, 2017.

病いのリアリティ
民俗学的架橋の試み

はじめに

かつて「再び病いの経験を聞く」（江口 2012）という小論を書いたことがある。それは、個人的には「病いの経験を聴く」というシリーズに連なるもので、筆者（以下私と記す）自身が、臨床物語論あるいは臨床民族誌といった漠然とした枠組みで考えていたことの中身をもう一歩進んで探ろうとする試みであった。小論では地名やローカルな語り口に連なる民俗学的な経路をたどって、もう少しそれらを押し進めたいと思う。

精神科領域に限らず医療やケアの面接場面で、患者や家族のライフストーリーが、多くの場合不意に溢れるように語り出されることがある。そしてそれを聴き取ることで、それまでの患者・家族と見えたいわば「他者」の世界に、こちらが何歩か踏み込んだ感覚となり、さらに相手もまたその事実を話し共有されたことを大切なこととして受け止め、急速に変容を遂げていく経験をすることがある。そうした「峠」を通り過ぎた後、次第に患者や家族の独特なものの見方やふるまいにこちらの理解が及び、いろいろな難題に対しても慌てずに対処できることになる。患者や家族もまた、専門用語が圧倒的に支配する臨床場面に日常会話を語り出す余地があることを改めて発見したかのように、まったく新たな視角からの会話を折に触れてはさみこむようになる。

これは、それまで普通に話していた患者や家族を取りまくリアルな世界が、あることを契機にポップアップ絵本のように、目の前に鮮明に立ち上がってくる「転回点」と言えるかもしれない（Cushman, 1995）。あるいは荘重な言葉を選ぶなら「顕現（エピファニー）」（Denzin, 1989）と呼んでもいいだろう。

さて、精神科治療や精神療法（さらには看護やケアやカウンセリングに拡大してもいい）が、さまざまな夾雑物を削ぎ落して、何がその核心にあるのかと考える時――これはそのまま私にとって精神科臨床とは何かという問いに直結するが――簡単に言えば、このように相手の世界に入り、相手もまたこちらの世界に越境することで、結果これまでと異なる「世界」や「関係」が形成され、それによって共同性のベースの上に複数の視点が共有されることではないかと考えられる。

病いは多様な側面をもち、複雑なリアリティを構成する。臨床民族誌はそうした側面やリアリティを考え、取り組んでいくための有力なツールである。それは臨床の周縁を修飾する事象ではなく、個々のローカルなリアリティを活性化し掬い上げる核心をなすものではないか。

一　いくつかの「転回点」

人類学者や社会学者の記した民族誌には、他者の棲まう「世界」が予想もしない瞬間に立ち現れ、その世界に参与者が一気に巻き込まれ、はいり込んでいく瞬間が描かれてきた。

ギアーツ（Geertz, 1973）がバリ島における闘鶏をめぐる「事件」について記したものがまず頭に浮かぶ。非公然に開催される闘鶏の会場に武装警察が乗り込み、逃げ惑う現地の人々にまじってギアーツ夫妻も逃げ隠れる過程で、あくまで感情を抑制し、それまで無視に近い関係をとり続けた現地の人の目にはじめて自分たちが「透明人間」ではないヒトとして映った瞬間を記している。それはかつてベイトソンとミード（Bateson & Mead, 1942）が書いた、バリでは通常現地の人間が「他者」を——その場に居ない——「よそ（away）」の人のように扱うが、次第に相手を「現実のものである（you *are* real）」と考えるようになる瞬間が訪れるという事実を跡づけている。

あるいはカッツとショッター（Katz & Shotter, 1996）が「社会的詩学」として描き、松澤和正（1998）が丹念に報告した、米国東海岸（ボストン）の病院での面接風景を挙げてもいい。異郷での心身の不調に困惑したある移民女性が、「これは私の故郷のようではない」とつぶやき、その一句に聴く側も共鳴して、その女性の出身地——ハイチ——へと想像力が広がり、患者の病いや苦境を構成する文化的・社会的な背景が浮かび上がったのもこうした瞬間である。

また別の論文でも紹介した大岡昇平の名著『野火』（1952）では、太平洋戦争末期のレイテ島で敗走を重ね、喀血やマラリアや外傷によって本隊からも排除されて「不要物」と化し、待ち受ける死しか想定しえない小集団状況において、ある深い夜に安田という兵士が突然自分の生い立ちを語り出す描写があるが、これもそうしたものである。深川白河町という具体的地名も混じるこの語りは、大岡の戦場での強烈な実体験をもとに記したものであろう。

さらに樽味伸が「慢性期の病者の『素の時間』」（2006）論文で描いた、当直の深夜にたまたま不眠を訴えて出会った五八歳の統合失調症の女性——「症例（丸田）」——の記述も思い浮かぶ。長い入院歴をもつ、通常滅裂で陽気な言動で知られるこの女性が、その夜は普段の様子とは違い、発病前後のエピソードをしみじみと語りだす場面である。この女性が発病時二、三時間歩いて港まで行き、その浜でなけなしの金で買った軽食を犬に与えてしまい、その後三〇年余り続く入院につながるのだが、その場所をふくめた具体的光景が、この面接の「場」を圧倒的に支配する博多弁のやりとりを通して、「ぶあちい（部厚い）」カルテを前に、〈見る人〉樽味によってリアルに想起され、共有されているのである。

予想もしない発言や行為が現れるこれらの「転回点」は、ほとんど偶発的に訪れるかのようだ。多くは語り手が苦境に行き詰まった時に、長く内面に閉じ込められていたものが堰を切ったように語られる。やや場違いと思える文脈で溢れ出すこうした語りの前には、やはりそれまでと異なる語り手と聴き手の「溜め」の時間が必要なのだろう。それは臨床場面でいえば、治療者が一方的に話しかけ、聴き取り、説明するという通常の流れから外れる、「間」や「寡言」や「沈黙」という要素が重要になる。

私が臨床民族誌という枠組みで手探りをしているものも、こうした経験の積み重ねなのかもしれない。多くの臨床家が体験しているとはいえ、このような「転回点」がどのように生じるのか具体的に示されることはほとんどない。それは理論にならない部分で作動しており、さらに患者や家族の描写だけではなく、治療者自身の姿が映り込んだやり取りを示さなくてはならないという理由が考えられる。

二　ある日の診療風景

Kさん（と記す）は、数年前の一二月に私の勤める病院を再初診で来院された六〇代前半の男性である。私はたまたまその日の初診医として出会った。診療録を見ると通院は不規則でその年の五月に最終の受診があり、以前の主治医はその後退職していた。経過をまとめるとこうなる。「些細なことで不安になる。血圧が高い。当院に通ってうつを二回治した。五四歳〜五六歳、五八〜六二歳がその期間だった。それ以前の三二歳〜三九歳にはパニック障害があった。もともと学校関連の仕事に就き、その後公務員として二〇年働き最近定年を迎えた」。

私が出会う八年前の初診時のカルテには、職場での人間関係が悪く（問題の人物がいて）前年春から気分が重いという記載がある。簡単な家族歴と生活歴が記され、「気分変調症」の診断があり、抗不安薬のメイラックス®が処方されている。両親はずいぶん前に亡くなり、今は妹夫妻とその子どもたちと同居している。ごく簡単に要約すればこのような方である。

Kさん自身もパニックと時にうつになると述べ、薬がなくなったからと再初診で来院されたという。小柄で背筋を伸ばし、折り目正しい応対をされる方。これまでの経過や処方などひと通りの会話の後で以下のような話になる（私の記憶にもとづく再現である）。

私　ところでKさんはどこのお生まれで、どこいら辺にお住まいなんですか？

K　◯（町名）に生まれて、いままでずっとそこです。一歩も出ていません。

私　私も近いですけど、◯のどの辺です？　もしかしたら△小学校、□中学あたり？

K　よくご存じですね。そのとおりです。□中学はもう併合でなくなってしまいましたけど……。家は通りを入って数軒目です。先生もご近所なんですか？

私　私は、都電でいえば飛鳥山駅の近くの×小学校卒業で……、高校時代の同級生に△小、□中出身のがいるんですよ。私の実家もずっとそのあたりで、今もそこに住んでいます。えらい近くで長らく暮らしていながら……（笑）。

K　ああそうですか……近いですね（笑）。……（しばらく間がある）……私のところは祖父の代に事業を起こしすごく羽振りが良くなったんです。祖父は何回か結婚してたくさんの子どもがいました。そのうち……叔母になりますが……二人が精神疾患で、叔母は長らくこの病院に通っていました。父は五〇代で亡くなったし、母も病弱で無理だったので、自分がずっと付き添って通院したので、この病院に来るのは本当に慣れているんです（笑）。自分の初診の時も抵抗とかなかったです。二人の叔母の面倒をみた感じになっていました。その最後の叔母が今年亡くなって……、自分のライフワークは終わったと思っています。

私　えー、たいへんだったですね。叔母さんは入院されたこともあるんですか？

K　入院もしました。（自分は）仕事は定年を迎えたんですけど、これから一息ついていろいろやりたいことがあるんです……仕事とかでできないでやり残したというか……。それを計画しているところです。

三　話の「転回点」となった地名への言及

改めて自分のやり取りをこのように書き起こしてみて、初対面の治療者としてのこの自己開示ぶりはいかがなものかと自問したくなる。確かにそうだ。会話内容は、バスで乗り合わせた見知らぬ初老の乗客同士の会話に近く、こうした自己開示は一般の精神科面接や心理臨床では推奨されないばかりか、禁忌であると考える治療者もいるだろう。もちろん誰に対しても同じように話すというわけではない。相手も同じ土地で生育し、六〇歳を越え一仕事終わった男性と、聞く側もその年齢を越えた者同士が出会っているのである。

ここで注目してほしいのは、うつやパニック障害や薬物療法という「疾患」と「治療」の話で終始したであろう治療の「場」が、住まいの話を契機にやや間を置いて住所や具体的地名――正確には、地元の区立小中学校、具体的地名（住所や飛鳥山）――を双方が確認することでがらりと切り替わり、家族の「病い」を含むKさんのライフストーリーが語り出されている点である。まるで歌舞伎舞台のがんどう返しを見るようで、それまでの場面が背景に呑み込まれ、それとはまったく異なる風景がせりあがってきている。この後も話は続き、「疾患」を持った一症例ではなく、このように生活してきたKさんの「世界」が前景に立ち現れてくるようだった。地名の共有と

（上記の）「ああそうですか……近いですね……」に続く多少の沈黙、そしてKさんのそれ以降の長い語りがなかったら、本人への理解も、もう少し言えば治療関係そのものも、ずいぶんと違った道筋をたどることになったのではないか。私が実際にくり返し通る路地にひっそりとたたずむ一軒の家の記憶、その奥に折り畳まれているある家族数世代の生活の一端が浮かび上がってきたのである。それはうつとパニックのエピソードをもつ「一症例」から、いくつかの難題を抱えて長らく苦労して生活してきた一人の同年輩のリアルな男性への「転回点」となるものであった。

四　筆者の臨床の「場」

さらなる自己開示を許していただき、こうした臨床スタイルに至る前史をふりかえりたい。先の会話にもあるように、私は東京の北区で生まれ現在もその地に住む。医学部を卒業して直後の約一〇年間は関西に移って精神科の臨床に携わった。当初から文化精神医学や医療人類学に関心をもっていたが、その間の大半を過ごした滋賀県湖北（長浜市）は豊かな農村地帯で、私にはまったくの異文化だった。子規（正岡 1984）は『墨汁一滴』の中で、稲から米ができるのを知らなかった若い日の友人漱石を引き合いに出し、「もし都の人が一匹の人間にならうといふのはどうしても一度は鄙住居《ひなずまい》をせねばならぬ」（p.133）と書いたが、滋賀での生活は私が「一匹の人間」になる貴重な経験となった。

土地勘のない異郷で臨床に飛び込んだ際の最良の手引き書は、一二〇〇頁を超える『角川日本地名大辞典・滋賀県』（「角川日本地名大辞典」編纂委員会 1979）であった。外来や病棟の仕事の合間に、受持ち患者の出身地や地域の沿革に当たるということをくり返した。農作業を中心に流れる年月、かつて近隣村と争った山論や水論、「オコナイさん」をはじめとする伝統的な宗教行事、〈やんす〉や〈ほん〉が語尾につく日常会話、〈エライ〉をはじめ自らの苦境を表現する際の独特な言い回し、見るもの聴くものすべてに関心が全開になった。やがてそれらが身につき、自分もまた拙い近江弁まじりの語り口になった頃、湖東の山村の憑依事例に出会い、そこに通って人々の話を聴くフィールドワークをすることになった（江口 1987）（これについては何回か記しているので詳細は略する）。

一〇年後、東京の生家付近に戻ることになった。勤務先は板橋区にある都立総合病院（豊島病院）。病床のない神経科だった。私の家族は戦災で焼け出されるまでは池袋に、戦後は北区に住まい、私はそこで生まれ育った。新たに勤務した病院はかつて叔父が子どもの頃赤痢に罹患し入院した、我が家ではなじみの旧「避病院」であった。私はその地元ともいえる病院に六年間勤務し、改築に伴う一時閉院を機に同区内にある七〇〇床ほどの精神科病院に移った。そしてその後約二五年そこに勤めている。以前の病院は家から歩いて通える距離にあり、現在の病院も勤務には遠くない。現病院は、地下鉄副都心線の開通で、新宿、渋谷、横浜からの来院も多くなったが、依然として東京の城北地域、つまり板橋、練馬、豊島、北区を主要な診療圏としている［註1］。

ほぼ「地元」と呼べる場所にあるので、患者や家族が話すエピソードや場所のたたずまいを容易に想起できるのが、長年現在の職場に勤める理由の一つである。時にそれが高じて、「（住まいは）X丁目団地のどのあたりなのか」といった質問にまで発展することもある。こうした背景もあるためか、患者や家族を、抽象的・概念的な（中井久夫の言う）「普遍症候群」としてではなく、どうしても地理的な細部がまとわりついた「個人症候群」（中井 2001）として記憶する傾向になる［註2］。

関西の滋賀が土地勘のまったくない完全なアウェー状態とするなら、帰京後の臨床の多くは、慣れ親しんだホームゲームということになる。

五　口語臨床再考

関西における初期研修時の光景で今でも鮮明に印象に焼き付いているのは、大阪出身のある先輩精神科医と、同じく東大阪出身の非定型精神病と診断された女性患者の面談に立会った経験である。それは、他の入院患者のおやつを食べてしまい、その相手に叩かれそうになったその患者に、主治医が意見をするという場面だったと思う。対話に頻繁に出る〈ねぶる〉〈しばく〉〈あかん〉という言葉の強度はもちろんだが、双方大声で高速で展開する、ローカルな口語全開のやりとりは衝撃的であった。口論という形式ではあったが、その会話を通して、お互いの濃厚なリアリティへと収斂する相互行為のように思われた。それは小津安二郎『浮草』（1959）の中村鴈治郎と京

［註1］現在の病院は、板橋と練馬と豊島区の境の、環状七号線沿いで、東京メトロ有楽町線と副都心線が乗り入れる小竹向原駅から歩いて遠くない場所にある。民俗学との関連で記せば、柳田の『巫女考』（柳田 1914）に「池袋の石打と飛騨の牛蒡種」という章がある。昨今の池袋は大繁華街に変貌しているが、その昔はそこから西北にかけて大きな森を有する池袋村が広がっていたという。その村出身の娘を市内の屋敷などで女中に入れると、（多くはその家の主人がその娘に手を付けることが契機になるのだが）まな板や包丁や行灯が宙に浮遊してしまうとか、家の中に石が打ち込まれるという不可思議な現象が出現した。これはその女中を村に帰すとぴたりと止まったという。（池袋）村の氏神が氏子を他所者の自由にさせるのを嫌うためだなどといったいろいろな説が囁かれたらしい。江戸時代から明治四〇年代までこうしたことが多く生じたと記されている。その池袋村のさらに先あたりに「小竹」「向原」は位置する。

［註2］自己開示や匿名性との関連に寄り道すると、近代力動精神医学の発祥の地を、スイスとオーストリアとドイツが国境を接する「ボーデン湖・ライン河流出口複合」であるとし、それは森に囲まれた狭隘な土地に、相互がほぼ知悉した者同志の（つまり匿名性のない）空間で生まれ、育まれたわざであるとした、中井＝Ellenberger の指摘をもう一度検討してもいいだろう。

マチ子が、雨の中路地を隔てて〈アホ、ドアホ〉〈バカタレ〉という罵声をくり返しながら、感情をぶつけ合うシーンを観るようであった。

他人のおやつを食べて叩かれそうになったという病棟生活の一コマであったが、その事件をめぐる「大阪弁」のやりとりだけで、双方が自らの同一性と役割から一旦離れ、図式的に言えば、分離－過渡という過程を経て、再びローカルな共同性の基盤へと着地（再統合）(van Gennep, 2012) していくかのようで、それ自体、じつに治療的なやり取りが展開されているように感じられた。樽味 (2006) の「素の時間」で記されている、〈どげんしたね〉〈ぶあちいねえ〉などの口語（博多弁）全開の会話も同様な印象を与える。これを標準語の文章に翻訳したら、感情の濃度の薄い、身体性が伴わない文字情報のやり取りに終始するように思えてならない。そこでの「治療」は、また別種のものになるのではないか。

疾患の「本質」からはかけ離れているとされるこうしたローカルな「細部」、つまり地名や語り口（方言）が面接や精神療法過程で取りあげられることはほとんどない。臨床場面での会話では標準語が推奨され、今日では守秘義務への配慮から、M県やS市などと事例の関連情報は記号化され、ますます覆い隠される傾向にある。しかし、こうした方言や地名が自己主張する領域が再評価される時がいずれ来ると私は思う。

六　地名と方言

こうした現在あまり関心を寄せられない、医療者がいわば休耕地として手放しつつある領域に、かつて柳田国男が大胆に踏み込もうとしたことはあまり知られていない。そうした試みが、大著である『地名の研究』であり『方言覚書』である。

前者『地名の研究』(柳田 1936)は、田代軽井沢という地名への疑問から発した論考であり、その後半は具体的な地名を五〇以上挙げての詳細な考察が続く。柳田はその中で「地名とはそもそも何であるか」という問いを発している。地名とは、もともとは二人以上の人の間に共通に使用される符号であるという。それはモノの名前と一緒で、ある人の名づけたものを、もう一人の相手が承認するという過程を経て成立する。当初おそらく話し言葉で付けられたものが、どこかの時点でそれに漢字があてられ、土地の正式表記となって、今日ではもはや所与の公的な名称となっている。しかしもとをたどると、その土地をめぐるさまざまな地誌をベースに、名づけ、人々の集合の承認が加わって変化を遂げながら今日にまで至っていることになる[註3]。

一方『方言覚書』(柳田 1942)も、柳田の故郷播磨辻川で幼少時耳にした〈オタテイ〉〈オトマシイ〉の紹介からはじまり、唾、鍋墨、〈アヤツコ〉〈オカウバリ〉…さらには、人間が牛や犬に話しかける言葉の地域分布を探る「牛言葉」「犬言葉」、そしてさまざまな地方の方言の考察が続く。これは〈マイマイ〉〈デデムシ〉などの名称の地域分布と伝播を探究する——方言周圏論と名づけられた——『蝸牛考』(柳田 1930)に結びつく論考である。民俗学と言うと、各地の伝統的な行事や慣習を中心に、『遠野物語』(柳田 1910)に代表されるような地方の伝奇的なストーリー、つまり談話の「内容」の集積への関心と考えられがちだが、それにもまして独特な方言まじりの語り口(「形式」)が重要な要素なのである。昔話——地名——方言研究と連なる口承文学、言語芸術への視線がそこにあるのがわかる。さらに柳田の関心は、「鼻歌考」を収めた『民謡覚書』(柳田 1940)のように、歌謡

[註3] 地名はこうした来歴をもつが、さらに病いをめぐる対話における地名の共有化にはもうひとつ別の役割があると思う。それは、クラインマンが『病いの語り』の日本語版序文(Kleinman, 1996)の三角測量と呼んだもので、(臨床会話ではほぼ支配的な)「主観的な経験」の向こう側に、「文化的表象」や「集合的経験」という背景を実体を伴って立ち上げる機能である。それは病いのリアリティを形成するために欠くことのできない部分である。

を言語芸術ととらえその源として鼻歌にまで遡ろうとするものであり、さらには岡安裕介（2018）も指摘するように、夢の中で聞く追分節や、迷信、禁忌（忌嫌い）、そして神話にも広がる広範な理論的射程を有するものだったのである。

七　「柳田国男の老い」と記憶

ところで、歴史社会学者の佐藤健二は、三〇年ほど間隔をあけて刊行されたいずれもきわめて刺激的な二冊の著作（佐藤 1987, 2015）の冒頭を、「柳田国男の老い」をめぐる章からはじめている。日本の民俗学を創設し、その博識と境界横断的な視点で戦前・戦後の我が国の知識人に圧倒的な影響を与えた柳田は、最晩年に認知症症状を呈していたと思われる。

そんな中、戦時中から柳田の親炙に浴していた文学者中野重治が自宅を訪れたエピソードが紹介されている。中野は歓迎されて家にあがるが、「時に君はタカボコ（福井県坂井郡高椋）でしたね」と柳田に出生地を問われ、しかもその問いは四～五分に一回くり返されたという。柳田の老いの変貌に接した中野は当惑し、帰路悲しく打ちひしがれ、家に戻ると虚脱状態になったという。全三〇巻を越える全集が現在まで三回にわたって刊行され、柳田の著書を読まずに民俗学調査を志した者など一人もいない。その伝記のひとつは一一〇〇頁（柳田国男研究会 1988）を超え、柳田自身についての事典（野村ほか 1998）があり、さらに代表作『遠野物語』にいたっては、研究者による関連の著作は（絵本を除外しても）一〇〇冊を下らないだろう。そんな圧倒的な影響を与えた人物であっても、八〇歳代の半ばを迎えれば老いは訪れ、それとともに認知症症状も現われると理解するならば、話はそれで終わりになる。

ところが佐藤（2015）は、こうした生物学的（実体的）な「老い」という理解から離れて、柳田の最晩年の上記の言動を、いろいろな夾雑物を削ぎ落した末に柳田が戻っていった方法論、つまり「地名－出身地」をいわば地図上に置きながら記憶を蓄積する際の索引と、その「抽出し」を作動させてゆくための最初の問いではなかったかと言うのである（p.12）。柳田は以前から初対面の人と会うと「君のお国はどこ？」と聞くことから始めたという。つまり柳田の問いかけが示すものは、彼の「カード・ボックス・システム」「記憶蓄積システム」、あるいは「問題（テーマ）のファイリング・システム」（p.11）と呼ぶことのできるものの存在だったのではないかと佐藤は述べている。こうして佐藤は、柳田の老いのエピソードを（「実体への回帰」ではなく）「方法への回帰」としてとらえる可能性を切り拓こうとするのである。

八　地名のリアリズム

私はこの佐藤の議論から離れられずにいる。三〇年以上前に、狐憑き事例のフィールドワークをした時（江口1987）、柳田の『山の人生』（1926）に散りばめられた憑依への視点、さらには人間理解の深さに目を見開かされる思いがした。これが大正時代に書かれたものだとはどうしても思えなかった。さらに後に、遠野をめぐったり、柳田が幼少期を過ごした布川の家を訪れたり、近年になって再び東北の供養絵額や冥婚に関心をもつようになったのもそうした影響による（江口2018b）。したがって上記の晩年のエピソードは確かに驚きであった。しかし一方で、職業柄私には多くの人物の老いに接する機会がある。どのように聡明な人でも加齢による記銘力や認知機能の低下は避けられない。視力や聴力の低下、円背や関節痛、いろいろな臓器のトラブルと同じように、それらは出現する［註4］。

さて私が、佐藤の議論に引き寄せられるもうひとつ別の点がある。それは、私もまた自分が、臨床場面ばかりでなく、知人や友人についても、出身地を尋ねる傾向があることを強く自覚するようになっているからである。それは先に述べたように、私自身の土着的臨床スタイルとも関連する。簡単に言えば、私は晩年の柳田流の「地名－出身地」の結びつきを骨格にして、本人の地理的移動の軌跡でその人物を記憶するという方法を、無意識のうちに採っていたことに気づいたのである。

話者と聴き手の関係を図式的に示せば、当初両者の「世界」はお互い交わることのない二つの離れた円で示すことができるだろう。その後相手の世界（円）の中にそれぞれ共通のリアルなモノの名称――この場合だったら地名であり、それはかつて複数の人間が承認するという過程で成立したものである――を確認することによって、それを共通の標石（目印）とすることで、離れた二つの円は接近ないし一体化し、境界が癒合したひと続きの「世界」、ひと続きのリアリティを形成する、とは言えないだろうか。

九　ローカルな知（Local Knowledge）と柳田『民間伝承論』

ギアーツ（Geertz, 1983c［1991］）はかつてイエール大学ロー・スクールにおける記念講演をもとにした論考「ローカル・ノレッジ」の冒頭部でこう記している。「法および民族誌は、帆走や庭造りと同じく、また政治や詩作がそうであるように、いずれも場所に関わるわざ（crafts of place）である。それらは、地方固有の知識（local knowledge）の導きによってうまく作動するといってよい」と。そして「パルスグラフ（Palsgraff）」や「チャールズ河橋（Charles River Bridge）」といった実にローカルな地名のついた米国におけるかつての有名な判例に言及しながらこう続けるのである。「（人類学と法学の両者は）……まずもって局地的な事実のなかに広く普遍的な原理を

みつけ出す職人仕事に属するものといってよい」。（邦訳 p.290）

この長い論考の後半部でギアーツは、改めて法とはローカル・ノレッジであると述べる。そして、その「ローカル」とは、「場所、時間、階級そして多様な問題に関してだけでなく、語調《アクセント》にも関わっている。語調とは起こりつつある現象の特徴を地方地方のことばによって描写することであり、それは起こりうる現象について地方のことばが示す想像力とも関係している」（邦訳 p.361）と記し、それこそが自分が重要と思う「法感覚（legal sensibility）」というものであると続ける。

聴衆が法律家であるからこうした内容となるが、医療やケアも、もちろんこうしたローカルな知の導きで作動する、「場」に関わる、さらに言えば、（具体的な地名や語調を中心とした）「個別な事項」に関わる最たるものと言っていいだろう。臨床やケアは、地名（固有名詞）やローカルな語調《アクセント》とも密接に結びついているのである。

ところで柳田は、民俗学を確立する以前、その方法論を『民間伝承論』（柳田 1934）と名づけてまとめようとしたことはよく知られている。口述講義録である『民間伝承論』において柳田は、自らの構想する「民間伝承論」と当時の欧州の社会人類学や文化人類学、神話学や宗教史学、民俗誌学との差異を意識しながら、日本仕様のオリジナルなものを創出するという、野心的な体系を示そうとしているのが理解できる。柳田はこの領域を三部門に分けた［註５］。

柳田はこれら三部門を順に〈体碑〉〈口碑〉〈心碑〉という呼び方で言い換えている。実際これらは三段重ねの餅のごとく次第に小さくなっていくと記されている。こうした三分類を示したあとで柳田は、来るべき学問は「心意諸現象」を扱わねばならず、それには最後に示した言葉はもちろん、その地域の「同郷人」つまりインサイダー

［註４］一九世紀に「老年医学」という領域に最初に着目した医学者とされるシャルコー（Charcot, 1881）は、老化の原因を諸器官の「萎縮」という視点から説明しようとした。

の意識の重要性を主張したのである。

柳田の分類でいえば、第一の〈体碑〉――欧州の古典的民族誌がこれに当たる――や第二の〈口碑〉――マリノフスキー的現地滞在型フィールドワーク――を超え、第三の領域「心意諸現象」を扱う〈心碑〉つまり「同郷人の学」まで射程に入れた臨床やケアの可能性を考えるのは私だけではないだろう。臨床に携わる者が医療人類学や民俗学の視点を必要とするのはこの部分なのである。

しかしそのように力まなくても、おそらく通常の良好に推移している臨床やケアの場面では、多くは自覚されないまま、この〈心碑〉部分が大いに作動して「治療」や「癒し」がもたらされるのだと思う。先の圧倒的な大阪弁の面接や樽味の面談におけるやり取りにおいて浮かび上がる、基層のパーソナルな「個人症候群」レベルで、私たちは重要な治療的相互交渉を行っているのである。

さいごに

「臨床民族誌って結局何ですか？」「先生は当り前に処方をして普通に面談しているみたいですけど、どこが違うんですか？」とこれまで何度か問われることがあった。確かにそうなのである。何度も返答に詰まり言いよどんだ。その何が違うのかをたどったのが小論である。私が臨床物語論や臨床民族誌という方法を強調するのは、生物学的医学が圧倒的に優勢な「場」に、可能な限り人間科学的方法論を持ち込みたいという動機からであった。私がクラインマン（Kleinman, 1980, 1988）やグッド（Good, 1994）から学んだ医療人類学は、「現代の専門分化した医療者は来談者の癒しに必ず失敗するが、民間治療者（童乩《タンキー》）は必ず成功する」という「逆説」をどう覆していくのかという点から出発している（江口 2015）。こうした部分を抜きに臨床のケアの「質」や深化を問うことはできないと考えている。

二〇一七年、医療人類学や医療社会学が「医学教育モデル・コア・カリキュラム」（文部科学省）に取り入れられることになった。これは医学・医療に人間科学的な視点を組み入れる必要性が——あくまで医学教育の国際基準化という外圧によるものであるが——認知されるようになった貴重な第一歩であろう。しかしこれは、何か新奇な用語や概念を教え込むだけですむものではないはずだ。臨床に携わる者のメチエとして文字通り体得されなくてはならないだろう。そうすることで、これまでの常識を点検し、時には覆し、最終的に臨床的なわざ（craft）として身につけることがなかったら、そしてそれによって臨床の「質」が少しでも上がり、深化することがなければ、つまりこれまでの文脈で言えば、ローカル・ノレッジへと落とし込むことがなければ意味をもたないだろう。病いのリアリティにあくまでこだわらなくてはならない理由はここにある。

［追記］小論は筆者が近年関心を寄せる、医療人類学と民俗学の架橋をテーマにした一連の論考（江口 2018a, 2018b）に繋がるものである。関心持たれる読者がいたら、これらにも当たっていただければ幸いである。

［初出］「N：ナラティヴとケア」10：2-10, 2019に加筆した。

［註5］第一部門は〈生活外形〉と呼ばれ、通りすがりの旅人でも目で採集できる「旅人学」と名づけられるもの。従来の「土俗誌（ethnography）」と呼ばれたものだという。第二部門は〈生活解説〉と呼ぶもので、目と耳を使い、その土地にある程度滞在し言語に通じることで理解できる「寄寓者の学」と名づけられる。モノの名称から物語まで、ほとんどの言語芸術がこれに含まれる。そして第三部門は、重要な〈生活意識・生活観念〉である。ここには無形であるがわれわれが受け継いでいる俗信などが含まれる。それは同郷人や同国人でないと理解できない部分であり、「心の採集」「同郷人の学」と名づけられる。例外を除き部外者では到底アプローチできない領域であり、地方に根差したアマチュア研究者の育成と連携が必要とされた。

ローカルな声を聞く

人間科学としての多文化間精神医学をめざして

一　はじめに

精神医学の臨床や研究において、近年「文化的感受性」の重要性が強調されるようになった（Lloyd, 1989）。それは、ことばが違い、文化が異なる人々の精神医学的ケアを行うという実際的な要請からのものが多く、事実最新の北米の診断基準（ＤＳＭ－５）には、精神科疾患のそれぞれの項に、年齢や性差とならんで特別な文化が病像に及ぼす影響を診断の際に考慮する必要性が掲載されている。「文化的感受性」はしかし、純粋な疾患を蔽い隠す文化的な夾雑物《アーチファクト》といったものを考慮することではない。それとは反対に、かつてクラインマン（Kleinman, 1977）やリトルウッド（Littlewood, 1986）が指摘したように、実体としての疾患と文化的な外被という従来の精神医学が前提としている二分法を疑うことからはじまり、自らの視点へと回帰し、照らしだす内省性（reflexivity）と不可分の方法論や認識論に深くかかわるものである（Good et al., 1985; Hammersley & Atkinson, 1995）。

ウィリアム・ジェイムズ（James）の「多元的宇宙」やシュッツ（Schutz, 1964）の「多元的現実」を持ちだすまでもなく、われわれを取り巻く現実は単一のものではない。さまざまな声、さまざまなリアリティの層が積み重なっている。さらにそこでは規範的で画一的なものへと収斂する求心的言語と、そこから逃れるように個別性、多様性へと拡散する遠心的言語が交錯している。文芸批評家バフチン（Bakhtin, M.）は、こうした求心的言語と遠心的言語が競合しながら世界への異なった視点を切りだすことを「異言語混淆（heteroglossia）」（1981）という言葉で表現した。トランスカルチュラル精神医学は、文化を横断し文化と文化の「間」に深くかかわる学問領域である以上、それが誰にとっての現実《リアリティ》なのか？という問いをたえず問われることになるだろう。ローカルな声に耳を傾けることは、求心的言語と遠心的言語の間を行きつ戻りつしながら、絶えず土着的で個別的な文脈に立ち戻ることである。小論では、精神医学史と民族誌《エスノグラフィー》記述を手がかりにして、こうした聞き取りが、トランスカルチュラル精神医学に必要であるばかりでなく、病むことや患うことをめぐって、精神医学や医療全般に対し重要な見方を提供するものであることをたどろうと思う。

二　精神医学と文化比較の視点

比較文化精神医学は、一九〇三年のクレペリン（Kraepeline, E.）のジャワ航海をもってはじまったと、多くの精神医学書には記されている。しかしそれ以前の一九世紀初頭、近代精神医学の誕生の時から、文明や文化を射程に入れた比較文化精神医学的視線が存在している。

今から一世紀半程前の一八三八年、エスキロール（Esquirol, J-E-D.）は、二巻一五〇〇頁におよぶ有名な『精神疾患論』を出版している。このライフワークともいえる論集には、有名なモノマニー論や幻覚論とともに、「精神病者の数は、四〇年前と比べて増加しているのか？」（1838）と題された短い考察が収められている。このなかでエスキロールは、一八世紀末つまりフランス大革命の頃と比べ、四〇年後の当時、精神病院の入院患者数が急増している事実に注目している。なかでも狂気は、人間が文明の進歩によって刺激にさらされた結果、脳の過剰興奮によって誘発されたものだという精神病観がくり返し述べられ、革命の騒乱による情念の過剰がその原因として挙げられている。さらにエスキロールは、かつての精神病院においては激しい狂躁患者や危険なモノマニー患者が多かったが、時代を経るにつれて、麻痺、老年の痴呆《デマンス》、そして平穏なモノマニー患者が増加し、入院患者の大部分を占めるようになったと記している。

考察の最終頁には統計資料が掲載され、いくつかの国や都市の精神病者数とその人口比が概算され、地域比較が行われている。ノルウェーとスコットランドの有病率が高いが、それは《idiotie》と《folie》、今日の言葉にすると知的障害と精神病とが鑑別できず、混同されて計算されているからであるとされている。《idiotie》は山岳部で多く、風土によって物質的影響を受けて発生するのに対し、《folie》は都市部で多発し、この狂気＝精神病は「社会の産物」であって、知的、精神的影響を受け、脳の過剰興奮が生理学的な容量を越えるためにおこるとされる。ここには、今日で言う「症状変遷」や「軽症化」という問題、あるいは有病率の疫学的比較、さらには狂気の原因を文明や文化の進歩の結果と見る視点が提示されていることがわかる。のちの比較文化精神医学の基本的視点が、すでに出揃っていると言っても言い過ぎではないだろう。

この前後、英国の精神医学もフランス精神医学の影響を強く受けている。一八二五年には、モリソン（Morison, A.; 1779-1886）の講義録がエジンバラで出版された。モリソン卿は、一八一七年エスキロールのもとを訪れ——その会見記が残されているが（Morison, 1818 /1982）——多くの知見を手にして翌年英国で最初の公式の精神医学講義を始めている。その講義録にも次のような一節が見られる。「狂気は、南アメリカやインドの部族などではとても少ないが、中国では非常に多いように思われる。これはおそらく……この国の文明と奢侈《しゃし》な生活の発展が、遺伝傾向とあいまって、狂気の人の人口比率を高めているのであろう」（Morison, 1825）。指摘の妥当性はともかく、ここにも、ピネル（Pinel）やエスキロールのモラル療法経由の精神病観、つまり文明を自然に反したあしきものとみなす「良き野蛮人（bon sauvage）」という視点が見て取れる。さらに、ブラウン（Browne, W.A.F.; 1805-1885）の著作『精神病院の過去、現在、未来』（Browne, 1991/1837）でも統計に一章が割かれ、狂気の原因、性別、経済階層、職業別比較とともに、各国の精神病院での死亡率、治癒率が比較されている。これらの視点は、一九世紀中盤、ダーウィニズムや遺伝変質論などの普及によって一旦は下火になるが、その後の精神医学の基層へと確実に浸透していったと見ることができる。

三　土着的なものを見る目

一九世紀末、パリでの留学を終えた三浦謹之助（1864-1950）が、その師シャルコー（J.-M. Charcot）に宛てた二通の手紙が、ちょうどシャルコー没後百年目にあたる一九九三年に発見された（岩田 1995）。三浦は、後に呉秀三とともに今日の精神神経学会の前身である日本神経学会を創設し、一九〇二年『神経学雑誌』を創刊、その後も日本の神経学の土台を築く数々の業績を残したが、その若き日の手紙が、サルペトリエール病院のシャルコー図書館の奥に眠っていたのである。手紙には、一八九二年パリ留学から帰国途上のものと、翌年の正月東京から投函されたものとがあり、後者には三浦の写真が同封されている。一八九三年の夏シャルコーが避暑先で急逝することがなかったならば、文通はもっと長く続いたと思われる。

香港で書かれた一通目のなかで三浦は、各寄港地の病院で観察した「風土病」について報告している。水夫のジャワ熱、コロンボでのパランジ（parangi）、セイロンでのベリベリ（beriberi）、シンガポール癩病院での猫の癩感染、香港熱などである。とくに現地語で「何もできぬ」状態を表す《beriberi》は、――今日では流行をともなったビタミンB_1欠乏症つまり脚気とされているが、当時はまだ脚気の原因さえ特定されていない――その神経学的症状を中心にした比較に力点が置かれ、日本の脚気と比較されている。三浦は、帰国後こんどは八戸地方の馬と人間が一緒に生活している所で見られる風土病「首下がり病」の研究のため現地調査におもむいている。こうした関心もシャルコーが亡くなると急速にさめてしまったようだ（三浦 1994）。

三浦は留学先のパリで、当時の神経学の最先端の知識を獲得し、自らの網膜に焼きつけるようにして帰国した。それらは、パリで自験例も含めてまとめられた論文「外傷でおこった上肢のヒステリー性単麻痺の男子三例」(Miura, 1893）に結実している。じつはこの研究分野が、神経学から催眠や暗示までをも含む当時のヒステリー理論のエッセンスであり、シャルコー＝サルペトリエール学派がもっとも力を入れ、理論化に成功した領域だった。三浦は、こうした普遍的形式を備えた「典型例（type）」を学びとった後、多様な、シャルコーの言う「亜型（formes frustes）」を見ることに戻ろうとしたのであろう。注目すべきなのは、このような視点のいわば応用問題として、アジアの「異国的な疾患（maladies exotiques）」（三浦）が観察されている点である。三浦の、ローカルで土着的ともいえるアジア各地の疾患への関心は、こうした西欧の普遍的疾患をとらえたまなざしが、その視界の辺縁をも体系的に見極めようとする姿勢であったように思われる。

さて、今日比較文化精神医学と呼ばれる領域の萌芽を、こうした三浦の視線に見て取ることができるのではないか。当時の欧州留学の際の長い船旅は、アジアの寄港地への関心をかきたて、普遍的疾患カテゴリーの対極にある土着的なものの再発見に結びついたに違いない。それは今村新吉のマレーへの関心であり、榊保三郎《さかきやすさぶろう》のシンガポールで見たラター（latah）とアイヌのイムへの、そして呉秀三の狐憑きへの関心に通底するものであった。

日本の精神医学者が西欧の診断枠を自国に持ち込んだ時、まずはじめに排除ないしは再分類することになったのが、当時の視点からすると因襲や迷信としか映らなかった、憑依や民間治療などの宗教的現象であった。先の『神経学雑誌』創刊号の巻頭序にも、「奇怪なる精神病と幽玄なる神経病」が「心霊の懲罰と妖魔の侵襲とにきせられ……俗人は憑崇となし、之を巫覡に委して誦経に甘んぜし……」(pp.1-4) と記され、これに対し、精神病も神経病も神経器官の機能障害であるという基本テーゼが明快に述べられている。

四　憑依をめぐる精神医学の言説

小川恵ら (1992) は、日本の精神医学がいかに画一的な視点で憑依を再現＝表象《リプリゼント》してきたのかを、ベルツ、呉秀三以降連綿と続く言説をたどることで批判的に検証している。それは、迷信・女性・下層階級という語り方に収斂し、確固とした言説空間を形成してきた。実際憑依の主体には、読み書きができない女性が多かったのであろうが、彼女らが示す今日でいう広義の「苦悩の身体的慣用表現 (bodily idioms of distress)」(Nichter 1982) と、そこに身体技法として取り入れられた社会的コードや宗教的コンテクストを精神医学が視野に入れることはまったくなかった。逆にそうした文脈を削り落とすことで日本の精神医学は成立したといえるかもしれない。今日、たとえば門脇真枝による『狐憑病新論』(1973/1902) や森田正馬の『迷信と妄想』(1928/1975) を読む時、そこに提示された精神医学的解読格子から逸脱し、溢れだした憑依の身体や語りの豊かさを再発見して、読者は驚嘆するに違いない。つまり、土着的で意味の横溢した病いの原文を――あくまで断片的にではあるが――精神医学という翻訳装置を通さずに、目の当たりにすることになるからである。

憑依が息づいているローカルで個別的な生活世界を、それが織り込まれた形のまま再現＝表象しようとする時、われわれは複数の現実が錯綜する迷路に入り込むことになる。あるいは、精神医学的リアリティの限界――さらには精神医学的記述の限界と言ってもよいかもしれない——に行き着くことになる（江口 1987）。自文化のローカルな病いを、後に獲得した西欧のレンズを通してつぶさに見直すことは、見る者の自己同一性を激しく揺さぶりかねない。コロニアリズムの支配と被支配という条件下では、さらに増強される。「黒い皮膚・白い仮面」（Fanon, 1952）とはそうした際のアイデンティティの亀裂の表現に他ならない。

こうしてわれわれは、シュッツが「ドンキホーテと現実の問題」（Schutz, 1964）で問おうとした、多元的現実の問題に直面することになる。観察する対象が日常の現実からズレたドンキホーテというのではなく、自文化に捕らわれたわれわれ自身の中のドンキホーテ性に出会うことになる。憑依という出来事やそれをめぐる言説を検討してゆくと、正気と狂気と呼ばれるものの境界があいまいになる地点に行き着いてしまう。「文化的感受性」とは、その地点を経過した後、再びこうした複数のリアリティの問題にどのように対処するかということなのである。

先に精神医学的記述の限界と書いたが、憑依のような具体的出来事を、社会的コードや文化的文脈をそこなわない方法で再現しようとしても、精神医学的記述は、たえず疾患へと収斂するバイオメディカルな言説をなぞってしまう。こうしたパラドクスが、比較文化精神医学の方法論の問題として本格的に注目されたのは、一九七〇年代に入って以降である。マーフィー（Murphy, 1977）は、比較文化精神医学を、遠い異国のフィールドで行うよりもまず自国で自らを対象に（at home）行うように勧め、クラインマン（Kleinman, 1977）は、欧米の精神医学的診断をそれが用いられない地域に適応する時の矛盾を「カテゴリー錯誤」として批判した。それらはいずれも一九七七年のことであるが、前者は緩やかに、後者は単刀直入に、調査者や観察者の持ち込む文化を批判的に検討することなしに、対象の文化について語ることや文化比較は成り立たないことを明らかにした。「文化的感受性」や「内省性」、あるいは「自文化中心主義」が比較文化精神医学の中心的テーマとして浮かび上がるまでには、こうした経緯が含まれている。これらは単に文化精神医学の領域に留まる問題ではない。一九七〇年代に『文化の解釈学』（Geertz, 1973）や『オリエンタリズム』（Said, 1978）さらには『隠喩としての病い』（Sontag, 1977）が出版されたこととほぼ同時に『臨床人類学』（Kleinman, 1977）や雑誌『Culture, Medicine and Psychiatry』が現われたことは、コロニアリズムの崩壊と西洋を中心とする「再現＝表象《リプリゼンテーション》の危機」をめぐるひと続きの事態であることを強調しておく必要がある。

バイオメディシンと呼ばれる欧米の近代医学は、あいまいで周縁的な出来事（「コト」）を計測可能で可視的な「モノ」へと分節化することで発展したといえよう。ローカルな病いは、普遍的で実証科学的な症状や疾患概念へと翻訳される。狐憑きは精神疾患の一種とされ、この世ならぬ声が聞こえることは幻聴という精神症状とされ、さらには人が息をひきとり死んでゆくのに対し、脳死こそが人の死であるとされる。今まで形の定まらなかった領域に杭が打込まれ、術語による明確な枠づけがなされてゆく。こうした一連の流れは、たんに出来事の再定義に留まらない。憑依が疾患であるということは、その宗教的文脈を抹消して医療の対象とすることであり、脳死は、臓器移植を含む新たな生命観や生命倫理に結びつく一連の視点を暗黙裡に含むことになる。

五　精神医学とエスノグラフィー

事例の歴史的文化的な文脈を再構成し、その意味に満ちた世界を「厚い記述」のうちに紡ぎだすことが可能であることを示すために、二つの民族誌テクストを取り上げたい。ひとつは人類学者クラパンザーノ（Crapanzano, 1980）による『トゥハーミ（Tuhami）』（邦題『精霊と結婚した男』）であり、もうひとつは社会学者中野卓によってまとめられた、聞き書き『離島トカラに生きた男』（1981/1982）である。

前者はポストモダン・エスノグラフィーの代表作と言われるもので、地域でもほとんど孤立し、工場のかたわらにある物置小屋でひとり生活を送るかわら職人の語り手《インフォーマント》、モロッコ人トゥハーミの幻想世界や著者との交流が対話を交えた物語風に描かれている。対象の描写に留まらず、記述の中に著者自身が大胆に登場し、語り手の世界にも深くかかわっていく「自伝的民族誌（auto-ethnography）」でもある。後者『離島トカラに生きた男』もまた、日本の口述生活史研究の代表的なものであり、さまざまな地域を放浪した後トカラ諸島の一島に入植した男性が、苦闘しながら開墾を進めるようすを、戦前、戦中、戦後という歴史的流れの中で語ったものである。実名の語り手吉岡亀太氏が登場し、生活の細部が多数の写真で再構成され、本人の語りが展開されている。

いずれにおいても注目されるのは、その中心を占めている語り手の語るリアリティと、聞き手、あるいは日常社会の一般的な現実との織りなす、奇妙な現実感のズレであり、軋みである。そこから開示する豊かな幻想世界は、狂気と呼ぶしかない部分を含んでいるが、両者とも幻覚や妄想ともいえる幻想的領域に触れ、これをいかなる経験として語るのかという点に多くの紙面が割かれている。トゥハーミの場合は、モロッコ特有の宗教教団やその説明原理とも関係しているが、ラクダの足をもつという精霊すなわち女の魔物アイシャと結婚していることが語られる。彼女に性愛生活を完全に支配されていて、ことの詳細は口外できない状態のまま、トゥハーミは孤独な生活に閉ざされ、長らく続く心身の不調に苦しんでいる。そして人類学者の著者との対話のなかで、彼の棲む世界のさまざまなディテイルを文字どおりアラベスク風の語りのうちにくり広げてゆく。

一方『離島トカラに生きた男』では、共同体ともいえる島に他所者として入植した語り手が、軋轢の果てに生霊に呪縛される経過が語られている。神や霊が訪れ、祈禱治療の末に座敷牢に半年間監置され、さらにそこから解放されて原因探究の旅に出て、その後の開墾事業を続けながらついには宇宙論に至る壮大な説明原理にたどり着くというものである。呪いから回復に至るまでに、じつに二〇〇頁にわたる語りが展開されている。

調査者であるクラパンザーノや中野が、こうした語りに接した際の驚きや動揺は、読者にも手にとるように伝わってくる。語り手の話す内容の信憑性をはじめから棚上げにしたまま、彼らはその語りに耳を傾ける。そうすることで、さらに語り手の世界のなかに足を踏み入れ、われわれがそれとなく前提としている共通感覚が反転し、常識の壁が崩れる地点を越えようとするようにも見える。民族誌記述《エスノグラフィー》では、再三こうした——「ひとつの言語の限界に向かって突進する」（Wittgenstein）ような——他者との驚きにみちた遭遇の瞬間が記載される。

一方、見方をかえれば精神医学もこうした出会いを日常的にくり返しているといえる。しかし決定的な相違は、トゥハーミや吉岡さんが語る経験の豊富さや、そのもともとの文脈やコードを記述する方法を、精神医学はもたないことである。現実のものとは思われない内容の幻と戦う境界人トゥハーミの語りは、じつは現地の神話的な語りへと至り、それらをさらに豊かなものに変える可能性さえ示す。あるいは吉岡さんが入植し村長に選ばれた緊張の中での憑依は宇宙論に発展し、その後の人生を支える一貫したストーリーを形成している。ある時代や社会的な背景が織り込まれた一種の狂気を、個人の内部の出来事として限局せず、文化的コンテクストに置きなおし、これほど意味に満ちた他者と共有できる語りとして展開しうる可能性を、精神医学ははたしてもつことがあっただろうか。

ここで示したような異国的な民族誌的な語りに、今日の臨床場面で出会うことを期待するのは間違いかもしれない。例を挙げるならば、私の外来を訪れた滞日三年になる東アフリカの男性は——彼の国は民間宗教の存在が有名で人類学的映像でもそれを見ることができるが——壁一枚隔てたアパートの隣人のテレビから自分のことが放送されると語った。いかなる民族誌的潤色もなしに、いわゆるＴＶ体験、思考奪取の筒抜け体験のみを切々と訴えた。これもまたグローバリゼーションの一局面に違いない。

また、トランスカルチュラル精神医学は、つねにリアリティの極限にまで向かうことが必要であるというつもりもない。治療や診断行為には、かかわる側の現実を危機に晒さず、「燃え尽き」を防止し、対象との距離を適切にたもつ安全装置が必要になる。しかし、疾患が病んだ個人の内面で生起し、治癒されねばならぬ人生の欠落部分や社会的敗北とされ、何か取返しがつかない経験とされがちなのとは反対に、先の二例のように病いの意味を浮き立たせ、共通の語りへと開かれる道が存在することを強調しておきたい。

一般に病いにおいては、同一人物の口から語られるものであっても、疾患を有する「病者」として語るストーリーと、苦しみ患う経験をひとりの「患者」として語るストーリーがある（江口 1993, 1995）。両者はまったく別のものなのだ。こうした「病いの語り」を精神医学が再発見したのは、「文化的感受性」を経た後のごく最近のことである（Strauss and Estroff, 1989; Kleinman, 1988 などを参照）。トゥハーミとの別離の場面のように関与者が「声にだして泣く」ことはないにしても、理解や共感を越えて相手の生き方に踏み込み、こちらの生き方も変更を余儀なくされることが臨床場面でも起こる。だが、他者理解の根源にかかわるこうした部分が、臨床記録や事例報告に再現されることはない。その部分を求めようとするならば、記載の断片をつなぎ、その欠落部分の痕跡をたどりながら、観察者＝記述者の語りからは排除されたもうひとつの語りを再現する、ミクロな民族誌記述的視点が必要になる。

このように言うことは、かつての反精神医学の一種ロマン主義的な狂気の旅を称揚することになるのだろうか。そうではない。フーコー（Foucault, 1989）は、反精神医学の起源を――一九世紀末、シャルコーの大ヒステリーを見て、その症状の中に治療者と患者との共犯関係を認めた――ナンシー学派に置いた。さらには、産褥熱の原因を対象の内側にではなく治療者＝観察者たる医師の側に見出したパスツールの視線に置こうとした。対象と観察者の相互の「間」に出来事が現われるという視点を反精神医学と呼ぶことが適切とは思わないが、そうした間主観的視点は、まちがいなく精神医学に不可欠である。

六　国際診断基準と文化的感受性

「文化的感受性」や「内省性」という視点は、国際的な診断基準、とくに北米のＤＳＭ－Ⅲ（『精神障害の診断と統計のマニュアル第3版』1980）をめぐる議論に際して強調されたものである。ＤＳＭ－Ⅲは、それまでの精神分析的な視点を一掃し、バイオメディカルな傾向を強く押出したことから「新クレペリン主義」と呼ばれた（Good, 1992）。それは中立的な名称をもつ障害への細分化とともに、大きな診断枠の変更をもたらしている。

診断や治療という行為には――それが国際診断基準であっても――依然として人類学者ギアーツ（Geertz, C.）のいう「ローカルな知」、つまり「局地的な事実のなかに広く普遍的な原理をみつけ出す職人仕事に属するもの」（1983：p.290）という側面がある。一昔前のさじ加減の医学や名人芸的診断という神話を持ちだそうというのではない。これとは異なるレベルで、診断や治療というものには、臨床的記憶の集積が支配する部分があり、それらを場面場面で結びつけるローカルとしか呼びようのない記憶術は、つねに臨床行為の核心として残るものではないかと思われる。

こうしたうえでなお、今日提出されている診断基準の問題点を見たい。頻回ともいえる診断枠の改変によって、こうした診断基準がじつはかなりの程度可変的なものであり、しかも、社会的、経済的なさまざまな影響から変更に至るものであることが明らかになっている。最新の国際診断基準がもっとも妥当で使いやすいものであるという幻想はすでに失われて久しい。それは逆に、中立的な障害名を使用することによって、疾患や障害が実体化しないように警告を発しているようにさえ見える。こうした傾向は、診断枠の使用者に不安をかきたてはしまいか。つまりかつての歴史的症例に再診断が行われるのと同じように、何年間のうちに定義や名称が変わり、あるいは診断名が消滅して、まったく別の診断枠と名称を割当てられかねないからである。

さらにもっとも重要な点は、ＤＳＭ－Ⅲ以降、精神医学的障害は、一連のツリー（tree）状の系統樹を間違いなくたどることによってその診断を手にすることができるとされている点である。近年になって、文化を治療論との関係から見直すことが行われるようになり、個人の紡ぎだす意味に溢れた「病い」ないしは「病いの経験」が視野におさめられるようになった。疾患のキュアではない病いのケアへ視点の転換もはかられるようになっている。『隠喩としての病い』のなかでソンタグ（Sontag, 1977）は、病気に対処する正しい方法は、あらゆる隠喩を剥ぎとって「隠喩がらみの病気観を一掃すること」だとした。こうした主張が、改めて新鮮に見えるほどに、病いは隠喩によって絡めとられたものなのである。実際に疾患は急性のものばかりではなく、多くは長期化し、それを患う者が個々人の病いをかかえ、生活や人生の変更を工夫しながら進むものになる。

先の比喩にしたがって、「疾患」を線形《リニア》のツリー型の説明モデルでたどることができるものとするならば、「病い」は、網目状に結びついた塊状ないしは格子型（セミ・ラティス：semi-lattice型）の構造をもつと見なすことができる。個々の病いは、上記系統図の前提としたツリー型の図式では再現することが不可能である。病いはツリーではない。ＤＳＭの前提とする診断行為は、塊状＝格子型構造の「病い」の一部を、ツリー型のモデルで部分的に横断しようとするものであると見るべきかもしれない。単一のツリーではたどれない多くの部分、それを再現するには、バイオメディカルな方法論とは異なる別の方法、社会科学、人間科学的なアプローチが必要となる。

近代医学――医療人類学の用語に従えばバイオメディシン――は、森から伐り出された多様な樹木を見て、その枝葉を切り製材にかけた後の規格のそろった材木を割りだそうとする作業に似てはいないか。民族誌学的《エスノグラフィカル》な方法を含む人間科学としての精神医学は、精神医学の臨床場面に流通する画一的な木材を見て、その個性を削がれた素材に刻まれた年輪や香りを頼りにもう一度もとの森林に置き直し、その枝葉のディテイルにみちた語りを再現しようとすることである。

七　結　語

歴史家のギンズブルグは、「ヨーロッパ人、シャーマンを（再）発見する」（Ginzburg, 1993）という論文のなかで、一七世紀前半ケベックに布教に入ったフランス人イエズス会士の報告書を紹介している。それは、西欧社会からもたらされた葡萄酒と蒸留酒の濫用のために原住民が高い死亡率にみまわれていることに関する、伝道師と原住民の間で交わされた興味深いやりとりを再現している。ヨーロッパからのアルコールは、世界各地の被征服民に致命的打撃を与えている。報告書では、原住民の一人が酒の持ちこみの制限を願い出ているが、会士たちは寒冷地に生活することになった自分たちにはそれらが必要であり、節制して飲むことを知らない彼らが悪いのだと取り合わない。すると別の原住民が立って、「われわれの命を奪っているのはその飲み物ではなく、あなたたちの文字だ。われわれの国、川、大地、森のことを書いて以来、われわれはみな死に始めた。あなたたちが来る以前は、そうしたことはなかった」［p.46］と言う。会士たちは大声で笑ったと記されている。

ギンズブルグは三世紀半を経た今日、その未知の原住民が明晰で、正しかったことが判明しているとしている。多文化間精神医学に要求される「文化的感受性」とは、アルコール分解酵素の比較民族学的研究をめざすことではない。そこにひしめき合う文字になる以前のさまざまな声を、たえず個別化へといたる深さで聞き取ることである。ローカルな声を聞くとはそうした能動的な傾聴に他ならない。そうすることで多文化間精神医学は、異文化や異国の人の援助と同時に、従来の精神医学にもうひとつ重要な方法的視点を付け加えることができるのではないだろうか。

［初出］「文化とこころ——多文化間精神医学研究」創刊準備号：32-39, 1996.

ケアをめぐる北西航路
臨床とその余白

はじめに――アムンゼンの「北西航路」

以下の小論で、ケアと臨床と医療をめぐるいくつかの話題を提示したい。ケアは、今日広く人口に膾炙するものでありながら、それは一体何なのかと問うと容易にはとらえがたいものである。その周辺を話題にするが、医療人類学や文化精神医学の影響を受けながら精神医療に携わってきた者の私見として読んでいただきたい。

昨年二〇一九年に惜しくも逝去したフランスの思想家ミッシェル・セールには、『北西航路』(Serres, 1980)という著作がある。北西航路とは、ヨーロッパから東アジアまで海路のみを使用して到達する航路のうち、「カナダ北極圏の異常に錯綜した群島」間を通り抜ける唯一未到のまま残されていたルートの名前である(すでに南東、南西、北東航路は切り拓かれていた)。二〇世紀初頭(正確には一九〇三年から三年間かけて)ノルウェーの探検家アムンゼン(Amundsen, 1908/1982)が、この航路を完遂したが、長い時間を要したのは、日本でいう秋から翌年の初夏までの期間この海域は氷結し、四七トンの小さな船ユア号は完全に凍り付いて氷上に押し上げられたまま一歩も進まなくなったからである。どれほどの寒さだったかは『ユア号航海記』日本語版(旧版)付録の写真集が何よりも雄弁に教えてくれる（なお、彼の航海記の英語版原題もこの「北西航路」というタイトルである）。セールは、もともと海軍兵学校にいたこともあり、このあたりの海域や天候を熟知しているようだ。彼が自著を『北西航路』というタイトルにしたのは、このヨーロッパと東アジアを結ぶ複雑で困難に満ちた航路を、自然科学と人文科学とを架橋することの困難さの隠喩《メタファー》として示そうとしたためである。セールはこれら両者を、二つの集団、二つの共同体が、二つの語族の言葉を話しているようだと記した。

一　余白部分に広がっていくケア

私は長い間、医療人類学や文化精神医学から大きな影響を受けてきた。とくにクラインマン（Kleinman, 1988）やグッド（Good, 1994）が示した簡単な定式化を自らの臨床の基本に据えてきた。それらは一般に、「病いと疾患の二分法」や「説明モデル（explanatory model）による折衝過程」と呼ばれるものであり、両者に共通する「語り」への注目である。それにローカルな文化を精神医学と結びつける『治療文化論』（中井 2001）を加えれば、いつでも自分の出発点に遡って行ける道標ということができる。

私はもちろん、それが臨床のすべてを覆う総合理論であると考えているわけではない。臨床場面で日々遭遇するのは、その時々の治療マニュアルや定式化をはるかに越え、それらでは到底捉えきれない、いわば応用問題の連続だからでる。

たとえば、私のこの領域への関心の導入となった終末期の患者への関与を考える時（江口 1995）、現在では数多くの関連する著作や研究が出版されている。それらを読んで適切な対処法を学ぶことは可能である。しかし、入院患者のカルテに書かれる「ＤＮＲ（心肺蘇生拒否）」や終末期医療の事前指示書などの日常的な手順（ルーティン）を一旦括弧に入れて振り返る時、それらを大幅に超える疑問が沸き起こる。かつての説明時の意思表示と終末期の意思を本当に同一と考えてよいのだろうか、あるいは「積極的（消極的）安楽死」や「尊厳死」（松田 2018）などとの関連でどう位置付けたらよいのだろうか。そこはいわば臨床の枠を超えた広大な余白が広がっている無人地帯（no-man's-land）と呼んでもいい領域なのである。臨床は人の生老病死を扱うものであるため、これ以上は深く踏み込まないという、いくつもの文化的結界のような約束事が設けられているが、今日それらは大きく揺らいでいる。

また患者や家族がほとんど偶然のように滔々と語り出すライフストーリーに耳を傾ける時（江口 1993）、教科書やマニュアルの内側で事態が収束していくことなどほとんどないように思えてくる。それらが支障なく進行しているように見えるとしたら、治療者－患者家族間で何らかの暗黙の調整が行われているに違いない。その一部は、治療者が意識せずに枠組みを超えて踏み出す（ないし踏み外す）、つまり境界をそのつど再定義することで成立しているのであろう。

以上のことを理解したうえで、それでも医療人類学や文化精神医学の方法論に私がこだわるのは、それが臨床の基礎に据えられ、そこから四方に延びて応用領域に入っても、依然として不可欠の理論的支柱になりうると考えるからである。それともうひとつはそれが本誌（『臨床心理学』増刊第12号）特集でもテーマになっている生物医学《バイオメディシン》と人間科学的思考とをつなぐ隘路を横断する（唯一とは言わないまでも）数少ない有力な方法と考えられるからである。

二　病い／疾患の二分法は「支持しがたい」ものか

日常的な臨床やケアは教科書的記述の余白部分で展開されるものであると記した。先の定式化の提唱者であるクラインマンは、『病いの語り』(Kleinman, 1988) から三〇年余りを経た著作『ケアのたましい』(Kleinman, 2019/2021) のなかで、かつて自分の提示した二分法が臨床領域で広く採用され、常識として教え込まれるようなものになったことに言及している。彼は病い／疾患の二分法を、臨床手順として教科書的に使用することについて、もはや「支持しがたいもの」であると疑念を示すにいたっている (邦訳 p.89)。

病いとケアをテーマにして思考を築き上げてきたクラインマンが、このように記す背景には何があるのか。そこには臨床領域の (より社会経済的な背景に焦点を当てる) パラダイム変換のようなものが影響しているのかもしれない。しかし何よりも強く影響しているのは、長年連れ添ったパートナーで共同研究者 (ジョーン夫人) の神経疾患の発症とその進行、日々のケア、そして引き続く死去と喪失という具体的経験であっただろう。クラインマンは、ケアには医療や介護の専門職による関与の必要性を認めながらも、それらは、もっと親密なレベルでは (彼の言う、多くは専門職の職業階層としては低位の、女性を中心とした) 日常的関与によって担われている事実を身をもって「経験」し「再発見」したからなのであろう。

三　「現地人《ネイティヴ》の視点から」と解釈学的転回

ところで、人類学をはじめとする人間科学から臨床家にもたらされた重要な結節点として、一九七〇～八〇年代に展開された「解釈学的転回」と呼ばれるものがある（これについては何度か言及したことがある［江口 2016］）。そしてもちろんクラインマンやグッドの臨床人類学は、こうした「転回」を大いに強調する系譜のものである。つまり、解釈学とは、スペンス（Spence, 1982）の言葉を用いて簡単に言えば、主体が対象を描写し理解しようとする時、それは対象の不動の「歴史的事実」を描写し理解するのではなく、主体のその時々の枠組みにしたがって「物語的事実」として対象を構成している、というものである。それは、主体と対象が幾重にも入れ子構造になって記述や意味の解釈が行われることを明らかにするものであった。たとえば、土居健郎の「ストーリを読むように患者の話に耳を傾ける面接者はあたかも小説の読者のごとくなる」（1992［p.51］）という有名な文章は、こうした解釈学的転回の刻印を示す一節であることがわかるだろう。

こうした「転回」を論じた代表的テキストである、人類学者ギアーツの「〝現地人《ネイティヴ》の視点から〟」を取り上げる。この論文は、調査地に長く棲み込み、現地語に精通し、その土地の人々の習慣や思考を描き出す民族誌学的方法論を確立した文化人類学者マリノフスキーの話題からはじめられる。この模範的人類学者の死後に、妻によって『日記』（Malinowski, 1967）が刊行され、そこには現地人への侮蔑的言辞や性愛的妄念が書き連ねられていたという有名な醜聞的事実が記されている。私自身はこうした人間の二面性を、非倫理的で非常識的なものと考えてはいない。表も裏もなく献身的で、かつ対象者である現地人やその生活に全面的に没入し敬意を払い続けるといった言説やふるまいのみが賞揚され流通するとしたら、言葉を換えれば模範的な言説のみがすべてであるとされるとしたら、それは逆に人間を一面的で単純化することにつながってしまわないだろうか。

四　感情移入（empathy）と距離（distance）

ギアーツはこれを倫理的な問題としてではなく、そこに認識論的な大きな問題が賭けられているので重要なのだと述べる。

「もしわれわれが、現地人の視点からものを見るべしという掟に従うなら――従わなければならないと私は思うが――、被調査者との独特な心の距離の近さ、すなわち文化を横切るある種の一体化を主張できなくなってしまうわれわれの立場はどうなるのであろうか。感情移入（einfühlen）が消失する時、理解（verstehen）に何が生じるのだろうか？」

［ここでは原著をもとにした邦訳を記した。なおここでの「われわれ」はおそらく人類学者を示している。また「感情移入……」以下の一文は私訳で、邦訳では割愛されている］（Geertz, 1983b, p.56；邦訳p.99）。

ここからギアーツは、（職業人を超えた人間としての）重大なジレンマを示すものとして当時焦点を当てられていた二分法を列挙している。それは、「内側」対「外側」、あるいは「一人称」対「三人称」的描写、「現象学的」対「客観主義的」、あるいは「認知的」対「行動論的」理論、そしてよく知られた「emic」対「etic」な分析である。こうした対比の後にギアーツは、自我心理学のコフートが述べた「経験に近い（experience-near）」対「経験に遠い（experience-distant）」概念というものがわかりやすいだろうとして採用している。要約すれば、前者の「経験に近い」概念とは、ある人（患者や被験者や被調査者）が、自分や自分の仲間が見たり感じたり考えたり想像したりすることを表現する際に、自然に無理なく使い、他人が同様に使った場合にもやはり容易に理解できるようなもののことである。一方後者の「経験に遠い」概念とは、何らかの専門職（分析医、実験者、人類学者……）が、その科学的、哲学的、また実際的目的を果たすために用いるような概念のこととされる。そこから、この「論文

（章）」のタイトルにもなっている、「『現地人の視点からものを見る』とはいったい何を意味するかについての謎が解けてくる」と議論が展開される。私たちの知る「病い」と「疾患」の二分法は、従来の記述や理解を超えようとするこうした背景から提示され、心理や精神科臨床、さらには福祉やケアを含め、この「転回」の周辺の問題——つまり「感情移入（共感）」や「距離」や「理解」——をどう身体技法として取り込み、表出するのかを考える際の有力な手掛かりになるのである。この解釈学的な議論を踏まえない限り、その後の物語的思考や、臨床民族誌、さらに今日の当事者研究の意味も十分生かすことができないように私には思われる。

五　ケアはその対照物を映し出す鏡である

ここで改めて「ケア」についてふりかえることにする。近年の出色のケア論である東畑開人の『居るのはつらいよ』（2019）を例に検討する。「ケアとセラピーについての覚書」という副題が示すように、本書では、「傷つけない、ニーズを満たし、支え、依存を引き受ける。そうすることで、安全を確保し、生存を可能にする。平衡を取り戻し、日常を支える」「ケア」が、「傷つきに向き合う。ニーズの変更のために、介入し、自立を目指す。すると、人は非日常の中で葛藤し、そして成長する」「セラピー」と対比されている（「幕間口上ふたたび」の部分［pp.276-277］では二〇を超える項目が対比的に表示されている）。著者はきわめて慎重にこうした二分法の限界についても言及していて、それらは二つの異なる実体なのではなく、ともに全体の構成要素（「成分」）なのだと但書きを入れている。

「ケア」について考える時、それぞれイメージは喚起されるものの、こういうものであると定義することはきわめて難しい。それは先に記したようにいわば臨床の余白部分で本領を発揮するものだからであろう。つまりケアは、その対照とされるものと並べられる時、その対照物のエッセンスを映し出しながらはじめて自己を形作るという変幻自在なものであると言えるかもしれない。

それは「物語る」という、誰もが知っているがそれ自体定義しにくい行為について、「地図が分割するところを、物語（récit）は横切ってゆく」とした、セルトー（Certeau, 1990/2021）の記述に似ている。これは、いわばひとつの歩みを創始し（「案内」する）、そして横切ってゆく（「越境」する）二分節性のふるまいなのである。「物語は、さまざまなものの姿を変貌させるという意味で位相学的（topologique）なのであり、場所を規定するという意味で場所論的（topique）なのではない」（邦訳 p.307）と続く。それは東畑が「成分」という用語で記したかった部分なのであろう。

六　約百年前、ケアは、「あまりに科学的な医学」に対置されていた

先のギアーツの概念でいえば「経験に近い」ものである「ケア」が、「経験に遠い」ものとの対比で考えられるようになったのはどうやら最近のことではないらしい。アイゼンバーグとクラインマンには「臨床社会科学」(Eisenberg & Kleinman, 1981）という共著論文がある。社会科学と医療とを架橋しようとするマニフェスト的論集の巻頭論文である。そこでは、すでにそれから半世紀前（つまり一九三〇年代）、ケアが科学的医学との対比で捉えられていたことが示されている。

フランシス・ウェルド・ピーボディは、当時のハーバード大学医学部教授で、ボストン市立病院の科長も務めた人物である。「患者のケアの秘訣は、その患者のケアをすることにある」という言葉を残し、「個人としての患者（patient as a person）」運動の創始者と考えられている（Shorter, 2016)。ピーボディ（Peabody, 1930）はさらに以

下のように書き記している。「年長の実地臨床家からなされる最もありふれた批判は、卒業したばかりの若い医師は、疾患のメカニズムについて多くのことを教えられているけれど、医療の実践についてはあまりに少ししか教えられてきていない、というものである。より単刀直入に言えば、彼らはあまりに「科学的」であって、患者のケアをする仕方（take care）を知らないのである」。アイゼンバーグらは、米国で医療の専門分化が生じた一九三〇年代、半世紀後のハイテク医療の時代に先立って、「あまりに科学的な医学」と「少なすぎるケア」とが同一視されていたことを指摘している。さらに一九三〇年代の実地臨床医（つまり家庭医）の長所は、患者や家族や地域社会と密接な関係を維持していることにあり、それは決して医学理論や医学教育によるものではなかったのである。今日、特定の地域に長く住まい、そこに根差したプライマリケア医の存在を期待するのは米国でも日本でも困難であろう（かつては「〇〇さん」と地元で普通に呼ばれた〇〇医院の医師がいた）。こうした患者－治療者関係の背景に大きな変容が見られるにもかかわらず、かつてから、科学的医学とケアとの間に緊張関係があったことがうかがえる。

今日当然ケアも専門職化し、すぐれた教科書やマニュアルが刊行され、十分科学的なものになりつつある。それでもやはり、その輪郭が明確になればなるだけ、もうひとつ別の「ケア」が鏡の向こうに姿を現すのではないかと想像するのは私だけであろうか。

まとめ――遠歩き《ランドネ》

冒頭で私は、アムンゼンの『ユア号航海記』(Amundsen, 1908/1982) について触れた。本書が私の愛読書となったのは、日本語版（旧版）には「アムンゼン探検隊のアンティック写真集」が付いていて、人類学的な想像力を刺激するからである。北西航路は三年がかりで完遂されたのだが、読者の予想に反して、それらの期間のうち約四分の三は、船が凍結してまったく動かない状態であった。その間、船員は氷上や陸地にあがって基地を作り、北極圏の磁気調査をはじめ周辺の探索にむかったが、その過程できわめてワイルドな風貌の（エスキモーと総称される）現地人が次々に現れては、魚やアザラシなど食料の交換や音楽や余興を含めた探検隊との交流がくりひろげられている。

この期間の、ソリなどを使った氷上の探検や探索、郵便投函などの活動を、セールは「遠歩き《ランドネ》」という言葉で記している。ヨーロッパから東アジアまでの航海（航路）の完遂というグローバルな観点からすると、ここでなされているのは一見無駄で余計な時間や行為に見える。しかしその間に行われた「遠歩き」で切り拓かれたものこそアムンゼン探検隊の持ち帰った、異文化への発見や驚異に満ちた、何より人類学的で「経験に近い」大切な部分だったのではないか。それこそが地球規模の偉業（北西航路の開拓）を支えたきわめて地味でローカルな文化的営為なのである。ケアもそういうものなのかもしれない。生物医学や、「あまりに科学的な医学」が洗練されればされるほど、ケアは、それらが必然的にもたらす圧倒的な余白に、日常的で他愛ない日々の営為の積み重ねを広範な裾野にして息づくものなのであろう。

[初出] 森岡正芳（編）『治療は文化である――治癒と臨床の民族誌《エスノグラフィ》』（「臨床心理学」増刊第12号）所収、金剛出版、pp.146-151, 2020.

クラインマンから学んだいくつかのこと

臨床人類学が医療やケアにもたらすもの

はじめに

本稿では、私がアーサー・クラインマンの一連の著作から学んだことについて記そうと思う。それらを文化的な知識を踏まえた精神医学（culturally informed psychiatry）（Kleinman, 1988b）と呼んでもいいし、単純に文化精神医学、さらには臨床人類学と呼んでもいいかもしれない。しかし、ここではあまり医療や精神医学に限定されない、臨床やケアに携わる者に対する臨床人類学の広がりや可能性について記すことができたらと思う。というのも以下に示すように、クラインマンの仕事は、かつてはハーバード医科大学の学生にこうした領域の知識を教えるという時期はあったものの、一貫して非専門職の人々によるケアへの関与を強調し、その傾向は二一世紀にはいってますます増大する方向に変容をとげているように思うからである。

本論に入る前に、いくつかの前置きを記しておきたい。私はこれまで精神科医として臨床を続けてきた者であるが、その経歴のはじめからクラインマンの著作に出会い、長年にわたってその影響を受けており、その主著のいくつかを同僚や友人とともに翻訳してきた。これと並行して関連論文も書いてきたが、精神医学史関連のものを除いて、つまりおよそ全論文の三分の二以上のものは、クラインマンや臨床人類学から受けた影響について記したものであり、それを再論し、再再論するという展開になっている。そこから離れて考えはじめようとしても、最終的には「疾患と病いの二分法」や、「説明モデル」の相互交渉過程［註1］に行き着いてしまうのである。しかもそれは論文にとどまらず、私自身の日常臨床や精神医療における基本的なスタイルにまで及び、要所要所でクラインマンの著作を中心に、対話を重ねるようにしてそれらを形成してきたということをまず記しておかねばならない。

私は、臨床的な技法やスタンスというきわめ実用的なレベルでもこれらが有用であり、今日流行する言葉で言えば、「臨床の〝質〟を高める」とか「文化的能力（cultural competence）を高める」、臨床の核心になるものと考えている。そのため私の紹介が、より広範な文脈を生かした客観的な紹介かと問われるとおぼつかない。それがある種の限界になってはいないかと怖れるのである。

ほぼ四〇年近く、ほとんどの論文で同工異曲の論旨を展開し、さらにはいくつかの講演で話してもそうした事情は変わらないので、くり返しになる部分も多いが、その点はどうかご容赦いただきたい。初めてこの領域に触れ、クラインマンの思考法が医療や看護や心理や介護の臨床にいかに結びつき、それらを根底から豊かにするかを初めて知ろうとする読者に向けて書くことにする。

［註1］「疾患と病いの二分法」とは、簡単に言うならば、その人固有の病いの経験を理解するためには、一般に「病気」と呼ばれるものを、疾患と病いに分けて考えるというものである。「疾患（disease）」とは、医療や看護やケアの専門職が、医学モデルに従って、つまり医学的診断基準によって分類し、理解しようとするものである。これは個々の経験を、いわば「外側」から、「科学＝論理的思考モード」（J. Bruner, 1986）に沿って、客観的にとらえるものといっていい。一方「病い（illness）」とは、当事者である患者や家族によって経験される、個別的で主観的なものである。これは個人のいわば「内側」から、あえて言うなら「物語論的思考モード」によって生み出され、体験されるものといえる。疾患の理解はもちろん必要であろう、しかしその個別化した病いの経験に正面から向き合わない限り、苦しみ、生きづらさを抱えている人の経験に手が届かないということなのである。

こうした「病いの経験」を、それが語り出されにくい臨床場面でひきだす技法が、傾聴と並んで、「七つの問い」として紹介されるものである。重要な点は、この部分、つまり個別的な「病いの語り」へのアプローチ部分は、狭義の医学的な方法論ではなく、敢えて言うなら、人間科学的アプローチ、もう少し言うなら社会学や人類学的な、いわば相手の世界について無知であり、私たちの解釈自身、その解釈者の尺度が混入したバイアスがかかったものであるということを前提とした解釈学的アプローチが働いていることになる。こうして良好に展開している臨床場面では、社会学的、人類学的方法論が駆動していることになる。

もうひとつの、この二分法と密接にリンクしているものが「説明モデル（explanatory model）」である。これは、当事者も医療者もそれぞれが現在の事態をどのように考えているのかを説明する枠組みをもっているということである。さらにその説明モデル間の推移を見ることによって、説明モデル間の距離が、初回の面談から回数を経るごとに次第に接近するならば治療は良好になっていると言えるが、次第に距離が開くようならば、良好とは言えないと言う、当然のような理解になる。私がこれを高く評価したいのは、この二者の距離がどうしても縮まらない時には、治療者側の説明モデルを（もちろん可能な範囲内での話であるが）距離を縮める方向で変化させてよいという点である。こうして、一見当然ともとれるが、実際はそこに人間科学的な視点が練り込まれている、「疾患と病いの二分法」と「説明モデル」をその臨床技法の中心に据えることで、臨床家の無知を自覚した傾聴や人間的アプローチを、その人物個人の臨床センスの問題ではなく、臨床の方法論の問題であると定義し直した点にあると思う。

一　クラインマンの二〇一四年の連続講演会

二〇一四年三月一六日、日曜日、京都大学芝蘭会館・稲盛ホールは、通路や壁際まで立錐の余地もないほどの聴衆で埋まり、熱気に包まれていた。それはクラインマン教授の講演会「二一世紀における感性と主観性の変容‥人類は生き残れるか？」が開催されるためである。私はこの講演を誰より楽しみにしていた。というのも、皆藤章監訳の『八つの人生の物語』(Kleinman, 2006) の完成を記念して、皆藤先生と、クラインマンの著作について語るトークセッションという催し（二〇一一年三月二一日、ジュンク堂池袋本店）で対談してから二年、その翌年の秋にはクラインマンの来日の際に皆藤先生と私が京都で出会う機会があり、その折に日本での講演会の開催をお願いしていたのである。それがいよいよ実現する運びになった。

さらに私の関心を惹きつけたのは、二一世紀に入って、もう少し具体的に言えば、長年の伴侶であり共同研究者であったジョーン夫人が長らく難病に罹患し、東日本大震災の前後に亡くなったことを知らされていたのだが、そのケアに携わる経験をとおして、クラインマンの発想や思考は、変容をとげたのであろうか？　そうでなくともすでに『病いの語り』(Kleinman, 1988a) や『ターナー講義』(1999) さらには『他者の苦しみへの責任』(Kleinman, et al., 1997) 所収の論考で、その時代時代のいまだ未踏の領域に踏み込んで、病い、苦悩、ケア論を展開してきた氏にとって、さらには『八つの人生の物語』や、本書（『ケアをすることの意味』）に収録されている『ランセット』の印象深いエッセイなどによってその経験は部分的にうかがい知ることはできたが、何らかの影響があったのだろうか。具体的なケアの経験を通したさらなる深化などありうるだろうか。あるとしたらどのようなものになるか…、そうした期待と不安が入りまじる思いで耳を傾けることになった。

その講演は期待を裏切らないもので、今日のグローバル化した世界における受苦や感性の変容を論じながら、次第に独特なケア論へと展開していくものであった。これは私の個人的な印象であるが、クラインマンは、おそらく万人の人生に訪れるであろう他者（ないし自ら）へのケアの体験――それらはサファリング論と表裏をなすものであるが――を、人が生きる上で必然的に引き受けざるを得ない、人間的な成熟にいたる好機ととらえているように思われた。

その二日後の、三月一八日、今度は私の長年勤務する東京武蔵野病院の創立七〇周年記念講演会（京都大学との共催）にお呼びして、『On Caregiving（ケアをすることについて）：ケアに影響を及ぼす文化的要素』という講演をお願いした。この際も、北は北海道から南は沖縄まで数多くの参加希望者があり、急遽病院内の広い会場に変更しての開催となったほどであった。私は主催者側であったため、その後に講演内容をまとめるにあたって、スライドや発言をふり返ることになったが、そこには文化精神医学や臨床人類学のエッセンス――例えば、説明モデル、生物医学という文化（の認識）、病いの語りを含む六つのステップなど――が、散りばめられ、それがさらに自らの経験を踏まえたケア論の核心が結びつき、さまざまな時代の世界各地の苦悩や病いの経験へと広がり、独特のケア論が展開されていくようであった。

これらふたつの講演を聴いて、やや奇妙な感想だが、クラインマンは確実に深化を遂げていると確信した一方で、最初期の著作から変わることのない一貫したテーマが鳴り響いていることにも、私は気がつくようになった。それは私がその翻訳にかかわった『病いの語り』（Kleinman, 1988a）や『精神医学を再考する』（1988b）のさらに以前の著作にまで遡るものであった。

二　医療人類学、文化精神医学への関心と『臨床人類学』

さてここからは副題にもなっている「臨床人類学が医療やケアにもたらすもの」という部分に入っていくことにする。理論的な話のようだが、そうではない。結論的にいうと、これは私がいつも念頭に据えているもので、どうしたら有能な臨床家になるか。どうしたら思う者の役に立つよき医療者や看護者、援助者になるのか……という、きわめて実用的な話へつながるヒントになればと思っている。

さて、文化精神医学と呼ばれるものにもいくつかの領域がある。

ひとつは古典的なもので、伝統的な癒しや文化依存症候群を扱うような比較文化精神医学という領域である。私が当初この分野に関心を持ったのは、関西のある山村の憑依事例への関心が契機であったが、これなどはこうした領域の典型であろう。さらには、難民や移民の心性の理解と援助を考え、マイノリティや文化間葛藤状況に苦しむ人びとへの有効な援助をするという側面がある。そこでは、さまざまな具体的問題に対して精神医学的関与や心理社会的援助をいかに適切なやり方で行なっていくかが問われることになる。これは多文化間精神医学の本丸と呼んでいい領域である。それともう一つ、忘れてはならないのは、そうした援助やさらには精神医学のあり方自体を問う、批判的役割があるように思う。この領域を主導する国際雑誌『Transcultural Psychiatry』の編集主幹を長年務める、マッギル大学精神科の文化精神科医カーマイヤーらの言う「精神医学への文化批評」（Kirmayer and Minas, 2002）という側面である。これは一九七〇年代に活躍した日本の代表的文化精神医学者である荻野恒一のように、現象学的精神病理学を深化させながら、それらを文化的事象や状況論と結びつけ、「精神医学とは本当に普遍的なものなのか？」とその存在根拠を問う姿勢につながるものである（江口 1998）。

じつは私も、この時代（一九七七年）に医学部を卒業した経歴もあって、こうした批判的思考からの強烈な洗礼を受けている。ふり返ると一九七〇年代は、当時の反精神医学の興隆をその一部に含みながら、精神医学が人間科学・社会科学と限りなく近づき、一部は交錯することがあった、じつに稀有な時期だと考えることができる。この時期に文化精神医学もまた、大きな展開をとげたのである。

さて私はこうした潮流の中でも、医療人類学や臨床人類学というものに強烈に引き寄せられた。とりわけクラインマンが一九八〇年に上梓した、デビュー作『Patients and Healers in the Context of Culture』(Kleinman, 1980)に大きな衝撃を受けた。それは一人の精神科医が人類学的フィールドワークをした博士論文がもとになっている。当時三〇代はじめの私が、四〇〇頁を超える原書の専門書を精読したのは本書がはじめてであったということもあり、そこに記されたことはその後もずっと私の臨床の核心になっていった。本書は、後の一九九二年に、大橋英寿教授をはじめとする東北大グループの翻訳で『臨床人類学』というタイトルで邦訳された。私はさらにその後、クラインマンの『病いの語り』と『精神医学を再考する』(ともに原著は一九八八年に刊行)を同僚や友人たちと翻訳することになるが、その長い翻訳過程は、臨床人類学や民族誌学的方法を知識として学び、採り入れることはもちろん、そのレベルを超えて、いわば「身体技法」としてわが身になじませていくプロセスでもあった。

以下は、このクラインマンのデビュー作、邦題『臨床人類学』の内容を中心的な話題とする。そこにはいったい何が書かれているのか。舞台は台湾(台北市)であり、冒頭から市内最古の寺院龍山寺《ロンサンスー》の描写が登場する。現在でも台北を訪れる人々の多くは、この道教の代表的寺院を訪れることになる。観光コースに取り入れられていることも多い。私も何回か訪れたが、いつ行っても早朝から人々の唱和する読経の声と、受験や商売繁盛など——世俗的なものも含めたさまざまな祈りや願いに満ちており、それらが境内一面に漂う線香のむせるような香りとともに溢れ出るように感じる。

しかしこの『臨床人類学』を読まれる多くの読者は、そのようなフィールドの詳細よりも、最初の一から三章の「オリエンテーション」部分で展開される、著者の医療人類学的発想の理論的大枠の部分に関心を引き寄せられるのではないか。そこには、当時の現象学的社会学や解釈学的人類学から導かれた「臨床リアリティ」や「ヘルス・ケア・システム」、「専門職セクター―民間セクター―民俗セクターの三分類」、さらには草創期の医療人類学が形成した「説明モデル」、この基礎にある「疾患と病いの二分法」といった、目の眩むような議論が展開されているからである。というわけで、本書に何が書いてあるかと問われると、この前半部の議論を挙げる人が圧倒的に多い。これは当然のことで、私も長らくその一人だった。

本書を読んだ時にもうひとつ強い印象を受けるのは以下の部分である。それは、台湾の人が心身の不調を感じた時、一連の健康希求行動をとる。西洋医に行ったり、漢方薬を使ったり、民間の占いに行ったり、童乩《タンキー》と呼ばれるシャーマンの所に行ったりする。当時、WHOの主導で、多様な国における「すべての人々への健康」とプライマリ・ヘルス・ケアを前面に押し出した「アルマ・アタ宣言」（一九七八年）が発表されてまだ間もないこととは言いながら、やはり医学・医療は、「早期発見・早期治療」を謳い、疾患を明確にしてそれをいかにすばやく近代医療につなげるかという医療モデルが中心の時代だった。その後に代替医療や患者を中心にした多様な治療の可能性が探求され、転換がなされるようになるが、当時そうした発想はやはり少数派であったと思う。

そういう中でクラインマンは、台湾の患者や家族が、具合の悪い時に健康を求めていろいろな行動をとる際に、必ずしも近代医療を最終ゴールに据えなくてもよい。実際にそれが最終地点であることは多くはなく、それ以外の領域で癒しがもたらされていることが大部分である、という事実をいくつもの事例の詳細な追跡調査を通して明らかにしている。近代医療にいかに早くたどりつくかということを治療の前提としない発想は、当時の私にとって大きな衝撃であった。さらに以下に見ていくように、逆説的であるが、西洋医学は実際には「癒す」こととは反対方向の作用をしているという結論が導き出される。その部分をやや細部に立ち入って紹介していくが、この部分にこそ、癒しとは何か、医療やケアとは何かを考えるための貴重なヒントが隠されていると考える。しかし、多くの読者は、これが書かれている本書の第九章「癒しの過程」を、単に一症例の挿話として読むのではないかと思う。
この事例を検討することから、医学史や現代の治療論へとつなげていくことにする。

三 『臨床人類学』の原点——症例陳さん

ここで詳細に紹介されるのは、陳さん（Mr. Chen）という四四歳になる男性である。出自は客家《ハッカ》［註2］で、台北市郊外の新興住宅地に、夫人と五人の子どもと暮らしている。義務教育を終えた大工の棟梁。階層は中流の下。もともと心配性な性格だった、と紹介されている。

主訴は、胸部のあいまいな不快感。「圧迫感といったらよいか、緊張感といったらよいか」胸の筋肉が引きちぎられるような感じである。非常に混乱し不安も強くなっている（現地語では「煩躁」と描写される）状態である。本人は身体的な部分が問題で、それがあくまで核心であると述べる。首の後ろに弱体感、不快感、張りを感じている。

近所の住民の勧めで、この再発する慢性病を治しに童乩廟《タンキー》を訪れている。勧めた住人にはこの童乩廟の宗教集団のメンバーが含まれている。

病気が始まったのは十六年前で、木工関連の仕事で台北市に単身赴任中のことだった。当時陳さんの商売はうまくいかず、金策に苦しんでおり、孤独感と不幸を感じ仕事の失敗で落ち込んでいた。そのために身体不調に陥り自宅に戻ることになった。いくつかの治療者のもとを訪れるが、西洋医学の医師四名に診てもらっても診断が

［註2］客家とは広東省を中心とし、もともとは華北漢族のルーツを持つ人々で、現地ではマイノリティである。

つかない。中国医のところに行くと「働きすぎと心配しすぎ」、これが肺・肝・心臓・胸へと上昇する「火氣大」をひき起こしている診断される。しかし中国薬では治らなかった。台湾では症状が改善しないと、すぐさま治療者を替えるという習慣があるという。そこで占い師に助言をもとめると「『悪運』を背負っている」(それゆえ病気であるばかりか、医者も薬も効かない状態である)、問題の「本当の原因」は「祖先が子孫に崇拝されていない『崇り』」であり、「その祖先の特定と不足のないお祀り」が必要である、と助言される。陳さんはすぐに、それは自分が四歳の時に父と離婚した生母の霊であると直観する。「臨終の際には会いに来てほしい、死後は祖先霊として祀ってほしい」と生母は陳さんに懇願していたが、父親の反対で実際にそうできなかった経緯がある。そのことは投げた神杯《ポエ》[註3]が「吉」とでたためさらに確信を深くした。陳さんは生母の霊が悩ましていることを知り、祈ると、十日後その症状は消えた。

その後十年間、問題なく過ごすことができたが、こんどは夫人が奇妙な神経疾患に罹患して仕事ができなくなり、経済的にも苦しく、陳さんの病気は以前のままの形で再燃した。薬の効き目は神のおかげもあり、夫人も本人も次第に改善していった。以降六年間、陳さんの症状は一進一退という状態だった。

三年前には、西洋薬と中国薬を併用していたが、悪化を食い止められない状態になった。そんななか台湾南部の有名な寺院を訪れ、童乩《タンキー》[註4]に診てもらい症状が改善する。陳さんの胸の不快感はこの治療によって消失したものの、一年後に再発。再度その寺院を訪問すると回復する。寺院ではトランス状態にはならず、静座し、くつろぎ、祈るのみだった、と記されている。

そして最近また症状がぶり返した。仕事が瀬戸際の時で、路頭に迷うかもしれない危機的状態であった。薬を服用しても効かなかった。西洋医は「神経衰弱」という診断を下した。これを受け容れ身体的な病気と考えたが改善しなかった。そのため思い余って占い師を訪問すると、かつての台南の寺院を訪れるように薦められ、そこで出会ったに童乩に、今度は台北市内にある自分の廟を訪れるように促されたのである。

陳さんは働き者で、日曜も休まず一日十時間働く人物だとクラインマンは紹介している。

台北市内の廟で、護符や聖灰を呑み、「神が降りてくる」のを待つ。童乩廟でのやりとりは、四時間以上滞在して、十分足らずのものであった。助手が本人の名前と生年月日・時刻を読みあげ、「健康問題」と叫ぶ。童乩はトランス状態に入って、頻回に廟を訪れるように促す。神に憑依されるのを一度許せば、神の弟子になり、悩みは消える、と告げられる。護符と灰を呑み、筆と線香で全身に呪文を書く治療も行われる。その後一週間、陳さんはほぼ毎晩廟に赴いている。夫人は本人に西洋薬も服用するように薦めている。

調査者であるクラインマンは、三週間、三ヵ月、四ヵ月後の時点で、童乩廟で陳さんに出会っている。三週間後に会った時は当初と同じで、落ち着きがなく不安げであった。悩みも多いように見えた。三ヵ月目に会った時は、夫人と末子を同伴していて、時々胸部の症状が出るが「病気はもう治った」と断言している。クラインマン

[註3] 神杯《ポエ》とは、三日月形の一対の石であり、片面は丸く膨らみ、片面は平坦になっているもの。これらを投げ、その落ちた状態から神意を占う。凸面と平面が出れば神意がかなったものと解釈され、同じ面が出たら否定される。もともとは貝が用いられたらしいが、現在は朱塗りの木製のものが多い。

[註4] 童乩とは、憑依状態で治療行為をする男性で、祭儀の折は頬に刀剣や長い針を刺したり、四肢や体幹をさまざまな器具で傷つけたりして自傷・流血に至り、その一方寺院ではトランス状態を伴うシャーマニスティックな治療をする人物である。『臨床人類学』(旧)日本語版表紙はこの童乩の写真が掲載されていた。クラインマンの本書で取り上げられている一人の童乩は、四七歳になる台湾人家族の家長で、昼は銀行の出納係をし、夜は毎日童乩として二、三〇年ほど病気治しをしている男性である。彼は、聖皇宮と呼ばれる廟で活動し、五〇名程のコアの構成員と、同じ程度の流動的メンバーからなる小集団を形成していて、とくにこの集団は治療儀礼で積極的にトランス状態に入ることを特徴としている。このような役割を率先して担う者が複数存在して毎日の儀礼が構成されている。なお近年の童乩の活動についてはYouTubeなどで、祭儀の時に街頭でどのようなパフォーマンスを行なうのか見ることができる。

が最後に会ったのは、帰国の数日前の廟においてであった。その時も祭事の喧騒に包まれていたが、本人は「とても順調です」と述べ、他の来談者に自分の新生活について、かつての「苦界」の生活と対比して語っている。往時の体験を聴きだそうとすると、陳さんも廟の童乩も、すでによくなっているのだからと否定し、口を開こうとしなかったという。クラインマンは帰国後も、現地の調査助手による追跡訪問の様子を記している。七ヵ月後、陳さんは身体的な訴えも不安発作もなく過ごしていた。最終のフォローは二年後。陳さんはこの童乩廟の宗教集団の尊敬される有力メンバーになっていて、病者、とくに客家の病者を童乩が治療するのを手伝っていた。「陳さんは毎晩トランスに入って、歌い、踊り、とび跳ね、治療者として女性の筆頭助手と同等の権威をもっていた。私の研究助手の知り得たところでは、かつての症状は見られなかったという」（邦訳 2021, p.396）と記されている。

　本書で描かれた代表事例陳さんとは以上のような事例である。

四　「癒しとは何かという厄介だが根本的な問い」——症例陳さんをめぐる分析と解釈

　この陳さんの事例を引きながら、クラインマンは、「癒しとは何か」という「厄介だが根本的な問い」に直面せざるを得ない、と述べる。というのも、陳さんと童乩は、心身の不調は「治癒した」と確信し、そう断言する。一方クラインマン自身は、さまざまな負荷が加わって苦境に陥ると陳さんの症状は再発してくるだろう、だから治ったという確信はもてず、「たぶん治癒していない」と内心で考えているからである。

　クラインマンは、土着の治療の問題点についても十分な分析をおこなう。土着治療者の基本的な説明モデルによれば、病いは悪運や憑霊によるものであり、それによって心身の不調をひき起こしたり、治療の邪魔をしたりする、というものである。したがって治療の成功とは、運勢を適切に扱ったり、病者に憑いている神や霊を祓ったりすることを意味する。さらに病者は女性の家族メンバー同伴でくることがあり、そのメンバーを治療の対象にすることもあるという。それらはしかし疾患について説明することができないために、西洋医から見ると危険性をはらんでいて、数は少ないがうまく機能しないことも生じるのである。

クラインマンはこうした陳さんの治療過程に分け入りながら、土着治療を現代医学的視点から見下ろして批判するのではなく、童乩の治療も自身のいだく治療観も、いずれもひとつの「説明モデル」であるという視点に立ち返って分析を加える。治療の対象は、健康の二つの側面、つまり「疾患（disease）」と「病い（illness）」のいずれか一方、あるいは双方である。こう考えると治療の成功も疾患と病いのいずれか一方、ないしは双方ということになる。治療者の側が「疾患」を「治す（cure）」ことにのみもっぱら関心を傾け、病者の方が「病い」の「癒し（healing）」を求めている場合には、臨床的ケアにはさまざまな問題が生じてくるのは明らかであろう。土着の治療者は来談者の病いを探り、その癒しの方法を外さないさまざまな技法を持っているのである。

一方病む者の視点からすれば、疾患と病いとは渾然一体のものである。仕事や経済的問題で引き起こされる慢性的な心身医学的状態（不安神経症）という面はあるものの、あくまで陳さん本人の視点からすれば、それは母親、さらには祖先への供養が足りないために生じた状態ということになる。

クラインマンは、陳さんを不安神経症と診る自分の見方は道理にかなったものであるけれども、それもまた「実在するものではなく」、ひとつの説明モデルに過ぎないと述べている。（実際に本書が刊行された一九八〇年、同じ年に米国精神医学会から発表された『診断マニュアル第三版（ＤＳＭ－Ⅲ）』では、不安神経症は不安状態の別称として紹介され、一九八七年のＤＳＭ－ⅢＲでは公式の診断名から除外されている）。そしてその後に、改めて本書の中心的テーマでもある、事例の「癒し」とは何かをめぐる議論が展開されるのである。やや長い文章であるが、重要な部分でもあるので引用する。

「文化的なレベルでの癒しとは、治療者の努力の産物というよりも、ヘルス・ケア・システムの文化的文脈内において、病いとケアとが社会的に是認された形でうまく適合している状態〔socially legitimated forms of illness and care〕を経験することなのである。したがって、文化的な癒しは、人びとに受け入れられるような文化的適合が成立しさえすれば、病者の不調が好転するかどうかにかかわりなく、病者本人や家族その他の関係者に必然的に起こるものである。ヘルス・ケア・システムは、病いの体験にラベルを貼って整理し、〔その経験に〕意味を付与し、病いを形成している個人・家族・社会のいろいろな問題を処理することによって、病いに対する心理社会的・文化的な治療（および治療効果）をもたらす。こうしてヘルス・ケア・システムは、たとえ疾患は効果的に〝治療〟できなくても、病いを〝癒す〟のである。われわれは陳さんのケースの内に、こうしたことがひとつひとつ生じているのに気づくのである」。（邦訳 2021, p.406；原著 p.360）〔なお文中〔　〕は引用者によるものであり、以下の引用においても同様である。傍点引用者〕。

こうした上でクラインマンは、以下のような「暫定的な結論」、「一見逆説的な結論」を述べることになる。つまり、「陳さんの疾患は効果的に治療されはしなかったが、病いは効果的に治療された。そして、治療効果は、陳さん自身のヘルス・ケア・システムによるものであり、童乩や廟によるものではない。つまり、陳さんの病いは、臨床リアリティの文化的構成によって癒されたのである」。そしてさらに重要なことが、その後に記されている。「現代の専門的医療のヘルス・ケア制度では、このような文化的な癒しがおこなわれる可能性は非常に少ない」（邦訳同頁、傍点原著）と。つまり、はっきりと表現するならば、現代医療の治療的リアリティは、疾患の効果的治療を最大にしようと努力するが、それは伝統的なタイプの癒しが生じるのを阻害するように構成されている、ということなのである。つまり現代医療は患者の癒しを排除するような方向で構造化されている、と言い換えることができる。

五　ふたつの「おどろくべき結論」

さてこうした事例提示と暫定的なまとめを記した後で、クラインマンは以下のような一連の「おどろくべき結論」を展開することになる。

「たぶんおどろかれるとおもうが、『土着の治療者は、あつかうケースの大部分を〔まちがいなく〕癒す』というのがデータにもとづく私の結論である。〔I draw the perhaps surprising conclusion that in most cases indigenous practitioners must heal.〕」（邦訳p.407）

なぜ、癒すことができるのだろうか。それは、土着治療者は三つのタイプの心身不調〔障害〕を扱うからである。ひとつは、急性の定型的疾患（これは自然に治癒するものである）。二つ目は、生命には別条ない慢性の疾患（この場合は、疾患の生物医学的な治療より、病いの（心理社会的・文化的な）問題を扱うことができるかどうかが問題になる）。そして三つ目は、比較的軽い心理的障害や人間関係上の問題の二次的な身体症状（身体化）である（邦訳p.407；原著p.361）。これらの心身不調のケアにおいて、疾患の治療はそれほど大きな役割を持たない。事の成否は病いの心理社会的・文化的側面を扱うことができるかどうかにかかっており、土着の治療者は、（つねにではないが）通常、心理社会的・文化的な治療を最大限に活用して、非常にたくみに病いに対処する。その一方、（生命にかかわる）重篤な急性の疾患を効果的にコントロールしたりする際には、当然のことながら効果をもたらすことは少ない。患者や家族はそうした際には、西洋医へと足を向け、それが及ばない病いの際に文化的に是認された治療をする童乩などの治療者のもとを訪れるのである。

「しかし、われわれは、土着の治療者が病気を治す〔癒す〕ことができる主たる原因が、疾患の効果的な治療という点にあると論じたいわけではない。土着の治療者は、病いに対して文化的に是認された治療〔culturally legitimated treatment of illness〕を与えうるかぎり、まちがいなく癒す〔they *must* heal〕ことができるのである」（邦訳p.409；原著p.363)。

こうして、さらに「おどろくべき結論」が述べられる。

「このように論じてくると、上述したのと同様におどろくべき結論、『現代の専門的な臨床ケアは、たいていの場合、まちがいなく癒すことができない』に到達する」（邦訳p.409；原著p.363)。この箇所の原文は、“in most cases modern professional clinical care *must* fail to heal” なので、最後の「まちがいなく癒すことができない」という部分には、「まちがいなく癒すことに失敗する」あるいは「まちがいなく癒しそこなう」という強いニュアンスが含まれている。

どうして失敗するのかというと、心身的な不調をかかえてプライマリ・ケアの臨床場面に現れる患者の多くは、土着的治療者を訪れる場合と同じように、病いをうまく扱って治療効果をあげてもらいたいという願いから訪れるのだが、多くの専門的治療者はもっぱら「疾患」の認識と治療に関心を寄せるようにトレーニングされており、「病い」については一貫して軽視することになる。彼らが教えられているのは「治療すること（cure)」であって「ケアすること（care)」ではないからである。

この事例（陳さん）や、結論に至る議論には、西洋医と患者とのコミュニケーションの齟齬を証拠立てる詳細が——例えば、一面談あたりの所要時間なども含めて——具体的に示されている。現代の臨床家が読むと身につまされる思いをする箇所がたくさんあるだろう。

引用を取り入れながら長々と示したが、先の部分（本書p.72の引用部）を音読のスピードでゆっくりたどってほしい。そうすると、われわれの現在の日常臨床にも大いに応用可能な、さらに言うならその構造的欠陥の改善につながる、治療論・治癒論のヒントが隠されているように思える。つまり、土着治療者が（その背景のシステムがと言った方がいいか）「まちがいなく癒す」部分を最大限生かしながら、専門的な医療やケアに携わる者が、「まちがいなく癒すことに失敗する」部分、いわば構造的に脆弱な部分を漸減ないし、削り取っていくことが可能なのではないだろうか。もし癒すことの中心に何らかの文化システムが関わっているのなら、その背景のヘルス・ケア・システムに着眼し、それを最大限治療的に作動させる方法はないか。それこそが現代医療の可能性の成否を分ける、あるいは医療の「質」に直結する部分と言えるのではないか。

先の結論はもちろん、現代の臨床場面で活動する筆者（私）たちの多くに対して、童乩のような土着的な治療者に変身するように促すものではないし、シャーマニズムの治療儀礼を取り入れるということでももちろんない。クラインマンは、この後、これらを現代医療の日々の場面で生かすようなさまざまな工夫を提示しようとするのである。

六　社会的に是認された病いとケアとは？——エランベルジェと歴史的文脈への架橋

ここでもう一度、先ほどの「文化的なレベルでの癒し」の定義の箇所に戻ることにする。以下の部分にもう一度目を凝らしてみよう。

> 「文化的なレベルでの癒しとは、治療者の努力の産物というよりも、ヘルス・ケア・システムの文化的文脈内において、病いとケアとが社会的に是認された形でうまく適合している状態を経験することなのである。したがって、文化的な癒しは、人びとに受け入れられるような文化的適合が成立しさえすれば、病者の不調が好転するかどうかにかかわりなく、病者本人や家族その他の関係者に必然的に起こるものである。…（中略）…こうしてヘルス・ケア・システムは、たとえ疾病は効果的に〝治療〟できなくても、病いを〝癒す〟ので

ある」（邦訳p.406）。

　前半と後半に、強調のために傍点をつけたが、まずは前半の傍点部分に注目する。「病いとケアとが社会的に是認された形でうまく適合している状態〔socially legitimated forms of illness and care〕」という一節であるが、この箇所を読むと、私には同様な内容をどこかで読んだ記憶が甦ってくる。それはこんな一節である。

「病人を治すだけでは不十分なのであり、社会〔その共同体〕の受け容れる方法で病人を治さなければよしとされないのである〔Curing the sick is not enough; one must cure them with methods accepted by the community〕」

　じつはこれは、エランベルジェ（H.F. Ellenberger）の『無意識の発見』（1970 邦訳㊤ p.66; 原著p.57）に出てくる表現である。原著で九〇〇頁に及び、邦訳では本文上下二段組みで千頁を超える大著の中から、ほんの一文を取り上げるのはいかにも恣意的に思われるかもしれない。しかしこれは、本書のきわめて重要なところで現れるキーとなる文章なのである。クラインマンとエランベルジェは、ほぼ同一の事実を指摘しているのではないだろうか。

　エランベルジェの『無意識の発見』は、太古から現代までの力動精神医学の歴史をたどって総覧する不朽の名著である。著者は、その歴史を、現在精神療法の基礎を築いたフロイトとユング、ジャネとアドラーを各々一冊の書物となる程の紙幅で詳述しながら、それらをロマン主義的潮流と啓蒙主義的潮流と呼び、この四大貯水池に流れ込み、二〇世紀以降そこからさまざまな学派に分散していく流れとして本書全体を構成しようとしている。

　その大著の中で、エランベルジェは、近代力動精神療法のはじまりを「一七七五年の秋のある出来事」であったと明言している。それは端的に言えば、伝統的宗教治療者（祓魔師《ふつまし》）ガスナー神父（J.J. Gassner: 1727-1779）に対する、メスメル（F.A. Mesmer: 1734-1815）の勝利を指している。当時南ドイツ一帯で、宗教治療者ガスナーはさまざまな病気を治すという名声が轟き、多くの患者が殺到したと言われている。方法は伝統的な宗教治療である悪魔祓い（exorcism）の方法が用いられ、それが評判に評判を呼んだ。しかし、ガスナーが赴くところでは悪魔憑きが必発し、次第に彼の治療法に疑念がもたれ、異端に当たらないかと審議が重ねられる程になった。その時バイエルン選帝侯に審査団として指名されたのがメスメルだった。メスメルは、この二年前に自ら発見したとされる最新理論「動物磁気」説を引っさげ、この年の十一月末には生誕地に近い（ボーデン湖畔の）コンスタンツで、指で触れるだけで症状を出現させたり、消褪させたりする奇跡的な治療を行ない、その名声が流布するところであった。彼はガスナーの治療についての報告書でこう評価したと言われている。つまり「ガスナーは決してハッタリ屋ではなく〔疑いもなく正直な人物で〕、ただそれと知らずに動物磁気で患者を治していただけだ」と。

今ではメスメリズムや動物磁気というと、天体と人体の間を還流する普遍流体を想定し、治療者に溜まった磁気流が交流する患者に流れて分利《クリーズ》を引き起こして治療をもたらすという流体説と、それらを集団で生じさせようとする磁気桶《バケ》と称するメカニカルな装置を使用する、怪しげな治療法の代名詞のように考えられているが、これはのちに英国にわたってブレイド（J. Braid: 1795-1860）によって神経催眠（neurypnology）と命名され、そこから力動精神医学の大きな流れを形成することになる。ウィーン大学医学部を卒業したメスメルは、当時開花した啓蒙主義的潮流の寵児であり、それまでのガスナーに代表されるバロック風（ロマン主義的）治療を過去のものとした革新的人物だったのである。この出来事の背景には、封建制から国民国家形成に向けて時代が大きく変化し、「理性」を重んじる啓蒙主義に入る時期——象徴的には、イエズス会が廃止され（一七七三年）、最後の魔女裁判を迎える（最後の犠牲者の処刑は一七八二年）——であったことが大きな動力となった。こうした時代の移行期であり、『無意識の発見』になかでも、「祓魔術から力動精神医学への運命的転回点」と記された記念すべき瞬間を記して、エランベルジェは、ガスナーとメスメルの間の（今日の目からは同工異曲に見える）治療法が受容されるか否かの決定的な相違を、「社会の受け容れる方法で病人を治さなければよしとされない」という部分に見たのである。

七　「ヘルス・ケア・システム」とは「治療文化」のことである
——中井久夫『治療文化論』への架橋

文化精神医学というと、これまで見たように、台湾や南ドイツなどの異国的（exotic）なものと感じられるかもしれない。ここで論じられたような問題を、自国の、日々の日常臨床そのものに節合するような論考が一九八〇年代に日本に出現する。それが中井久夫による『治療文化論』（中井 2001）［註5］である。本書は、文化精神医学という領域を、より広範な文脈の中で定義し直し、精神医学の周縁領域としてではなく日常臨床の核心に結びつけようとする画期的試みであった。

『治療文化論』には、著者が紡ぎ出したさまざまなエピソードが無尽蔵に埋め込まれているため、読者によってその読後感が大きく異なる。例えば、著者中井の生育した奈良盆地の地誌学から論じた中山ミキ論、文化精神医学者のタイプ別分類、精神科医＝傭兵＝売春婦論、熟知性の中で生じる治療の可能性と限界、科学的・宗教的「創造の病い」など…いずれもスリリングな議論を列挙することができる。多様な知見が惜しげもなく投入されているので、要約はむずかしいが、敢えて大鉈を振るえば、以下の三本のきわめて斬新な理論的支柱をもとに展開されているのが見えてくる。

①ボーデン湖畔（ライン河流出口）複合：中井は、エランベルジェの『無意識の発見』（Ellenberger, 1970）を援用しながら近代力動精神医学の発祥地をマッピングすると、都市と森との移行地帯に集中すると指摘する。実際、

邦訳の『無意識の発見』にも『治療文化論』にも関連都市を書き入れた独自の地図が添えられている（『発見』下巻附録p.50；『治療文化論』p.150)。つまり、力動精神医学は「平野の啓蒙主義文化」と「森のロマン主義文化」の狭間に誕生したことになる。なかでもその源泉を「ボーデン湖（ドイツ名コンスタンツ湖）ライン河流出口」［註6］周辺に想定するのである（p.151)。

②破断回復論：次は香港の文化精神医学者ヤップ（P.M. Yap：1921-1971）が、その遺稿論集である『比較精神医学（Comparative Psychiatry)』（Yap, 1974）で示した「破断回復論（dyscrasia resolution theory)」［註7］である。人間はさまざまなストレスが加わることで、それまでの環境から破断された（dyscrasia）の状態に至り、そこからの回復は、医療ばかりではなく、その社会や環境からの逸脱や再統合を含むさまざまな回路を経て可能だということを、委曲を尽くして論じたもので、これをもとに独特の比較文化精神医学が展開された。ここからの多くの図式を中井は改変して本書で引用している。

③個人症候群：こうしたうえに、中井の卓抜な発想である「個人症候群」［註8］が提示される。文化精神医学

［註5］本書ははじめ『岩波講座　精神の科学』第八巻（一九八三年）に「概説——文化精神医学と治療文化論」という長い一章として現れ、後にまとめられ、同時代ライブラリー（一九九〇年）、さらには岩波現代文庫（二〇〇一年）の一冊の著書となったものである。

［註6］ボーデン湖とは、南岸をスイス、北岸をドイツ、東をオーストリアに囲まれた、琵琶湖とほぼ同じ大きさの東西に細長い湖である。この湖の周囲にはメスメルの生誕地イズナングとその逝去地メールスブルクがあり、ユングが生まれ育ったケスヴィル、ビンスワンガー家が長年ベルビュー精神病院を営んだクロイツリンゲン、そしてライン河下流にはユングやロールシャハをはじめエランベルジェ自身も一時勤務した精神病院のあるシャッフハウゼンが並ぶ。その狭隘な土地柄から、個人の熟知性が卓越し、匿名性がありえない世界が展開し、（匿名の対象としてではなく）「個人症候群」という熟知性を扱わざるを得ない背景の中で力動精神医学は育まれたというのである。

の領域では、長らく以下の二項対立図式が当然の前提とされてきた。つまり、統合失調症やうつ病といった、欧米の精神医学において広く流通している「普遍症候群」と呼ばれるものと、ローカルな病いの概念である、例えばマレーシアの驚愕反応ラターや中南米のススト、日本における狐憑きのような、主に非西洋の辺地で観られるとされる「文化依存症候群」である。こうした伝統的な二項対立図式に、中井は「個人症候群」という第三項を差し入れ三項円環図式に組み替えることで、文化精神医学に限局されない「精神学的再構築の試み」（『治療文化論』の副題）を実現しようとしている。

中井は、先に示したエランベルジェの『無意識の発見』と、香港の文化精神医学者ヤップの遺作『比較精神医学』という、一九七〇年代に現れた、精神医学史と文化精神医学の当時の最強のテクストを大胆に援用し、それらを社会的・歴史的・地誌的に再構成しながら、日常的治療論に結びつけようとしたように思える。しかも、あくまでローカルな「土着的」「虫瞰図的」着地点に収斂することをその結論に据えることで、それまでの文化精神医学を精神科臨床あるいは精神療法に直結するものとして論じたのである。

そしてこれが本稿との関連で重要な部分であるが、中井の、聴き慣れない造語である「治療文化（therapeutic subculture）」とは、先に引用したクラインマンの結論部で傍点を付した強調部後半（本書p.75最終行）の、（疾患は治療できなくても病いを癒す）「ヘルス・ケア・システム」とほぼ同義の、互換可能な概念として読むことが可能である。

クラインマンの「ヘルス・ケア・システム」とは、『臨床人類学』（Kleinman, 1980）第二章と第三の前半を通して詳細に論じられたこの著作の中心概念である。簡単に言えば、それは、どの社会においてもヘルス・ケアに関する多様な活動が相互に結びつきながら存在し、それらは「社会的に組織された、疾患diseaseへの対応行動であり、ひとつの文化システム…（中略）…を構成するもの」（邦訳p.26）を示す概念的モデルということになる。基本的構成要素は患者と治療者であるが、それぞれ文化的意味と社会関係の特殊な構図の中に埋め込まれている。このシステムには、「病気の原因をめぐる信念のパターン、治療法の選択や評価を支配している規範、さらには社会的に是認された地位、役割、権力関係、相互作用場面、諸制度が含まれている」（邦訳p.26-27）。そして、各地域のヘルス・ケア・システムは、「専門職セクター－民俗セクター－民間セクター」という三つの構造をもつものとされる。

［註7］ヤップはマレーシア出身で、ケンブリッジ大学で学び、香港大学で最終的に教鞭をとり、一九七一年メキシコで客死した文化精神医学者である。本書は彼の死後、一九七四年に編集された遺稿集であり、当時の文化精神医学の最先端の視点が多数の図を用いてわかりやすく示されている。

ヤップの大もとにある発想は、精神医学的な問題を、生物学的な疾患エンティティをもとに――つまり「欠陥機械」モデルとして――考えるのではなく、ストレスに対する反応として――つまり「不適応」モデルを用いて――とらえる点である（本書p.167の図を参照）。そこから個人や環境に「破断（dyscrasia）」が生じ、さまざまなルートでその「回復（resolution）」が図られるという、今日で言うレジリアンス理論やリカバリー理論の先駆となるような議論である。こうした破断（亀裂）が、当事者の外側で生じるか、その内側にまで入って生じるかによって、それまでの生活世界からの一時的逸脱や乖離ですむものか、自己の精神身体レベルの解体にまで及ぶのかなど、社会的レベルでの回復が、広い視点から再検討されるのである。

なお「dyscrasia」はガレノスの概念であり、ガレノスは、健康時に人は四つの体液の「適正な混和（eucrasia）」にあるが、これが乱れた「混和失調（dyscrasia）」が病気であるとした。したがって、ディスクラシアには、「破断」というよりは、気候や環境を含む、もう少し緩やかな「配合の動揺」のようなものが想定されていたのかもしれない（川喜田1977；p110参照）。

［註8］「個人症候群」、つまり「パースナルな病い」の代表格は、「創造の病い」と呼ばれるものである。これは多くの場合、その個人を直接熟知しているか、熟知者を介した（広義の）治療者によって認識され、治療される。「病い」というよりも、一種の「失調」として認識され、「治療」されるものである。つまり、「△△さん病」、「○○氏病」と呼ぶしかないもので、自己治癒か自然治癒力に任されることが多いものといえよう。

さらにヘルス・ケア・システムの中核的な臨床機能として以下の五つが挙げられている。①病いを心理社会的な経験として文化的に構成すること。②ヘルス・ケアを求める過程を方向づけ、さまざまな治療法を評価する際の一般的な基準の確立。③病いのエピソードに対処するのに必要なコミュニケーション活動と相互作用。④癒しのためのさまざまな活動。そして、⑤治療の結果への対処、である（邦訳p.79-80）。

一方、中井の「治療文化」は以下のように定義されるものである。

「三つの症候群〔普遍－文化依存－個人症候群〕とそれにかかわる治療的アプローチと、それらを荷う人間的因子すなわち（広義の）患者と（広義の）治療者をはじめとする関与者とこれらをすべて包含する一つの下位文化」（p.114）である。

それを「治療文化」と呼び、そのまた下位文化として精神医学的治療文化があるとする全体性を備えているものである。具体的には以下のような内容になる。

「…何を病気とし、誰を病人とし、誰を治療者とし、何を以って治療とし治癒とし、治療者－患者関係とはどういうものであるか。患者にたいして周囲の一般人はどういう態度をとれば是とされ、どういう態度をとれば非とされるか。その社会の中で患者はどういう位置をあたえられるか。患者あるいは病いの文化的ひいては宇宙論的意味はどのようにあたえられるか。あるいは治療はどこで行われるべきで、それを治療施設というならば、治療施設はどうあるべきで、どうあるべきではないか、などの束である」。これらが混合しての一つの「治療文化」が出来あがる、というのである。

「逆に、ある個人が、どういう時に自分を病者、患者とし、なにを治療として受けいれるか、なにをもってなおったとするか、どこまで耐えしのべるか、時にはどこで満足するか。以上は先の定義の裏返しの等価表現である」。(p.114-115)

こうして読み比べていくと、『臨床人類学』の中心概念であり、定義を追うと自明のようなものでありながら、漠然としてなかなか捕えがたかった「ヘルス・ケア・システム」というものと、中井のイメージする「治療文化」はほぼ同一のものであることが理解されるであろう。このように読み替えることによって、『臨床人類学』結論部で示された、現代医療の突き当たった袋小路、つまり「専門的な臨床ケアをする人はまちがいなく癒すことに失敗する」という構造的アポリアから脱け出す方途を探しだすことができるかもしれない。

クラインマンや中井の試みは、ある文化はそれぞれ「治療文化」＝「ヘルス・ケア・システム」を有し、その下位文化として精神医学的治療文化があるとするもので、文字通り精神医学の再定義・再構築である。疾患や病いや治療や癒しは、専門職にすればその日常を構成する自明のものであるように見える。しかしそれは、より大きな社会的・文化的文脈に依存し、基礎づけられていて、その中で活動するわれわれは通常その存在に気づかないままにすごしている。そしてその背後には、妥当とされ、是認＝受容された病いや治療を大きく定義づけ、作動させているものがあるということなのである。これらの再定義は、日常的な臨床を、ミクロとマクロという遠近法を使用して眺め直すことを要請するものといえる。

クラインマンの述べる「ヘルス・ケア・システム」と、その中で連動しながら成立する治療や癒しの、奥行きと機能を見た。これはさらに広汎な文化的事象と結びついて変容する「治療文化」と言えるものである。ここで再びクラインマンの議論に戻ることにする。

『臨床人類学』の結論部で、代表的事例をもとに、土着治療者は必ず癒せるのに、どうして現在の医療やケアの専門職は必ず癒すことに失敗するのか。ここに現代医療の問題点が析出してはいないか、とクラインマンは問うた。そうした袋小路からの打開策を探り、「必ず癒すことに失敗する」現代医療を、そうでない癒しにも結びついたものに変えるにはどうしたらよいのかというのがここから導きだされた次の課題であったろう。

八　その後の展開

クラインマンは、こうして、ハーバード医科大学社会医学科に移ってからは、この領域の先駆者アイセンバーグ（L. Eisenberg）や同僚のグッド夫妻（Byron and Mary-Jo Good）らとともに、医学教育プログラムを真に患者中心のものにする大幅な改革作業に着手していくことになる。それが同医科大学で、一九八五〜八六年にはじまった「新教育（New Pathway）」である。この基礎部分に礎石のように据えられたのが、「疾患と病いの二分法」や「説明モデル」といった一見単純な定式化だったのである。

こうした提起はしかし、この時期さまざまな論争を呼び、激しい批判にさらされることにもなった［註9］。

しかし、医療者の自己省察や民族誌学的視点を導入しながら、あくまで日常臨床に着地しその豊富化にこだわったクラインマンやグッド（Good, 1994）のスタンスに、私はさらに魅入られるようになった。彼らは医学教育改革の根幹にこうした発想を持ち込み、根付かせようとしていたのだが、社会的・政治的な大枠からの医療批判によってではなく、医学生や医療者を内側から発見的に変える方向を選んだように思う。既成の現代医療批判に流されないこうした一連の地味な作業を欠いたなら、一九七〇年代後半から九〇年代にかけての、変容するヘルス・ケアをめぐる考え方の大幅な前進は得られなかったのではないか。

先に説明したが、クラインマンらの定式化は自明のもののように目に映るかもしれない。しかしそこには、あ

［註9］クラインマンやグッドの当初提起した視点が速やかに展開したわけではないことは紹介しておかねばならない。あくまで臨床に着地しようとする臨床人類学は当初さまざまな論争に曝されることになった。その一つは、ヤング（A. Young）によって提起されたいわゆる「合理的な人間」論争である。簡単にいえば、クラインマンらの「説明モデル」を中心に展開する議論は、言語と理性を重要視した「合理的人間」を前提としており、それは「現実の人々」とは異なるものだという反論があった。感情などが入った現実の人をとらえるには、五段階の「チェーン複合（chain complex）」として理解することが必要であるという主張である。これに対して、雑誌一巻をつかった特集（『Culture, Medicine and Psychiatry』Vol.5. No.4. 1981.）が組まれ、広範な議論が展開された。

もうひとつは、シェーパー＝ヒューズ（N. Scheper-Hughes）らによって行われた、臨床医療人類学VS批判的医療人類学という議論である。これは激しい批判となったが、簡単にまとめれば、人類学の臨床への応用を、クラインマンらは医学部の高等教育というものに狭く限局して使用しすぎていて、もっと広義の歴史的・政治的にとり入れた、現在の医療批判を中心に展開しなければならない、というものであった（『Social Science and Medicine』1986年春号、同雑誌Vol.30.No.2, pp189-197. 1990）。

さらにもう「ラター論争」がある。これは文化結合症候群とされる「ラター」が、飛び地のように世界のいくつかの場所で観察されるが、生理学的・生物学的な基礎を持つ驚愕反応なのか、あるいは社会的・宗教的背景をもつ文化的なものかを論じるものであった。最後のものは『Culture, Medicine, and Psychiatry』Vol.11. No.1, 1987の一巻で論じられ、別に一冊の論集にもまとめられている（Simons & Hughes, 1985）。この話題はクラインマンらが直接関わる論争ではなかったが、文化精神医学のその後の展開においてきわめて重要な議論になった。以上3つを、著者は初期医療人類学の「三大論争」と考えている。いずれのものも、疾病や医療やそれに対する文化の関与の根幹を問うものであり、それらを「練習問題」として考えることは今日でも十分に意味のあるものだと思われる。一九七七年創刊された『Culture, Medicine and Psychiatry』は、こうした対話的思考実験を読者に課すものとなった。

る種のしかけがセットされているように思う。つまり患者や家族の主観的部分である「病い」の領域に接近し、それを引きだし、さらにはその一つ一つに疾患の際に行うのと同じような、心理社会的、福祉的意味と具体的援助を考えていくには、到底医学モデルだけでは困難であり、それとはまったく異なる社会学＝人類学的な方法が必要になるからである。医学部の講義で教えられる多くの内容は、当然ながら生物医学的（biomedical）な説明モデルをもとにし、診断が明瞭で、経過と典型的徴候と転帰のセットを有する「疾患」である。しかし、患者や家族は、さまざまな生活史を背負って臨床場面に現れる。経済的不安、離職の恐怖、再発の恐れ、家族や職場内での孤立…などである。さらには医学部で教えられる疾患とはちがって、さまざまな病気は治療の後も継続し、さらに慢性的な、つまりは治癒することはない（一部は次第にダウンヒルの経過をたどる）ものも、実際は多数を占める。こうしてクラインマンらは、慢性の遷延化する疾患、さらには死や死別を経験する患者や家族をも対象に含めるような医療やケアへと視点を拡大していくことになる。こうしたテーマを正面からとりあげたものが『病いの語り』（Kleinman, 1988a）であった。ここで扱われる舞台は、近代医療の臨床現場である。先ほどの陳さんと同様、短期ですっかり治癒するというストーリーとはまったく異なる慢性疾患を抱えて生活する人々が登場する。通常は医学モデルの典型にはならないこうしたケースこそが中心であり、それをきちんと扱える医学・医療に組み替えることが企図されたのだと思う（今日では患者や家族による病いや障害の主観的経験をテーマにした著作は多数にのぼり、ひとつの大きなジャンルを形成しているが、一九八〇年代後半、マーフィー（R.F. Murphy）の『ボディ・サイレント』（Murphy, 2001）などをのぞいて、ほとんどこうした例がなかったことを書き添えておきたい）。

クラインマンはさらに、こうした慢性的な状態へのアプローチが、主観的・心理学的なレベルのみでは解決ができないこと、つまりは、ヘルス・ケア・システム（＝治療文化）が規模の大きな社会・文化システムの一部であることを明確にするために、病いの経験の三角測量という枠組みを示している。それは個人的な経験（主観性）を、その背景の文化的（ローカルな）表象と集合的（社会的）経験との三辺をなすものとして形成されるものとして想定することである。こうして『病いの語り』に代表されるアプローチの背後から、例えば、『World Mental Health』(Desjarlais et al., 1995) や『Reimagining Global Health』(Farmer, 2013) などの著作では、集合的経験を、『ターナー講義』(Kleinman, 1999) やその後の著作のようにモーラルな基礎を強調するものを並行して論じることで、再び個人の主観的経験をより奥行きのあるものとして聴き取ろうとするのである。

英国の文化精神医学者リトルウッド (R. Littlewood) が評した「疾患カテゴリーから文化的コンテクストへ」(Littlewood, 1990)、さらにはグッドの述べる「病いの物語的再現＝表象《レプリゼンテーション》」(Good, 1994) には、こうした内容が含まれているのである。

さいごに

冒頭に記した、二〇一四年三月の京都と東京におけるクラインマンの講演に耳を傾けていると、私の中にいろいろな記憶が甦るようだった。

大学卒業の年に、訪れた先輩の家でたまたまその創刊号を手にした (クラインマン編集主幹の)『Culture, Medicine and Psychiatry』誌の刺激。その後、分厚い『臨床人類学』の原著を苦労して読み終えた時の感激。先の雑誌に論文投稿できるフィールドワークをすることばかりを考えて過ごした関西での日々 (Eguchi, 1991)。一九八七年一二月、国際シンポジウム「医療人類学の可能性：二一世紀医療とその展望」(東京・国立がんセンター) ではじめてクラインマンの基調講演を聴いた時の思い出。その翌年刊行された『病いの語り』の衝撃とその後長く続いた翻訳過程。一九九六年の日本精神神経学会 (札幌) におけるクラインマンを招聘しての記念講演。一九九九年谷口国際シンポジウム (富士吉田市) における交流。そして一九九九年の九月から年末まで、クラインマンが社会医学科の学科長を務めていた最後の時期、社会医学科に招かれて短期間過ごした至福の日々。その際の、アイゼンバーグ、グッド夫妻、クラインマン夫妻のさまざまな思い出である［註10］。

以降、彼の地の知人や友人たちから時々届く情報によれば、クラインマンがハーバード大学の人類学科長を経てアジア・センター所長に就任し、本当にお世話になったジョーン夫人が難病に倒れられているという話であった。そうした中で二〇〇六年に『What Really Matters』（邦題『八つの人生の物語』二〇一一年）が刊行される。これは、さまざまな苦悩の中で生活する八人の人物の語りに焦点が当てられ、その中には、敬愛する医療人類学の先駆者リヴァーズ（W.H.R. Rivers: 1864-1922）や、クラインマン自身も含まれていた。並行して時々書かれている『ランセット』の短い記事には、ジョーン夫人の闘病生活やケアの断片が描かれていた。

『病いの語り』のレベルを超えて、クラインマンは、自らのストーリーを語るという文体を取り入れながら、さらに医療やケアやその背景の文化的領域に歩を進めつつあることに私は次第に気がついていた。ケアとは、極言すれば、そうした文体やスタンスでしか掬い上げられない領域のものなのであろう。二〇一一年にジョーン夫人の訃報が入り、その年の秋には『八つの人生の物語』の邦訳が刊行され、翌年一二年二月には、その監訳者皆藤先生とはじめてお目にかかってクラインマンをめぐるトークセッションをするという展開になる。

そして京都と東京の講演会である。自らのケアの経験について直接触れられることはなかったが、講演の細部は、専門職の関与から離れたところで、家族や親しい友人や患者本人が担うものとして日常的なケアが展開されることを終始強調するものであった。肯定されること、モーラルな連帯と責任性、そして「たとえ実際にできることがなく、希望そのものが失われた場合でも、存在としてその場にいること」の重要性を示す「現前性《プレゼンス》」などの指摘は、まぎれもないクラインマンの議論である。

そしてそこから私が聴き取ったことは、以下のような、シンプルだが本質的なメッセージだったのである。つまり、病いや苦悩のケアとは、すべての人に必然的に訪れ、人が生きる上で引き受けざるを得ない人間的過程であり、それと率直に向き合うこと——これはさまざまな感情が湧きだし、実際は言葉を超えた容易ならざることの連続なのである——が、今日の複雑な文化状況の中できわめて稀な、モーラルな自己がむき出しになり、それを通して成熟に至る格好の機会なのである。さらに言えば、それは、かつて宗教的な土壌が息づいていた折には「二度生まれ（twice born）」（James, 1902）、つまり「回心」を経て、宗教的な成長をとげていくといったものとして捉えられていたものが、その契機が失われ、世俗化した現代という状況下では、このようにして微かに感じられるものなのかもしれない、と。

［付記］本論考は、これまでいくつかの会合で発表した内容をもとにまとめ直したものである。
この拙い論考をジョーン・クラインマンさんの思い出に捧げます。

【初出】アーサー・クラインマン、江口重幸、皆藤章著『ケアをすることの意味——病む人とともに在ることの心理学と医療人類学』所収、誠信書房、pp.154-184, 2015をもとに若干の加筆と修正を行った。

［註10］社会医学科自体その後、社会的な、グローバルなものに焦点を当てるものへとさらに変容を遂げるようであった。貧困、国際的な格差、アドヴォカシーなど…が中心的なテーマになる。実際二〇〇八年には、社会医学科（Department of Social Medicine）はその名称もグローバル・ヘルス&社会医学科（Department of Global Health and Social Medicine）に変更されている。

第Ⅰ部

文化精神医学と「癒す」ことの系譜

文化精神医学の役割

個人的覚書き

はじめに

本稿は、精神科病院で長年臨床にたずさわる者の視点から、文化精神医学や多文化間精神医学の意味や、その将来の役割について検討しようとするものである。改めて記すまでもなく、筆者は僭越にも自分が精神医学的立場を代表していると考えているわけではない。二一世紀初頭の精神医学自身の大きな地殻変動を目の当たりにして、文化精神医学は重要な視角を提示することができる位置にあることを示すのが小論の主旨である。そのあたりの含みもあって個人的覚書きという副題にしたことをまずお断りしておく。

一　「新しい精神医学」のキー・ストーリー

近年のゲノム研究や脳科学の進展は、従来の社会科学的な知のあり方にも深甚な影響を与えた。その「革命的」

影響を、留保つきではあるが、一七世紀末から一八世紀にわたって生み出された啓蒙主義の出現に喩える論者（Duclos & Kirmayer）もいるほどである。従来の精神医学では、（生物学的）還元主義と批判することで、あるいは新たな診断概念を（社会）構成主義的視点からのコメントしたりすることで終わっていたが、そのレベルではまったく済まなくなっているし、実際それでは生産的なものとは言い難い。この一〇年間でとりわけ病院精神科の臨床場面はほぼ完璧に生物学的精神医学に舗装され直したと言ってもよく、これは画像と薬物とＥＣＴにしか関心の向かない臨床家を多く生み出すという残念な結果として表れている。

こうした傾向はじつは、今後の精神医学（およびその研究）の方向性をめぐる大きな物語に沿うようにして形成されたものであることはもっと注目されてもよいだろう。その代表的なものは、二〇〇九年春に、ＮＩＭＨのトーマス・インセル（Thomas Insel）を中心に『The Journal of Clinical Investigation』誌に掲載された一連の病態や疾患（統合失調症、うつ病、双極性障害、小児期発症のＯＣＤ、自閉症スペクトラム）をめぐるレヴュー特集号に見ることができる。そのインセルの序論「精神医学における伝統破壊的視点」（Insel, 2009）に、基本命題（テーゼ）が記されている。要約すれば、精神障害は脳の障害であり、発達的障害であり、複雑な遺伝的障害である。それは従来考えられていたような心理的葛藤や化学物質の不均衡という説明では不十分である。したがって現在の薬物療法で十分に治療することはできない、という趣旨になる。この雑誌の特集全体（遺伝子～脳の責任病巣～神経回路という順に、色彩豊かな図表に溢れ、障害や病態を見事に説明した諸論文は、オンラインで容易にアクセスできるのでぜひご覧いただきたいが）、インセルのこうしたテーゼに沿うように、先の各病態のゲノム研究・形態学的研究・神経回路・発達的基礎を中心とする研究がまとめられ、提示されている。

二　ガミー（Ghaemi）とカンデル（Kandel）のテーゼ

もうひとつの例としてナシア・ガミー（Nassir Ghaemi）の邦訳もある『現代精神医学原論』（2009）を見よう。本書は（「折衷的」に対する）「多元的」アプローチを掲げ現代精神医学の将来像を描こうとする意欲作であるが、その第二三章に精神医学の将来のテーゼとも呼べるものが示されている。それはノーベル賞を受賞した精神科医エリック・カンデル（Eric R. Kandel）が一九九八年に示した五つの原則（すべての心的過程や精神科の疾患を特徴づける行動障害は――あきらかに環境的なものを起源とする場合であっても――脳機能の障害であり、その基礎にはすべて遺伝的な基礎がある。遺伝子発現の変化は学習によって誘導され、それは神経結合のパターン変化を生じさせる。精神療法や薬物療法やカウンセリングが効果的であったとすれば、それは学習によって遺伝子発現に変化をもたらし、脳の構造的変化、すなわちシナプス結合の変化をもたらすからである）を踏襲するものである。ガミーはこれに、カンデル自身すでに言及している（Kandel, 1998）、社会環境は脳を通じて心的現象に影響し、さらに精神医学的治療は、最終的には（生物学的なものでも、心理学的なものでも）脳の変化というメカニズムを通じて作用する、という原則を加えて、これが来るべき統合主義的アプローチの基本的命題であるとしている。

これらのテーゼは基本的に同一の、いわば「唯脳論的」主張であると考えることができる。こうした議論への批判的検討はここでは差し控えるが、二点だけ記しておきたい。ひとつはこうした視点の基本的骨格は、一九世紀末の、筆者が関心をよせるシャルコー（Charcot, J.M.）の視点に近く、その後のデジュリヌ（Dejerine, J.）の、言語や感情を介した説得療法と基本的に類似のものだという点である（江口 2008）。もちろん当時遺伝子研究や脳の画像技術があったわけではないが、シャルコーはその観察眼のみによって、あらゆる疾患の基底に、関節炎家系と神経病家系という二大遺伝系統樹が存在することを仮定し、それらの（遺伝的）素因が、心理的・物質的・身体的な多様な誘発因子（agent provocateur）によって解発され、発症にいたるという基底の物語をつねに頭に叩き込んでおくように臨床家に勧めた。シャルコーは加えて、各疾患の大脳局在を示しながら、治療に積極的に心的治療を取り入れようとし、大脳に直接接近できる（催眠下）身体・心理状態下での、暗示や説得が真剣に検討され臨床的に洗練されたのである。筆者にとってガミーらのテーゼは、一九世紀末のシャルコーのものと大同小異のものに見える。

もうひとつはガミーがＤＳＭ－Ⅲ以降の骨格である「生物・心理・社会」アプローチを折衷主義として徹底的に批判し、心理・社会を切り離してさらに生物学寄りに精緻化する命題を提示し、それにヤスパース（Jaspers）の了解概念を付け加えて「多元的」アプローチと称している点である。しかし、多元主義とはウィリアム・ジェイムズ（William James）が心理学や哲学に心霊研究を節合しようとしたように、あるいは近年なら、ナタン（Nathan）が学際的（interdisciplinaire）ではなくまさに多元領域的（pluridisciplinaire）を薦めたように、基本的に異質なパラダイムを組み合わせることで生きるものであり、ガミーが持ち出すヤスパースでいえば、その限界状況や宗教哲学や歴史性を神経科学に節合することが真の意味での「多元主義」ではないかと思われる。

いずれにしても今日、精神医学における早期治療介入もリハビリテーションも、これらインセルやガミーやカンデルが示す基本命題にどこかで節合するストーリーをたどるものとして描かれることが重要なのである。そしてこれらは二一世紀初頭の新たな研究や臨床の基準を示すパラダイムになりつつある。もちろんこうしたテーゼの延長上に文化精神医学を構想することも可能である。実際ＤＳＭ－Ⅲ以降の診断枠に直接接ぎ木するような文化精神医学も存在する。しかし文化精神医学とは、カーマイヤーとミナス（Kirmayer & Minas, 2002）の指摘を待つまでもなく、その時々の精神医学的方法論や視点そのものが歴史的・文化的産物であることを問うという独特の役割も担っている。それが真の多元主義に近いものであると筆者は考える。

三　「文化」精神医学は何を問題にするのか

さて、数多くの新たな先端的技術や視点が医療領域に登場している今日、文化精神医学や医療人類学分野でもこうした部分の重要性を取り込もうとする試みがなされている。ラビノウ（Rabinow）の"biosociality"(2008）がその代表的なものだが、マッギル大学のカーマイヤーやヤング（Young）らはそれぞれ、"cultural neuroscience"(2009）や"social neuroscience"(2009）と呼ぶ領域として展開しようとしている。こうした一連の試みの中でももっとも刺激的な成果はおそらく、マーガレット・ロック（Margaret Lock）による、晩発性アルツハイマー病の遺伝子研究をめぐる議論（2005）であろう。

これはロックらの近著『An Anthropology of Biomedicine』(2010）の中でも論じられているが、遺伝学的決定論（genetic determinism）が堅持してきた遺伝子型（genotype）／表現型（phenotype）という定説が、endophenotypeやepigeneticsという視点に移行している事実をたどりながら、二〇世紀を通して可能になった生物学の究極の目標（「聖杯」）であるヒト・ゲノム解読が実際に何をもたらそうとしているのかを示している。

議論の後半は晩発性アルツハイマー病をめぐる北米での調査がまとめられ、一時期、ヒトの一九番染色体に見られるＡＰＯＥ遺伝子、なかでも三型あるうちのひとつＡＰＯＥε４アレル（allele）がアルツハイマー病のリスクをもたらすいわゆる"susceptibility gene"とされ、その遺伝子のテストキットが北米で販売された事実が紹介される。結局このＡＰＯＥε４をもつ者の半数は発症しないことが判明し、それではいったいこうした遺伝子研究は何をもたらすのかという問い直しがなされているのである。そしてそもそもアルツハイマー病とされるもの自身が確固とした診断ではない歴史的経過が示される。ロックによれば、こうした遺伝子研究は、具体的な疾患をめぐって決定論ではなくリスク概念をもたらしたが、それはかつて人類学者エヴァンズ＝プリチャード（Evans-

Prichard）がザンデの研究（1937）で示したもの、つまり不確定要素の多い病いの経過に対して「占い（divination）」が果たした役割に近いものが帰還したのではないかと言う議論を展開するのである。

このような一連の人類学からの貢献は、見方によっては、医学・医療や科学技術に対して常套的にとられてきた従来の人文科学・社会科学的スタンスへの危機感の現れとも解釈できる。しかし一方で、二〇世紀末から一種の流行現象にもなっている脳科学や、その解明に巨額の研究費が投じられてきたゲノム研究にも、しだいに翳りが生じていることを明らかにするものでもある。こうした諸問題の間隙を埋めてゆく地道な作業が必要なのであろう。

四　統合失調症と双極性障害

筆者はここで、文化精神医学は何を問題にするのかというテーマへの序奏として、本稿を書くひとつの契機となった、二〇一三年三月の日本統合失調症学会（九州大学）における議論について触れておきたい。筆者はそのなかで、シンポジウム「統合失調症と双極性障害――共通点と差異から見えてくるもの」の指定討論を行うことになった。これも近年の遺伝子研究の成果であるが、統合失調症と双極性障害は遺伝子レベルで見るとオーバーラップする部分が多いと考えられていて、ＤＳＭ－Ⅲ以降の疾患分類の基礎である、各障害はそれぞれ異なった別個の疾患単位であるという前提（一時期称揚された新クレペリン主義のカテゴリーモデル）が大いに問題視されつつある。これは双極性スペクトラムや自閉症スペクトラムに代表される、より幅の広い、しかもその障害の枠組みの末端は別枠と考えられた障害に移行・重畳しうるという、いわばかつての単一疾患論のごときパラダイムが導入されようとしている。そうした動向を代表するのが、先のシンポジウムの統合失調症と双極性障害の差異をめぐる議論なのである。

シンポジウムは、日本の五名の代表的研究者が、それぞれ、歴史、精神病理学、遺伝要因、画像を含めた病態生理、認知機能障害から先のテーマについて論じる内容であった。筆者に要請された指定討論は、もちろん「文系」からのコメントであり、以下のようなことを述べた。つまり上記の各論者が論じた、統合失調症や双極性障害という「モノ」が同じ「モノ」なのかどうか。「モノ」というと分かりにくいので「種（類）」と言い換えてもいいが、論者たちは同じ「種（類）」について論じているのだろうか。もう少し踏み込んで言えば、歴史や精神病理学を論じる者は、時代や場所によって変化しうる、いわば人文・社会科学が想定する「相互作用する種類」、「動く種類」としてのこれらを、遺伝や画像や認知機能を論じる者は、間違いなく自然科学が想定する「無反応な種類」、「（他と）反応しない種類」としての疾患や障害を論じたのではないか。そしてじつは、この両者の違いに考えをめぐらすことが、文化精神医学が本来提示できる視点であり、それはまた精神医学全体にとっても重要な部分なのではないか。

五　ハッキング（Hacking）の議論に迂回して

あまり聞き慣れない「無反応な種類」や「相互作用する種類」とは、次節で見るようなイアン・ハッキング（Ian Hacking）の用語であり、これからの議論もしばらくはハッキングに依拠しながら進むことにしたい。ハッキングは、（筆者の誤読が少ないことを祈りつつ紹介すれば）以下のような議論をする科学哲学者で、二〇世紀後半から今日まで精神医学をめぐっておそらく最も豊かなヒントを与え続けている論者であると紹介してよいだろう（江口 2009）。その著作はほとんど邦訳があるが、『言語はなぜ哲学の問題になるのか』（1975/1989）、『表現と介入』

(1983/1986)、統計や確率を扱った名著『偶然を飼いならす』(1990/1999)、そして多重人格を扱って大きな議論になった『記憶を書きかえる（Rewriting the Soul)』(1995/1998)、徘徊自動症と一時的な精神病を考察した『マッド・トラベラーズ』(1998/2017)、さらには社会構成主義を批判した『何が社会的に構成されるのか』(1999/2006)そして『知の歴史学』(2002/2012) と続く。とくに精神疾患をテーマにした一九九五年と一九九八年の二つの著作のあとに出された論集では、次第に統合失調症や小児自閉症をどう考えるかといったじつに越境的で刺激的な議論を展開している。そしてその際の中心的な概念が「人間の種のループ効果（the looping effect of human kinds)」というものなのである。それについて見ていこう。

ハッキングは随所で彼の鍵概念となるこの「ループ効果」について言及している。つまり、片方に人々の間の相互行為があり、他方に人々とそのふるまいを分類する方法があるとする。そうした時、特定の種類の人だと見なされ（分類され）ることによって、その当事者やその周辺に行動変容が起こり、その分類方法自体が誤ったものになるような影響が生じることがある。これが「ループ効果」である。ハッキングは、この例を二〇世紀末欧米で流行した「多重人格症」と、一九世紀末（正確には一八八六年ボルドーから）流行して一〇年で消滅した「徘徊自動症」(1998) をもとに徹底して明らかにしている。「ループ効果」とは、換言すれば、対象を名づけ、分類することがその対象そのものの変容につながってしまう連鎖が生じることで、別のところでハッキングが言う、「分類的なダイナミズム（classifactory dynamism)」や「動的唯名論（dynamic nominalism)」と同じ内容のものである。

さてこうした一方で、二〇世紀後半、社会的・心理学的要素が濃厚で、時に流行現象を起こして広がるような現象（精神医学関連で言えば、たとえば先の「多重人格症」などの疾患や障害）を、「社会的構成物（social construction)」として理解しようとする視点が、社会科学領域で流行した。現在でもこうした社会構成主義を下敷きにした議論は多い。たとえば統合失調症は社会的構成物であるといった、かつて反精神医学が主張したような議論はその典型である。つまりそれは「実体」ではないにもかかわらず、社会や相互行為から一方向的に障害や概念が定義され、生成されるという議論である。

　そしてここがきわめて重要な部分だが、ハッキングは、一時圧倒的に流行し現在でも影響力のある、これらさまざまな社会構成主義的な潮流にも徹底した批判を展開するのである（1999）。このような議論の源流に遡ると、中世の「実在論」と「唯名論」をめぐる普遍論争、つまり普遍は、モノに先立って「実在」するのか、モノののちに人が創った「名づけ」なのかという議論にたどり着くことを示してくれる。ハッキングは、この「実在（real）」と「構成（construct）」との間に、いわば双方向的な、網目状の言説空間を広げていこうとするのである。

六　「無反応な種類」か「相互作用する種類」か

　そうした上で使用されるのが、「無反応な種類（indifferent kinds）」と「相互作用する種類（interactive kinds）」という視点である（1999/2006 邦訳 p.245ff.）。そもそも自然科学は「無反応な種類」を対象に想定している。そのように分類し名づけたからといって相手が動く（変化する）ことのない対象を扱う。クォーク、藻、岩石などがその例である。一方社会科学・人文科学は「相互作用する種類」を対象とすることが多い。対象は変化し動くものなのである。福祉政策、経済動向などはこの例となろう。適例かどうかは難しいが、近年の新型うつ病の流行などもここに入るだろう。それは医学的疾患としての「うつ病」を扱っているようにみえる。自殺予防対策などの政策的背景もあり、それをめぐる研究者が増え、神経伝達物質をはじめとする科学的情報が一般にも普及し、さらには分類が細分化・緻密化して、予防策や治療手段も洗練され、抗うつ薬も新たなものが数多く販売されている。にもかかわらず（というかそれゆえに）「うつ」の人は増え、しかもそれは治りにくいものになっている。そしてそれにつれてもともとの診断も治療も変更を余儀なくされてしまうのである。

ハッキングは、「実在論」と「唯名論」、「無反応な種類」と「相互作用する種類」をめぐる議論を経て、さらに小児自閉症や知的障害、統合失調症といった、今日一般に生物学的関与がより大きいと考えられている障害に思考を進める。統合失調症はリアルな疾患なのか、名づけによるものなのか。答えを先取って示せば、「統合失調症《スキゾフレニア》患者は、人間の種類としては、動く標的であり、その分類は相互作用する種類なのである」(2006 邦訳 p.255)。それは統合失調症の診断基準自体、かつての陽性症状中心のものから陰性症状を含むものへと変容し、患者自身もそう診断されることで、訴えや語りや行動に大きな変化がもたらされるからである。しかしそれがさらに興味深いのは、こうして「ループ効果」を生じる「相互作用する種類」でありながら、同時に「自然種」あるいは「無反応な種類」でもあるという部分である。

ここで先のシンポジウムのテーマにもどって、双極性障害について少し考えることにする。われわれが現在「双極性障害」と言う時、それは一九八〇年のDSM－Ⅲの登場以降のもので、基本的にはそれまでは「躁うつ病」の呼称で呼ばれたものを指すと理解される(その後DSM－Ⅳではさらに双極Ⅰ型、Ⅱ型と分類されるようになる)。一方で歴史を遡ると、「双極」の対概念である「単極」すなわち「unipolar」「monopolar」という概念の出自は、クライスト(Kleist)やレオンハルト(Leonhard)にまで遡る。そしてこの流れはまさにクレペリン(Kraepelin)と対立して興隆した、疾患の予後ではなく、仮説や病因に基づく、神経学的障害や家系を重視した単一疾患概念の系譜から提示されたものなのである。同じ「双極性」でも、まったく異なった理論的背景がある。つまり「双極性障害」という名称(名づけ)自身、この一世紀の間で転々とその文脈を変えて今日に至っていることになる(Shorter, 2005)。(こうしてみるとリヒテンスタインらによるスウェーデンの統合失調症と双極性障害の共通の遺伝的決定因子を探った有名な大規模家系研究(Lichtenstein et al., 2009)をみても、対象は一九七三年から二〇〇四年までの者になっているが、その三〇年間の「双極性障害」の定義自体の大いなる変遷は気になるところである)。

統合失調症については、さらに厄介な部分がある。ある部分は動く標的であるが、ある部分は相互作用しない、しかもその部分も大きいものとされている。統合失調症と双極性障害という、こうした動く標的である二つの「モノ」、しかもそれら同士も相互作用しうる二者の共通点と相違点を考えるというきわめて困難な問題が、「統合失調症と双極性障害」の比較には根本的につきまとっているのである。

まとめ

精神医学は、ジャンルで言えば自然科学の領域に属する。しかしその位置は、社会的な部分や経済的な影響の多い医学のなかの、さらに「自然種」ではない「相互作用する種類」を扱うことの多い領域に属する。そこではその複雑な思考に相応する社会科学的・人文科学的視点もまた必要になると思われる。その時々の精神医学的パラダイムに文化的要素を加味するばかりではなく、また、生物学的な研究を単に還元主義や、社会的構築物と論じて済ますのでもない方法の洗練が問われている。文化精神医学が精神医学自身の歴史的・社会的要素を批判的に検討する役割を担う（Kirmayer et al., 2002）というのはこうしたことなのである。その洗練には、ハッキングのいう「ループ効果」や「動的唯名論」をめぐる議論がおおいに刺激になるだろう。そうしない限り、かつてシャルコーのサルペトリエール学派の弟子たちが神経学へと純化して行ったように、精神医学はさらに神経科学化の道を邁進することになるだろう。もちろんそれが悪いと言うのではない、しかし精神医学をより広い文脈で培養し続けることが臨床的には重要であると考えられる。事実、精神医学をめぐる現実は、『こころと文化』本特集号で示されているように、福祉、看護、地域精神医療のすべての領域で、より広汎な文化的土壌に根づかせようとする流れとして形成されつつある。そのうえで文化精神医学が提示する視角は、伝統的な病因と環境（病像成因的／病像形成的）モデルや、「生物・心理・社会」モデルといったものにも変容をもたらすものになると思う。

さいごになるが、ハッキングは一九九八年の著作のなかで統合失調症概念の将来について予言している (Hacking, 1998/2017, 邦訳 pp.131-132)。彼はいくつかの精神疾患が「実在」のものであると考えられることを枕に振りながら以下のように続ける。今後約二〇年の間に統合失調症は、二ないし三の、病因論も異なるまったく別個の実体に分かれることになるだろう。そのひとつは遺伝的なもので、もうひとつは環境的なものかもしれない、あるいはさらに複雑なストーリーをたどるかもしれない、と。文化精神医学や多文化間精神医学はどういうストーリーをたどることになるのだろうか。その多くは依然としてわれわれの想像力にゆだねられているのである。

［付言］本文中にも記したように、本稿の一部は、二〇一〇年三月九州大学で開催された第五回日本統合失調症学会でのシンポジウム「統合失調症と双極性障害——共通点と差異から見えてくるもの」の指定討論の経験をもとにまとめたものである。

［初出］「こころと文化」9 (2)：111-117, 2010.

再び病いの経験を聞く
臨床物語論再訪

はじめに

私はこれまで、文化精神医学や医療人類学という領域に関心を寄せてきた。さらにそこから派生する物語論や歴史的な文脈に傾倒してきた。これらをまとめて「臨床民族誌」(Good, 1994) や「文化的な知識をふまえた精神医学」(Kleinman, 1988a) と呼んでもいいが、このようにして培われた手法を精神科の臨床場面でもっと十二分に活用できないか。それが私の長年のテーマになった。そうすることで精神医療自身をより治療的で刺激的なものに変えられるに違いない。そう考えるからだ。

日々の仕事の大半は日常臨床をする中で、人文科学由来の、医学から見ればいわば「他者」の方法論を取り入れながら臨床そのものを豊かなものにしたいという、一見「不適切な」願望がどうして駆動してしまうのか。それは何も一時流行した人文科学的潮流への熱狂や、生物医学一辺倒の現状への不満からではない。こうした「他者」の方法論視点を組み合わせることによって、つまり日常的に流通している常識とは異なる視点が存在しているかもしれず、もしかしたらそうした視点をとることによって人間の健康や病いや苦悩といったものに、より有効な接近ができるかもしれないということをどこか頭の隅に入れながら臨床をすることが重要なのであろう。私が医療人類学から学んだ教訓のひとつがそれであった。

本稿では、私自身がそこから数多くのものを学び、身につけた、医療人類学由来のナラティヴ・アプローチをもとに、私自身の折々の考察と、大きな影響を受けたクラインマンの諸著作を織り交ぜながら、病いの経験を聞くことの意味をもう一度検討したい。

一　私の臨床的物語論の原点

私が臨床的な「語り」に関心を持ったのは二〇年以上も前の話になる。すでに何回か記したことであるが（江口1995, 1996）、都内の総合病院の病床をもたない精神科に勤務していた時期の、内科や脳外科などの身体科から併診依頼が出て病床におもむく、いわゆるリエゾン精神医学の経験からであった。依頼内容の多くは、不眠や不安や夜間せん妄への対処であり、ときに興奮や自傷といった精神症状への対応が加わることがあった。求められているのはすみやかな入眠であり鎮静《セデーション》なのであるが、いざ病室を訪れると、そうした予想が見事に裏切られる訴えの深刻さに驚かされることになった。

病名が告知されないまま白血病の末期に差しかかっている女性が、診療録に書かれた自分の病名をたまたま見て動揺し、夜間になると激しい不安から入眠できず、ベッドから降りて、点滴を抜去した状態で泣き伏しているという事例。あるいは身体症状の悪化から意識を失ったまま搬送された、遺伝性疾患で中途失明したその男性は腎不全を併発して回復も危ぶまれる状態だったが、誰かと話をしたいので精神科医がいれば呼んでほしいと希望された。その他にも印象深いたくさんの患者を思い出すことができる。そして驚くことに、彼らが何よりも欲し、遠慮がちに申し出たのは、もちろん不安や睡眠の改善もあるが、自分の話を聞いてもらえないだろうかということだったのである。最低限の処置をオーダーしたあとベッドサイドに行くと、彼らは、おそらくそれまで誰にも話すことがなかった一連のストーリーを堰を切ったように話し出した。そしてその後数回の訪室のうちに、その患者さんたちは亡くなることになった。

今日のようにリエゾン精神医学が注目され、重篤な例でも病名告知が行われているということであったなら、違った展開になっていたかもしれない。希望と不安が入り混じった話や、自分の病状を大好きだった父親の苦しい闘病生活に重ねた話、さらには誰にも言えなかった人生の決断や克己の物語、そして未来へのささやかな希望につながる話が語られるのであった。そうした経験は何よりも「貴重」なものとして私の中に蓄積されていった。

しかし一方で、いくつかの大きな疑問も湧き起こってきた。彼らの診療録は家族歴と病歴がごくわずかに記され、あとは検査結果が貼り付けられるというものであった。彼らがどういう人で、どのような不安とともに闘病生活を送っているのかということに、どうして誰も関心を向けないのか。結果として聞き手の「私」に託すように語られる重い「ライフストーリー」をどのように扱ったらいいのか。このような大切な内容の話を、聞き手の私の記憶にのみ私蔵しておくだけでいいのだろうか。自分が訪室して耳を傾けることで（その当人は亡くなっているのでもはや尋ねることはできないが）多少でも気分が和らぐことにつながったのだろうか。さらに、こうしたかかわりは「適切」な医療行為と呼べるものだったのか……。次第に、これらの深刻な疑問が湧いてきたのである。

私はやや困惑しながら、いろいろな文献に当たり、経験者にも尋ねたが、はかばかしい答えは得られなかった。そんな時にクラインマンの『病いの語り』（Kleinman, 1988a）に出会ったのである。本書は当時の私にとって画期的な書物であった。それは最初から最後まで、治癒することのない慢性の病いを抱えた、闘病する患者と家族の「語り」のみによって構成されていて、さらにその治療に当たる医師の「語り」が重ね合わせられている。本書が教えてくれるものは多岐にわたるが、私の受け取った主要なメッセージはこうである。治癒することのない、どう頑張っても右肩下がりの進行しか期待できない慢性疾患や難病を抱えていても、それが引き起こすさまざまな問題を含め、そうした病いの経験を「語り－聞き取る」という行為そのものがじつは臨床の核心であり、それがじつは「治療的」でもあるということなのだ。私が本書をむさぼるように読み、非力も省みず当時の同僚たちとその翻訳まで思い立った契機にはこうした背景がある。

二　医療人類学から学んださらに多くのこと

ところで上記の文脈で、私がなぜ文化精神医学や医療人類学の著作に回答を求めたのか不思議に思われる読者もおられると思う。じつはクラインマンの著書との出会いはそれがはじめてではなかった。私はそれ以前、関西にある総合病院の精神科に一〇年ほど勤務し、フィールドワークも取り入れた文化精神医学を実践しようとしていた。精神科臨床をベースに数多くの研究テーマを発展させようとしたが、その多くは途中潰えてしまい、結局この間にまとめることができたのは、ある山村の二人の憑依事例とその歴史的・文化的背景を扱った論文のみであった（江口1987）。

その事例の考察で悪戦苦闘する際に、何よりも豊かなヒントを与えてくれたのは、中井久夫の『治療文化論』（中井1983［2001］）と、クラインマンの『臨床人類学』（Kleinman, 1980）だったのである。後者は原題を『文化というコンテクストにおける患者と治療者』とするもので、当時まだ邦訳がなく、自力で四〇〇頁を超える英文の専門書を通して読むことになった、私にとって記念すべき最初の書物ということになる。

この本は、導入部で現象学的社会学や解釈学的人類学を基礎としながら、「疾患／病い」の二分法や「説明モデル」といった重要な視点が示され、どうしたら人類学と医療と精神医学の境界領域に分け入ることができるのかという著者の独自の視点が述べられている。それに続く章では、台湾をフィールドにして、彼の地で、身体的不調や多様な悩み、精神的な病いを抱えた人々はどのような行動をとるのかということが、多数の事例を丹念に追跡しながら論じられている。

本書の刊行時、「早期発見・早期治療」という言葉こそ声高に叫ばれなかったが、信頼のおける近代的医療機関にいかに最短の時間で有効に導きうるかということを大前提にした議論が圧倒的に多かった。ところがクラインマンの本書では、実際に、中国医、西洋医、シャーマン（童乩《タンキー》）、籤占いをする者が、何の先入観もなくそれぞれ平等に登場し、観察され、その治療場面でのやりとりが再現されている。

下痢と発熱が続く一歳半の女児が、売薬を使用し、その後の病院の処方で改善するが、仕上げに童乩の儀式に行って悪運を払い、再びその童乩のアドバイスで西洋医に戻されて回復した例。五人の子のある三〇歳の女性が、胃部不快感などの病弱な体質を訴え、家族治療、薬草店、西洋医での抗生剤治療、別の病院での栄養剤、中国医の薬草、占い師の治療（童乩によるお祓い）、さらに著者であるクラインマンの勧めで受診した精神科医という複雑なルートをたどってやっと回復にこぎつけている例が詳細に紹介されている。

こうした調査の結果部分で、クラインマンは、「たぶん驚かれると思うが」と述べながら、「土着の治療者は、あつかうケースの大部分を癒す」（1980［邦訳 2021, p.407］）という結論を記すのである。そしてさらにその考察へと進んでいく。

本書を読んだ時、西洋の近代医学のみをゴールにするのではない多様な援助要請行動が行われている現実を明らかにし、それらを何の偏見もなく多くの紙幅を割いて追跡しながら、土着治療者の治癒力の秘密を垣間見ようとする著者の姿勢に私は感嘆したのだった。

クラインマンはこうした台湾におけるフィールドワークをもとに、その基礎になる「疾患／病い」の二分法や、「説明モデル」という視点をさらに洗練させ、その後北米の医療や医学教育現場に戻り、こうして培った人類学的観点がいかに重要なものかを改めて問おうとしていたことがわかる。そして、その対象を慢性の病いを抱えた患者——そのどこまでが純粋な「疾患」の問題で、どこまでが生活や社会関係の影響を受け変容をこうむった「病い」の問題なのか判然としないほどその両者が入り混じった人々——に絞り、その「語り」に耳を傾けていったのである。

三　突如語り出されるストーリー

私は、先のリエゾン精神医学の経験から、改めて人類学的な視点を大きく取り入れた精神医学を構想するようになった。そして最初に行ったが、わが国で従来「非定型精神病（満田サイコーシス）」と診断されてきた患者と家族の独特な「語り」の検討である（江口1993）。「非定型精神病」とは、今日の診断基準で言えば「急性一過性精神病性障害」と「統合失調感情障害」にまたがるような一群の病態と言ったらよいだろうか。多くの患者は思春期に発症し、挿話性の再発をくり返し、極期には幻覚や妄想を伴い、激しい錯乱や精神運動興奮を中心とする急性精神病状態を呈するが、比較的短期間で改善し、社会的能力も保たれたまま元の「人懐こい人柄」へと回復していく。彼らの多くは健忘を伴い、その極期の経験を回想できないことも、宗教的体験と類似の「仰光（光明）体験」とともに、その特徴のひとつである。

私が注目したのは、そのいずれの事例でも、隔離や時に身体拘束が必要なほどの興奮状態を呈する初期に、家族とくに母親の奇妙な言動が見られることであった。それは、泣き腫らし取り乱した母親が早々に来院して、（護符を貼りつけた菓子箱、宗教治療の塗り薬、飲用水と称してお神酒の入った水筒など）奇妙な差し入れをすることであった。そのうえで彼女らは無理な要求を述べたて（「一週間でよくして欲しい」「今日にでも外泊させたい」「もうすぐに退院させて」）、加えてどうやら外泊時は宗教治療に連れて行って服薬をさせていないことが判明する。こうして事例を取り巻く「問題家族」が明らかになる。

私がさらに注目したのは、その本人も家族も混乱した時期に、当人の病状ではなく、母親の混乱や苦悩に焦点を当てながら、母親から見た本人の「病い」について語ってもらった際の内容である。たとえば、「娘さんはどうして今回のようになったとお考えですか」等の質問をすると、母親は自分自身が患者の病いの原因ではないかと自責的になっていること、夫や嫁先における自身の長期にわたる葛藤、母親自身の宗教的な傾倒、そして患者が家族の中での情緒的な調停者であった事実、いずれ患者が病気になるのではという予感がしていたこと、これらを文字どおり止めどなく語り出すのであった。

この母親からの話を、急性期を過ぎて穏やかになった本人に遠回しに伝えると、多くの者が思い出せないと述べた発病前後の体験（母と一緒に行った宗教治療者、家族相互の手かざし治療、入院前のご祈禱など）をありありと想起して、身を乗り出すようにして話すことになった。

このような一連の話を母親から聞き取ったあと、家族の「問題行動」は見られなくなり、私は、その家族のいわば「内側」に入り込んだような独特な感覚を持つにいたったのである。私が医療人類学から学んだのは、私たちが考える「疾患」のストーリーのほかに、当人や家族に共有されている「病い」や「苦悩」のストーリーというものがあり、医療の文脈とは異なる方法で後者を聞き取りながら進む時、修復するのは患者個人ではなく家族関係や周囲の社会的環境でもあるということが見えてくる事実であった。臨床において「民族誌的方法」が有効だと実感できたのはこうしたアプローチによってであった［註1］。

［註1］私がこうした事例に関与した時からすでに四半世紀の時間が経過している。ここで考察した「非定型精神病」事例は、おもに一九五〇～六〇年代に生まれ、伝統的志向の強い農村部に長子として育った者が、思春期に発症するというものであり、今日から見ればローカルな歴史的事例と言われるかもしれない。しかし、私が東京の大規模の精神科病院の急性期治療病棟に勤務していた際にも、ここで述べたアプローチはしばしば有効に生かされていた。

これらの方法をたんに知識として取り入れるのではなく、「もののやり方」として身体になじませていくことが重要なのであろう。釣りで魚が餌に触れると、それは糸と竿というかぼそい経路を伝わって釣り人の手に感知される。これは「魚信《あたり》」と呼ばれるが、相手の「世界」に触れ、その「内側」に共感をもって遠慮がちに入り込もうとする時、この「魚信」のような確かな感覚として感じ取られるものなのである。

四　大岡昇平『野火』に描かれた語り

私が記した、突然語り出されるストーリーは、やや特殊なものと思われるかもしれない。似たような体験は何かと言われたら、やや場違いかもしれないが、大岡昇平の『野火』(1955) の一章「夜」に書かれたエピソードを挙げるのが適切であると思う。

この小説はいうまでもなく日本の戦争文学を代表するものであり、万が一未読の読者がいるならば、何をおいてもまず読まねばならない真の傑作といってよい作品である。

簡単にその部分を紹介しよう。

主人公の「私」(田村一等兵) は、敗戦が濃厚な時期にフィリピンのレイテ島に送られる。しかし水際で空襲され部隊の大半をなくしてしまう。そこで何とか生き残るものの折悪しく喀血し、一旦は日本軍の患者収容所に送られるが、食糧がないことを理由にすぐに治癒を申し渡されてもとの分隊に戻されている。「そんな身体でなんで戻ってきた」と分隊長に頬を叩かれる場面からこの小説は始まる。食糧調達も戦闘もできない人間を飼っておくことはできないと言われ、再び病院に戻るか、そうでなければ自決するという宣言をして主人公はその野戦病院に戻されるのである。

第二次世界大戦の末期のレイテ島、野戦病院といっても医療はなく、食糧持参の者しか受けつけてもらえない。したがって部隊からもはじき出され、病院にも入れない者は、その周辺に「坐せる者」となってやがて死ぬのを待つしかない。マラリア、銃創、結核、熱帯潰瘍などを患う数人がその病院の周辺にたむろすることになる。夜の帳《とばり》が降りる頃、若い兵士と、同じ隊の安田という名の兵士が話し出すのである。

「なあ、俺達はいったいどうなるんだろうなあ」という語りから、食糧もなく、死と隣り合わせの状況であり、その上病院の荷物であり「敗北した部隊から弾き出された不要物」でもあることの不安が、一気に吐き出される。そのやり取りの途中で、若い方の兵士が「なあ、おっさん、俺の一生の秘密を話そうか」と言い出し、自分は女中の子であること。実母は家から追い出され、自分は知らずにその家の子として育てられたが、思春期にぐれ出したら親がその秘密を暴露したこと。それで家を飛び出して実母に会い行ったこと。……いざ会うとけんもほろろにあしらわれ、失意のうちに戻りその途中『瞼の母』を見たこと……。このような話を突然延々と話し出すのである。今度はそれを聞いた年長の兵士が、自分にも学生の時に子どもができて、親に別れさせられたが、兄がその子を里子に出して育ててくれて……と語る。

この緊迫した例外的な状況下ではじけるように展開される一連のやりとりは、私の先に挙げた臨床物語に類似したものといえる。大岡は、この状況を強く印象に焼き付けたのであろう。別の短編（大岡 2010）でも語り直している［註2］。

［註2］それは文字どおり「女中の子」というタイトルの短編である。ここでは若い安田一等兵が、米軍が上陸してきたその日に、問わず語りに同様な内容を語り出す設定になっている。こちらのバージョンでは、マラリアを患う「私」が、その私的語りを揶揄し、怒った一等兵に知らぬ間に鉛筆を突き刺される話になっている。米軍の俘虜になって、患部の脇腹から長い鉛筆が取り出されたことから、かつての一連の経過を想起する設定であり、おそらくこちらのほうが実際の体験に近いものなのであろう。

ここで示されているのは、卑小な内容の「おしゃべり」ではない。死と隣りあった、異国で敵軍に包囲された敗走場面で、さらに病いを抱えて進退窮まった者たちが紡ぎだす極めて私的な語りの唐突さを、著者は何か大切なものとして深く記憶に刻んだのであろう。

五　統合失調症者の語りとナラティヴの「限界」

さて、「非定型精神病」とされる人々とのやり取りを中心にした「ナラティヴ・アプローチ」から、私は、慢性の統合失調症とされる人の語りに目を向けるようになっていった（江口2000, 2003）。その契機は、診察室での面接ではなくそれとはやや異なる場面（たとえばデイルームで患者同士くつろいで談笑している際や、夕刻訪室して、患者の好きな音楽や読書について話す折）で、何かのはずみで止めどなく語り出される経験であった。

そのひとり（江口2000）は、夕刻の回診時に、ベッド上に正座して特徴的な表紙のチェーホフ全集の一巻を読む初老の女性であった。ある日夕方訪室すると、挨拶に続いて自然にその本の話題になった。それは亡き父の残した蔵書のうちの一冊であり、父の話からさらに本人が可能性に輝いていた若き日の話が語られるのであった。それはその女性患者が日常的に語る、幻覚や妄想に日々責められる苦悩の語りとはあまりにもかけ離れた、もうひとつのライフストーリーだったのである。

聞いていた私は、その生き生きとした劇的な語り方に目を見張る思いだった。というのも当人は慢性の統合失調症とされ、いわゆる病識を欠いた状態と考えられていたからである。

あくまで理論的な話だが、もしそうした「病い」を含む自分のライフストーリーを整合的に語ることが可能ならば、それは慢性統合失調症という困難な状態から脱け出す契機になるばかりか、さらに強力な治療手段になるに違いない。そう考えられた。

しかし、慢性の統合失調症とされる人にかかわったことのある方なら理解できるだろうが、こうした理論通りには進まないところが、治療の、一筋縄ではいかない不可思議な部分である。そればかりか、矛盾のない一貫したストーリーをゴールに据えて聞き取ること自体が治療的糸口を遠ざけてしまいかねない逆説的なものに転化しうるのである。

長い経過をもつ統合失調症の患者が、時として、それまで聞いたこともないような複雑なライフストーリーを語り出すことがあるのもまた確かなことである。樽味伸《たるみしん》（2002［2006］）はこうした瞬間を「素の時間」という言葉で巧みに表現している。樽味の事例はこうである。ある日の当直の深夜に不眠の女性患者がいると連絡が入り詰所に行くと、いつも大声で歌い、きまって「殺される」という声の話と、妊娠の話をする五〇代後半の体格のよい女性が立っている。その場に持ち出された部厚い診療録の話題をきっかけに、噴き出るようにかつての発病時の話が語り出されるのであった。樽味はそこから、じつに繊細な考察を繰り広げ、このような時間を、現実の物質的な時間である「具の時間」の対極にある「素の時間」として描きだしている。結局この当直の後、そうした瞬間が訪れることは二度となかったが、樽味はこうした「時間」の存在自体が、疾患や病態というものを超えて、精神科臨床や、さらには人間の経験全体の再考へと導くものであることを論じている。

この論文には、私の先の統合失調症の事例をめぐる考察に向けて記された註があり、そこで樽味は、「物語」をさらに緩やかに包摂する「時間」というものを強調しながら、語られることそのものをゴールにしてしまうことが、時に治療者の強迫的なスタンスに結びついてしまうことへの懸念を記している［註3］。

［註3］白川静『常用字解・第二版』（2012, p.190）によれば、漢字の「言」は、神に捧げる祝詞を入れる器である「口」の上に、「辛」つまり刑罰として入墨を入れる取手のついた針が加わった字形であり、もし誓約を守れなかったら刑罰の入墨も受けるとして神に誓いをたてて祈る言葉が原義だとある。「言」「語」「信」、みなこのような峻厳な誓約という意味を含み、本来強迫的傾向を持つものであることを考える時、樽味の指摘は、何重にも豊かなものとしてとらえることができる。

精神科臨床における、とくに慢性の統合失調症者の「ナラティヴ」をめぐって示された考察は、こうして治療論的にもきわめて重要な視点を示すことになったが、これ以上は未踏の地という標識を残したまま、さらに新たな接近法の到来の日を待っているのである。

六　物語と診療録

ここで再び一般の医療場面に戻ろう。通常の臨床では、確かに個別の語りを扱ってはいられない場面がある。というより簡単に言えば、患者にまとわりついた物語はできるだけ削ぎ落とさなければならない夾雑物なのである。これは現代医療が「構造的」に抱える問題である。

この典型例が外科的な手術場面である。たとえば腹腔内や口腔内の手術時を例にとろう。多くの場合患者は裸になり手術着に着替え、手や足にネームバンドをつけられる。そして麻酔を施され、「術野」以外は手術用の布で巧みに覆われることになる。そこではもちろん「生活」も「顔」もすべて隠され、障害された器官そのもの、手術部位のみが露呈することになる。その場でモノを言う情報といえば、緊急の際の血液型と、心電図、血圧、酸素飽和度といったデータである。あとは一切覆い隠される。人間は一個の純粋な肉体と化すことになる。

このような例を、非人間的であると否定的な意味で持ち出すわけではない。逆にその人の表情が見えたり、生活が現れたりしたら、気が散って手術に集中するどころではなくなってしまうだろう。精神科臨床では、当人を熟知する者が精神医学的治療に当たるのは禁忌とされているが、その根拠もこれと同様で、治療にあたっては「適切」な「距離」というものが必要なのである。

私はこうした距離感と記録について、「物語医療」を提唱するリタ・シャロン（Charon, 2006）の著作を読みながら改めて考えることになった。シャロンは、通常の診療録《カルテ》とは別に教育ツールとして「パラレル・チャート」と名づけるものを開発している。これは医学生が、診療録に正確に書かねばならないこと——つまり主訴、診察結果、検査所見、上級医師の意見、そして治療計画——以外の、その患者に接することで誘発されたさまざまな感情、不安、記憶などを書きつけておく、もうひとつの私的な診療録である。

シャロンは文学的なコンテクストを一般の臨床場面に持ち込もうとするので遠慮がちに記しているが、観察者＝記録者の感情をどうして記録から排除しなくてはいけないのだろうか。精神医療や心理療法の領域では、(最近では少なくなったとはいえ)患者の語りをほとんどそのまま記したり、聞き取る治療者側の主観的な感情も含めて記したりすることが許されている。患者が病いを得たことで抱えるさまざまな問題、つまり「病いの問題(illness problems)」をきちんと診療録に書きつけておくようにと教えたのは医療人類学の臨床知である。

治療者が抱くさまざまな感情や反応。それをすべてこまごまと診療録に書き留める必要はもちろんない。しかし、すべてを規定の書式に従って記し、かつて私がリエゾン場面で訪問した患者の診療録を開いた際に感じたように、生活歴や、その人をめぐる記載、病気になったことでの不安、さらには治療者がその人の状態をどう見たかということにまったく触れられず、ただデータを記した検査結果が貼られているだけだとしたら、それはやはり豊かな理解にはつながらないであろう。

今日診療録はますます形骸化し、公的記録とも呼べない、保険点数請求のために辻褄を合わせた記載さえされていればよい(極論すればそれ以外の記載は不要であるといった)事務的なものになっている。電子カルテであらかじめ入力しておいたいくつかの定型句を取り出して切り貼りすれば、それで記録は完成する。カルテ開示請求などの外圧がこうした官僚化に拍車をかけている。しかしそれでは臨床行為はおよそ創造性とは程遠い、痩せ細ったものになってしまわないだろうか。本誌『N：ナラティヴとケア』第二号の特集「カルテを書く」は、ナラティヴとしての記録という新しい領域を切り開く意欲的な企画であったが、そこで示されたように、診療録こそ、もっと物語性を取り入れ、微小民族誌的視点を織り交ぜながら、臨床を豊富化することに開かれていてよいものではないか。

七　文化的な知識をふまえた医療

医療人類学の提起した「臨床民族誌」や「文化的な知識をふまえた精神医学」というキータームに触発されて、私自身がたどってきた、病いの経験を聞くことに向けたナラティヴ・アプローチについてふり返ってきた。もちろん、「疾患／病い」の二分法や、「説明モデル」といった視点も極めて重要であるが、今後、より裾野の広い日常臨床場面でこうした臨床知を生かすにはどうしたらよいかというに点にさいごに触れておきたい。

その一つの可能性として、クラインマンが近年の著作（Kleinman, 1997, 2006）で示したような、「病いの語り」の延長線上の、さらに医療に限定されない広範な「社会的な苦悩」に視点を広げ、困難な時代、不確かな時代を生きるに際しての、人が生きることをめぐるモーラルな問いへとつなげようとする試みを挙げることができる。これも民族誌的なナラティヴ・アプローチのひとつの有力な方途を示すものであろう。

もう一つの可能性は、簡単に言えば、あらゆる疾患（私の場合は精神疾患が多くを占めるが）を、中井久夫の言う、その「普遍症候群」レベルの分類や理解に留めず、「文化依存症候群」、さらにはより微細なその人個人の「パーソナルな病い」つまり「個人症候群」レベルまで接近（ズームイン）しながら見直していくことである。

中井は『治療文化論』（1983［2001］）の中で、欧米を中心として記述され、世界のどこでも普遍的にみられるものとされた、統合失調症や躁うつ病などの「普遍症候群」と、特定の地域・文化と結びつきながらローカルにしか見ることができない、憑依やアモックなどの「文化依存症候群」という（文化精神医学が提示した）伝統的二分法に、さらに加えて、より小さな集団でその内部の「熟知者」によって認められるようなもので、「病い」というより「失調」ととらえられることが多く、「○○さん病」というように、しばしばその個人の人名を冠してはじめて理解されるような「個人症候群」という概念を提案している。これらの三者を詳述したうえで中井は、その各々は、純粋にそれだけで成立することがないもので、見方や切口で変容する一種の「相《アスペクト》」のようなものとして考えることができるのではないかと述べている。

精神科医や心理療法家、看護やケアにかかわる人々は、その患者の「個人症候群」レベルに触れた瞬間の独特な感覚を、先の「魚信」のように感知することができる。樽味が先の論文で述べているように、そうした奇跡的ともいえる「素の時間」の介在によって、「患者－治療者」という役割的関係もゆるやかに変容をとげ、単に「話し手と聞き手」という関係、さらには「○○さん」という個人が析出しうることになる。

医療や看護やケアに携わる多くの人々が、同時に知らず知らずのうちに民族誌的能力、文化的能力にも磨きがかかる根拠はここにあるのだろう。ごくシンプルに日々営々と行われる「語り－聞き取る」というやりとりのなかに、「臨床民族誌」や「文化的な知識をふまえた精神医学」のエッセンスのすべてが含まれているのである。

[初出]「N：ナラティヴとケア」3：43-50, 2012.

精神療法の歴史

動物磁気から近代精神療法へ

はじめに

本稿では精神療法（心理療法；psychotherapy）の歴史について概観する。精神療法の歴史を記した著作には、すでに数多くの名著がある（Ellenberger, 1970; Jackson, 1999）。二〇世紀以降のさまざまに展開した治療技法に焦点を当てたもの（Frank & Frank, 1991; Norcross et al., 1992）もあるが、多くはその源泉を古代の神話的な治療や、部族社会の治療儀礼やシャーマニズム的癒し、あるいは18～19世紀の動物磁気や暗示に遡るものとして描きだしている（Ellenberger, 1970; Gauld, 1992）。なるほど精神療法といっても多様であり、動物磁気や伝統的治療儀礼を、今日の体系化され洗練された専門的療法を同一視することに困惑する読者もいるかもしれない。以下の論考では、近代精神療法への分岐点を一九世紀末から二〇世紀初頭に据えながら、今日の多様な系譜につながる源流へとたちかえりたい。

一　精神療法とは？

「精神療法」には数多くの定義があるが、ピエール・ジャネ（Pierre Janet: 1859-1947）の定義が適切なものであると筆者は考える。ジャネは、のちに見るように、一八八〇年代の近代精神療法の発生現場から、その後精神分析学の興隆までの四半世紀、この領域の激動の時代にかかわり、心的治療のすべてを知り尽くしていたフランスの心理学者であり医師であった。こうした経験を踏まえ、ジャネは精神療法の歴史を概観する大著を残している。それが一九一九年に刊行された三巻にわたる『心理学的治療』(Janet, 1919) であり、その縮刷版が邦訳のある一九二三年の『心理学的医学』(Janet, 1923) である。ジャネの精神療法の定義は以下のようなものである。

「精神療法とは、生理学的・精神的なあらゆる種類の治療法の総体であり、生理学的な病気にも精神的な病気にも適用できるもの、これまで観察された心理学的事象、とりわけその展開を規定する法則の考察から導き出された方法を用いるものである。その関連性は、心理学的事象相互間にあっても、生理学的事象との間にあってもかまわない。一言でいえば、精神療法とは患者の治療に際して心理学を応用することである」。

『心理学的医学』邦訳 1981, p.259

今日ともすれば薬物療法が精神科臨床の中心と考えられ、極言すれば脳神経の神経伝達物質とその薬理作用が、精神疾患の成因論と治療論のアルファでありオメガであると考えられることが多い。したがって精神療法は相手の精神的・心理的部分に働きかける副次的治療法と見なされがちである。しかし、そうではなくて、治療に心理学的手段を使用するものが精神療法であり、さらにジャネが指摘するように、たとえば下剤の投与の際でも、単なる生理学的作用を超えてより広い精神的・心的影響を期待する場合、それは精神療法と考えたほうが適切なのである。そこには、患者－治療者関係における、治療者の言葉や視線やふるまい、あるいはそれらに至る以前の治療者の存在、さらには治療の場を取り巻く、形をなさない文化表象領域が深く関与している。

二　まず苦悩・苦境があり、生命原理の説明モデルがあった

精神療法と呼ばれるものの成立の以前に、たとえば、死者への哀悼や、さまざまな怖れ、激しい怒りや逆上、病気や貧困を含む不調や苦悩など、人間の存在に大きな影響を与えるさまざまな感情や経験があった。それらの出来事には、ドッズ（Dodds, 1951）がギリシャ時代の「アーテー」という語に注目し、「狂気」や「非理性」として紹介するものも含まれる。こうした激しい情動をともない日常性を揺るがす領域の存在が古くから認められ、それに対する説明概念と、それを修復ないし治療する方法や儀礼がどの時代でもどの社会でも存在したのである。それは脱魂《トランス》や憑依などのシャーマニズムから、西欧中世の異端審問と悪魔祓い、そして今日ではＤＳＭ－Ⅳの多様な文化結合症候群にまで及ぶ宗教的であり民俗的な部分である。

ヒポクラテス学派の医学理論には四体液説――人体には血液、粘液、黄胆汁、黒胆汁の体液があり、これらの間の平衡が崩れることで病気が発生するとする説――と並んで、（気息、魂や霊と解釈される）プネウマ説が踏襲されていた。アリストテレスが「動物精気」として描いた脳周辺に存在するという生命的流体の存在は、このプネウマとも同一視され、個人の生命とも関係し、また宇宙論的な関連性をもつ概念であった。「動物精気」という視点は、時代を経て一七世紀デカルトの著作にも取り入れられている。

三　メスメル（Mesmer）から近代催眠術のはじまりまで

こうした系譜上にメスメル（F.A. Mesmer: 1734-1815）の「動物磁気」（Mesmer, 2005）が登場する。メスメルは宇宙論的な流体である「普遍流体」の滞留などが疾患や不調の原因であるという説を唱え、流体を呼び込み分利（crise）という痙攣発作を起こしてその流れをスムーズにする治療を行った。それは手かざしから始まり、磁気桶《バケ》を中心に手をつないだ患者が集団で分利を起こして治癒に至るものへと広がっていった。フランス革命前夜のパリで流行したが、一七八四年科学アカデミーからはその治療的妥当性は承認されなかった。

同時代、メスメルに学んだピュイゼギュール公爵（Puységur: 1751-1825）は、自らの領地の小作人青年の呼吸器疾患を、分利を伴わない覚醒したままの眠りに誘うことで改善に導いた。これは依然として流体論を踏襲したものであったが、「磁気催眠」や「人工的夢中遊行」と呼ばれ、磁気桶の代わりに、村の中心にある綱を垂らした大きな楡《にれ》の木が用いられたのである（Puységur, 2003）。多く歴史家が、このメスメルとピュイゼギュールの治療を、力動精神医学や精神分析学のひとつの始まりとして描いている。

というのも、こうした動物磁気が、一九世紀の中盤に、英国マンチェスターの外科医ジェイムス・ブレイド（James Braid: 1795-1861）によって改変され、今日の「催眠」治療に至るからである。ブレイドは流体論や動物磁気説を否定し、静止する物体を凝視することで神経の疲労が生じ、神経的眠りが生じてそれに治癒効果があるとした。それは『神経催眠（neurypnology）』（1843）というタイトルの著書として刊行された。この時期は産業化が一気に加速した時代であり、同時にさまざまな催眠術師が輩出し、多くの民衆を集めた興行催眠術が流行した時代であった。

四　モラル療法の系譜

一方近代精神医学は、フランス革命以降フィリップ・ピネル（Philippe Pinel: 1745-1826）とエスキロール（J.E.D. Esquirol: 1772-1840）の師弟によって大きな前進を遂げた。彼らは精神疾患の分類を進めたが、一方その治療の根幹にモラル療法を据えたことで有名である。かつては「道徳療法」と訳されたこともあるこの“traitement moral”は、じつは“traitement physique”の対概念であり、後者が身体に働きかける治療法であるとするなら、前者は心的な部分に働きかける治療法を意味した。

したがってこれには、治療者が優しく接するというのと同時に、患者の観念に働きかけ治療的な士気向上をもたらそうというさまざまな工夫が含まれる。予想外の驚愕に導くものや、特定のテーマに理性的部分を傾注させるもの、さらには自然との対話や精神病院内での演劇なども含まれる。こうしたモラル療法は、精神病院における心的治療の系譜を形成し、とりわけ一八世紀末以降、英国でテューク（Tuke）家数代によって営まれた「ヨーク待避所（retreat）」や、その後の無拘束運動を含む精神病院改善運動と重なって、精神医学における人道主義の系譜を形づくることになった。

これはその後も、精神医療における精神療法的接近のひとつの底流を形成している。ここで見られる視点は、病院精神医学における多様な精神療法的方法を生み、二〇世紀に入ってからも、環境療法や集団療法、治療共同体などの流れを形成したと考えられる。

五　「精神療法」のはじまり——一八八七年のアムステルダム

さて今日的な意味で「精神療法」という語が使用されたのは一八八七年がはじめであると言われている。歴史家ブルホフ（Bulhof, 1981）が紹介するように、“psychotherapie”はこの年にアムステルダムで開業した二名の医師の診療所の看板に掲げられた。二人の医師とはフレデリック・ファン・エーデン（Frederik van Eeden: 1860-1932）とアルベルト・ウィレム・ファン・レンテルヘム（Albert Willem van Renterghem: 1846-1939）であり、当時の新聞広告には「催眠による治療（リエボー［Liébeault］の方法による）」と掲載された。

彼らが師と仰いだリエボー（Liébeault, A.A.: 1823-1904）とは、メスメル、ブレイドに続いて催眠治療の第三期を創出し、近代催眠の祖と呼ばれ、『人工的眠りと類似状態』（1889）で知られる治療者であった。彼は催眠治療の診療所を開設し、さまざまな疾患にこの催眠を応用して高い治療効果を挙げていた。

ちょうどその当時、典型的催眠（大催眠）はヒステリー（大ヒステリー）患者以外では生じないと定式化し、一八八〇年代には世界的名声を獲得していたシャルコー（Charcot, J.-M.）とサルペトリエール学派がパリに君臨していた。リエボーとその弟子ベルネーム（Bernheim, H.）は、そうした視点に対抗し、被暗示性を含む催眠状態はヒステリーに特異的な病理ではなく、一般の誰もが呈し得る状態であり、それが治療効果も有することを主張して、ナンシー学派と呼ばれる学派を形成した。

このリエボーに倣って催眠を医学的治療に用いるのが、“psychotherapie”を標榜する先のアムステルダムのクリニックの目的であり、レンテルヘムらの患者には、ヒステリーや神経症のほかに身体疾患も数多く含まれた。三段階に分けられた催眠に誘導し、暗示を与え、覚醒させるというシンプルな療法である。一八八七年からの一八九六年までの一〇年間にこの診療所を訪れた一五七七名の患者統計が公表されているが、無効例と転帰不明の合計が三七パーセントを占める他は、改善以上の効果を示し、約三〇パーセントで完全な治癒がもたらされている(Gauld, 1992; Renterghem, 1894)。診療所の看板に催眠治療という語を使用しなかったのは、当時ヨーロッパ全土に流行した興行催眠術師との混同を恐れ、医療目的を強調するためであった。つまりpsychotherapieという語が新たに鋳造され流通しはじめた時、それは催眠＝暗示と同義だったのである。

後にこの二人は別々の道を歩み出すが、両者の出会いとその後の軌跡に、近代精神療法の縮図を見ることができる。文筆活動に関心を持つエーデン(van Eeden, 1909)は、早々に臨床から離れ、文筆と理想主義的共同体運動に傾倒していった。その後はさらに心霊研究に没頭し、最終的にはローマ教会に改宗する軌跡を歩む。一方臨床家だったレンテルヘムは催眠臨床を続け、後には、フロイト(Freud, S.)と決裂する前のユング(Jung, C.)に教育分析を受け、さらにオランダ精神分析協会の設立に大きく貢献した。つまりこの二人は、催眠を通して心霊研究と精神分析へと分岐する結節点を形成している。精神療法とは広くこうした文脈を含むものであった。

六　人格の複数性——無意識／閾下意識／下意識の発見

“psychotherapie”という語の出現に象徴されるように、この時期人間理解をめぐって大きなパラダイム変換が生じた。ジェイムズ(James, 1901-1902)は『宗教的経験の諸相』の中で、自分が心理学の研究者になってから「心理学において行われたもっとも重大な前進の歩みは、一八八六年にはじめてなされた発見である」[同書邦訳㊤ p.350]と述べた。意識の場に中心と周縁があることは分かっていたが、さらにその外側に、一群の記憶や思想や感情が存在することがこの時期に発見されたというのである。具体的にそれは、マイヤーズ(Myers, F.)による「閾下意識(subliminal conscious)」の記述を指しており、さらにビネー(Binet, A.)の「人格の変換」が挙げられている。前者マイヤーズは、英国心霊研究協会（SPR）を創設した人物で、死後の世界との交信に関心をもった、ジェイムスの終生の友人だった（Myers, 1961）。彼は、閾下意識が時に心的隔壁を突破して閾上意識へと溢れ出ることがあると述べ、それが自動症（automatism）であると説明した。この図式化は、後にフロイトが局所論的心的装置としたものと類似したものである。後者ビネーはのちに心理学分野で知能検査の基本を形成する心理学者である。つまりこの時期は、今日私たちが無意識、閾下意識、下意識などと呼ぶものの存在が明らかになり、それに伴なって日常的な人格、自我とはことなるもうひとつの人格、自我の存在とその治療的な働きが明らかになっていった時期なのである。

七　サルペトリエール学派とナンシー学派

これらの事実を追うと、近代的な精神療法への転換点を一八八六年前後と考えることができる。そしてその視点の根幹を形成したのは、先に紹介した神経学者ジャン＝マルタン・シャルコー（Jean-Martin Charcot: 1825-1893）であった。シャルコーが一八七〇年代に定式化した大ヒステリー＝大催眠理論は、八〇年代に入って男性ヒステリー論へと発展し、それは世界的な規模で普及して、当時の心的研究への有力な手懸りを形成した。シャルコーの臨床理論は一九世紀のさまざまな知の総合であったが、ごく簡単にその骨格を記すと以下のようになる［この項文献Goetz et al., 1995; 江口2007を参照］。

シャルコーはあらゆる疾患の基底に、「神経病家系」と「関節炎家系」の二大遺伝的家系樹を据えた。それらが何らかの「誘発因子」によって解発されて発症にいたる。こうした上で、「典型（大）ヒステリー」を、半身の感覚消失、卵巣痛など五つの徴候（stigma）をもつ疾患であると定義し、それは類てんかん期、大運動発作期、熱情的態度期、せん妄期の四期にわたる典型発作を伴なうものとした。さらに大ヒステリーの患者のみが典型的「大催眠」状態を呈し、「カタレプシー」「嗜眠」「夢中遊行」という、神経＝筋的にも、心的にも、画然と他と鑑別可能な三状態を示すと定式化したのである。しかもこれらの状態は、典型事例ではくり返し再現＝消失可能とされ、公開の臨床講義で供覧された。

シャルコーは、自らの神経・生理学的な関心の延長から、神経＝筋組織で構成される「人間機械」を催眠下の「カタレプシー状態」において分離できたと考えた。しかし彼のサルペトリエール病院以外では、同状態への誘導は難しく、次第にそれは治療者による人工産物ではないかと批判されるようになった。その一方で、外部からの刺激を取り込んで新たな自我や心的現実を構成する「夢中遊行状態」は、メスメルの磁気術的眠りに相当し、多くの治療者が容易に再現できるものであった。こうして、人間の総体から「人間機械」的部分を引き算した部分、つまり純粋な「心的装置」と呼びうる部分が、夢中遊行状態として分離されたと考えられる。しかも怒りや悲しみなどの基本的情動は、「カタレプシー状態」の神経＝筋組織の動きや姿勢に付随して生じるという、ブレイドやデュシェンヌ（Duchenne de Boulogne）の視点が踏襲された。その一方で、夢中遊行状態の患者に暗示を与え、多様な症状を形成したり消褪させたりすることが、実験的方法とされ、これがこの時代の研究者の関心を刺激したのである。

一八八〇年代、科学主義や実証主義を掲げその頂点を迎えたシャルコーの大ヒステリー＝大催眠理論は、いわば一八世紀以前からの謎であったヒステリーと催眠という大問題を一挙に解決するものになった。当時のビネーとフェレ（Binet & Féré）による著作『動物磁気』(1887) は、この謎を解き明かしたシャルコーと同学派の勝利を高らかに宣言するものであった。一八八〇年代に、シャルコーの先の定式化の影響を受けなかった研究者や臨床家は皆無であった。この時期、自らの力動精神医学的問題を発展させ、理論化しようとした者はすべて、シャルコー理論の受容であれ批判であれ、この地点から各々の発見や定式化へと導かれていったのである。

八　ベルネーム（Bernheim）以降

一八八九年のパリ万博と同時に、いくつかの関連国際医学会が当地で開催された。なかでも第一回国際実験的治療的催眠学会では、サルペトリエール学派とナンシー学派との間で大論争となった。催眠や被暗示性はヒステリーに特有の事象で、身体的基礎を有する明確な三段階を有すると主張するシャルコー派論者ババンスキー（Babinski）と、催眠＝暗示は誰にでも起こりうる普遍的現象であるとしたベルネームとの論争である。結果は後者が優勢となった。それほどまでに催眠は民衆文化に浸透し、興行催眠や心霊研究が盛んになっていたのである。

論争を制したベルネームはナンシー大学の神経学教授で、一八八〇年代以降リエボー（Liébeault）に師事し催眠治療に関心を傾けた。この論争以降、とくに一八九三年のシャルコーの急逝後、ベルネームの催眠＝暗示理論は世界的な規模で普及した。その基本的な視点は、催眠は暗示によって「観念－運動」反射つまり、観念を行動へと具体化する傾性が強化される効果であるとする視点であり、当時の催眠の流行に火をつけることになった。一八八六年に上梓されたその主著『暗示とその治療的応用』（Bernheim, 1886）では、催眠は、覚醒時に記憶が保たれているものとそうでないもの（夢中遊行）に二分され、全体で九段階に分けられた。第二版以降では、催眠の深度にかかわらず事例の約八割で症状の改善が報告され、さらには、催眠に至らなくとも言語的暗示で改善が示される事例について記されている。一八九〇年代初頭の精神療法とは催眠＝暗示によるものであり、事実一八九一年のベルネームの著作には『催眠・暗示・精神療法』（Bernheim, 1891）というタイトルがつけられている。

その後世紀末にかけベルネームはさらに議論を先鋭化させ、「催眠状態という特別な状態はない」「すべては暗示（suggestion）によるものだ」と主張し、逆に師リエボーを含む従来の催眠治療に対する懐疑論の急先鋒となっていった。シャルコーの大ヒステリー＝大催眠理論への批判は、ベルギーのデルブフ（Delbœuf, J.）や、二〇世紀に入ってからは、皮肉なことに師のヒステリー理論を否定し、暗示によるもの（pithiatisme）とし、ほぼ今日的な意味での神経学に純化していくババンスキーらサルペトリエール学派の面々によってなされたのである。

九　説得と教育

こうして世紀の変り目の一九〇〇年には、エレンベルガー（Ellenberger）が記したように、ベルネームは精神療法の真の創始者であると自他ともに認める存在になっていた［Ellenberger, 1970邦訳㊤p.103］。しかしその名声も一〇年後にはすっかり忘却されてしまう。それは彼の理論の影響を受けながらも、神経衰弱症の治療をもとにさらに催眠や暗示を超えようとする理論が普及したためである。その中心にはベルンの神経科医デュボワ（Paul Dubois: 1848-1918）の「説得（persuasion）」療法（Dubois, 1904）があり、さらにはその友人で、サルペトリエール病院神経病学講座の三代目主任教授となったデジュリヌ（Jules Dejerine: 1849-1917）の「再教育（rééducation）」療法（Dejerine, 1911）があった。

今日、デュボワの名前が精神療法との関連で言及される機会はほとんどないが、二〇世紀初頭、彼の療法はその主流と考えられていた。彼の言う「説得」とは「暗示」の反対概念である。つまり催眠や暗示が、患者の自覚しない心的部分に働きかけ、「非合理的な信念」に作用するものとするならば、説得とは、患者に率直に病名を告げ、それは休息などの方法で治癒するものであることを示し、合理的・論理的判断力に訴えて治す治療である。

もともとは米国のミッチェル（Silas Weir Mitchell: 1829-1914）が定式化し、瞬く間に欧州でも受容された神経衰弱症の治療法である「休息療法（rest cure）」（Mitchell, 1878）があり、これをもとに改良したものが説得療法である。ミッチェルの治療は明治期の日本でも「肥養療法（Mastkur）」の名で紹介されているが、患者に栄養を与え体重を増す、簡単に言えば太らせて治す治療と考えられた。デュボワは、ミッチェルの確立した、隔離、休息（臥褥）、マッサージ、静電気、食事療法を骨子とする一連の休息療法のメニューから、静電気、隔離、臥褥という順に身体的治療を中止し、最終的には精神的《モーラル》な部分への影響だけが頼りになるとして説得療法を洗練していった。

そこでは、治療者が催眠下で現実の解釈や再構成を一方的に押しつける暗示は厳しく排除され、友人のごとく耳を傾ける非権威的な治療関係が推奨された。「あなたの苦しんでいる症状は、身体疾患ではなく神経衰弱症によるものであり、それは休息を中心とした治療で改善します」ということを告げ、「気楽にやること」を薦める。こうした患者の自由意思と理性＝モラルを再教育する率直な関与で、高い治療効果をあげた。催眠や暗示を使用する治療とこの説得や再教育を比較して、前者を「向地的（背日的）」、後者を「向日的」療法と呼ぶことができるかもしれない。デュボワの主著『精神神経症とその心的治療』（Dubois, 1904）は、二〇世紀初頭から第一次大戦後までの期間広く普及し、その英語版（1905）は版を重ねた。デジュリヌはゴクレ（Gauckler）との共著（1913）で、デュボワの主張する理論的な説得だけでは限界があり、さらに感情部分の関与を重視するものを提示している。

十　ジャネとフロイト、その後のアメリカ合衆国での展開

さて二〇世紀初頭、アメリカの精神療法黎明期に大きな影響力を与えたのは、タフツ大学のプリンス（Morton Prince: 1848-1929）とハーバード大学のＪ・Ｊ・パトナム（James Jackson Putnam: 1846-1918）の二人の神経学教授であった。彼らを中心に「ボストン学派」が形成された。プリンスは、ジェイムズとの交流も深く、邦訳もある主著『人格の解離』（Prince, 1905）に見られるように、催眠や多重人格理論を基にした精神病理学と治療論を提示

した。彼の治療論を要約すると、意識下に隠された記憶を探り、それが結びついていた特定の文脈と切り離して他の無害な文脈につなぎ直すというジャネ譲りの治療論で、「治療的暗示」と呼ばれた（Prince, 1929）。

一九〇六年にはジャネのハーバード大学におけるヒステリーの連続講演（Janet, 1906）が行われたが、この時期の合衆国でジャネの影響力は大きかった。一方パトナムは、教会牧師と共同の治療運動でもあるエマニュエル運動（Gifford, 1997）に参画し、それが頓挫したのちは、一九〇九年のクラーク大学招聘講演時のフロイトを、同伴のユングとフェレンツィとともに自らの山荘に招いたのを契機に、精神分析に傾倒して、一九一一年にはアメリカ精神分析協会の初代会長に就任するという経歴をたどる（Prochnik, 2006）。

さらにこの時期、ヨーロッパから神経衰弱症治療も導入され、先のデュボワの主著の英語版が一九〇五年に、デジュリヌらの英語訳も一九一三年に、いずれもジェリフ（Smith Ely Jelliffe）の翻訳によって出版されている。ジェリフはホワイト（W.A. White）とともにのちに『精神分析レビュー』誌を創刊し、精神分析学の米国への導入に大きく貢献した精神科医であった。

さて一九〇九年に、アメリカで「精神療法（Psychotherapy）」というタイトルの全一二冊の月刊の講座雑誌が刊行された。その中に「心理療法の諸方法」と題された論文（Hinkle, 1909）が掲載され、当時の四つの代表的方法が紹介されている。それによれば、①「催眠」は限られた事例に行われる方法であり、②「暗示」は最も広く適用可能な方法で、患者はくつろいで単純な考えに集中し、治療者が問題点と症状の消滅方法を説明するものとされ、③「説得と心的再教育」は、症状とその原因が患者とともにふり返られ、良識や論理に訴えかけるもので、広く使用可能な方法であり、④「精神分析」は、自由連想を使って接近しにくいテーマを扱うもの、と要約されている。一九〇九年、つまりフロイトのクラーク大学講演が行われた時、精神分析学はいまだ精神療法の傍流に過ぎず、暗示や説得が主流のものと考えられていたことがわかる。

十一　第一次世界大戦とその後

一九世紀から続いたヨーロッパとアメリカの間の精神療法をめぐる緊密な交流は、第一次大戦の勃発とともに一時断絶状態にいたる。この未曾有の近代戦争は、とりわけヨーロッパの人々の記憶に大きな傷痕を残したが、そのなかで顕在化したのは、苛酷な塹壕戦の結果生じた「砲弾ショック（shell shock）」や「戦時神経症（war neurosis）」の兵士への治療論であった。これら今日で言う戦時トラウマを通して、英国の精神科医で人類学者でもあったリヴァーズ（W.H.R. Rivers: 1864-1922）らの臨床的視点が注目されていった。リヴァーズは、多様な精神・身体症状を呈して前線から送られてくる兵士に対し、戦闘時の外傷による記憶や悪夢を耐え得るものにする、語りを中心とした治療論を展開した。「オートグノーシス（autognosis）」と呼ばれるこの治療は、しばしば精神分析の「談話療法」と同一視されるが、実際の内容はデジュリヌやジャネの理論を大きく取り入れた精神療法論であったことが判明している（Young, 1999）。

一九世紀の末、フロイト（1856-1939）は、一八八五年に留学したシャルコーの講義や、ベルネームの主著を翻訳しながら精神分析の骨格を組み立てていった。「精神分析」という用語が登場するのが一八九六年であり、『夢判断』が一九〇〇年に刊行されたが、第一次大戦後にはおもに北米を中心に急速に発展し、以降半世紀にわたり圧倒的影響力を持続させることになった。

一方二〇世紀の初頭に北米で広く受容されたジャネの影響力は、大戦後消褪していった。心霊研究、動物磁気＝催眠、自動症、心的階層、解離、ヒステリーなどを覆う理論を形成したジャネは、母国フランスではその催眠を広く取り入れた治療法を批判され、アメリカでは精神分析からの批判を浴びた戦後、冒頭に示した『心理学的治療』（Janet, 1919）を刊行して、有史以来の心的治療＝精神療法のすべてを振り返る作業を行うのである。ジャネのこの大著では、今日の心的外傷理論に直結する外傷性記憶理論が提示されている。こうしてジャネは、当時の社会学や哲学、言語学や心理学の知見を幅広く取り入れ、記憶と行為と物語ることを結びつけた「ふるまい（行動）の心理学（psychologies des conduites）」と呼ばれるものを構築するようになるのである。

おわりに

本稿では、一九世紀の後半一八八〇年代から第一次大戦後までの四半世紀間に焦点を当てて、近代の精神療法の発生とその後の展開の概略を示した。この間に特徴的なのは、神経衰弱症やヒステリーといういわば非精神病圏の代表的障害をめぐって、精神科医ではなく神経学者を中心にさまざまな理論的・治療的試みがなされたことである。エレンベルガーは『無意識の発見』（Ellenberger, 1970）のなかで、フロイト、ジャネ、アドラー、ユングを中心に詳述しながら、一九世紀末から二〇世紀はじめにかけての力動精神医学が彼らの視点に流れ込み、そこから分岐する様子を描いた。その後は、第一次大戦後、精神科医と精神分析学が中心に担った精神療法が、第二次大戦後、とくにロジャーズ（Carl Rogers: 1902-1987）の「クライエント中心療法」の出現で、臨床心理士の手に引き継がれるようになっていった（村瀬ら2004）。家族療法、集団療法、認知行動療法、森田療法なども、この間に切り出された対象関係を洗練する形で展開しているのである。

本稿では、動物磁気、神経催眠という流れの上に立ち、サルペトリエール学派対ナンシー学派の催眠をめぐる論争が生じたこと。そこから脱催眠傾向が助長され、暗示や説得という視点が提示され、「向地的（背日的）」と「向日的」系譜、さらには精神医学と心理学と神経学の分岐が明確になってゆく経過を中心に、その中から今日の精神療法が姿を現すことを見た。さらに言えば、シャルコーの「大ヒステリー＝大催眠」理論から、ベルネームの「催眠＝暗示」理論、そしてデュボワとデジュリヌの「説得＝再教育」理論と変遷する過程で治療者－患者間の関係の意識が明確になり、今日的な「心的治療」「精神療法」の枠組みが形成されるようになったことをたどった［文献江口2004, 2008参照］。

こうして、臨床の場で話を聞き、処方をするという日常的な行為そのものが精神療法でありうるという冒頭に示したジャネの言葉に、われわれはもう一度立ち還ることになるのである。

［初出］青木省三・中川彰子（編）『精神臨床リュミエール11「精神療法の実際」』所収、中山書店、pp.17-29, 2009. に加筆した。

医療と宗教と心理学は出会えるのか

エマニュエル運動と『Psychotherapy』講座

はじめに

米国東海岸ボストンの観光案内を見ると、昔ながらの赤レンガ造りの街並みを散策するモデルコースのひとつとして、しばしばニューベリー通りが紹介されている。この約三キロにわたる瀟洒なショッピング街の真ん中に、小論で話題にするエマニュエル教会がたたずんでいる。今から約一一〇年前の米国で、この教会の名を冠した運動（Emmanuel Movement）が大きく注目された時機があった。この教会を中心に、宗教者と医療者が協働して神経症性障害の治療を提供していこうとする運動が起こり、それが米国全土に広がったのである。

この運動の中心的テーマとして、聖職者と医療者がともに掲げたのは「psychotherapy」であり、この用語自身も当時の北米では新鮮な響きがあった。一九〇八年末から翌年にかけて、こうした流れを支援する啓蒙的出版物である『Psychotherapy』講座（reading course）が、全一二冊の月刊配布形式で刊行された（以下、psychotherapyは講座名以外の場合、心理療法と記すことにする）。

エマニュエル運動は、宗教と医療と心理学が手に手を取り合って始められた稀有な運動であり、高く評価されたが、その後いくつかの批判に出会い短い間に瓦解していく。集団療法やソーシャルワークをはじめとする画期的な地域実践を生み出していたにもかかわらずであった。文字通り「医の論理《ロゴス》」と「生の倫理《エチカ》」の接近と離反の縮図ともいえるこの運動と『Psychotherapy』講座の軌跡をたどりながら、そこに現れた、現代にも直結するこの領域の可能性や難問を検討していきたい。

一　エマニュエル運動と「グループ・メソッド」

エマニュエル運動とは、ギフォード（Gifford, 1997）からの要約になるが一九〇六年ボストンのエマニュエル教会のエルウッド・ウースター（主任）牧師（Rev. Elwood Worcester: 1862-1940）が取り入れた個人的・集団的心理療法である（名称は当時の新聞による）。簡単に紹介すると、共通となる神経症性障害の治療を医療者と宗教者が協働で行おうというものである。あくまで一般庶民向けのもので、無料で行われ、信仰の有無や宗派を問わぬあらゆる社会階層に開かれたものであった。特徴であるグループ・ミーティングは、教会地階の集会場において、二人の聖職者、ウースター自身とサミュエル・マコーム牧師（Rev. Samuel McComb）によって担われ、医学的助言者としては後に紹介する内科医のリチャード・カボットと、精神科医のイザドール・コリア（Isador Coriat: 1875-1943）が加わった。ウースターもマコームも牧師であったが、前者はライプツィヒで、後者は英国でそれぞれ心理学を学び心理療法のトレーニングを受けている。

ウースターとマコームとコリアは一九〇八年に、「神経症性障害のモラルコントロール」という副題を持つ『宗教と医療』（Worcester et al., 1908）という共著を上梓して多くの読者を得ている。彼らの方法とは、シャルコーやリエボーの開拓した催眠や無意識の力動を基礎に置いたものであり、その流れを汲み当時米国にまさに導入されて注目されていた暗示（suggestion）や説得（persuasion）とほぼ同一のものであった、と記されている。

ウースターはさらに新機軸の「グループ・メソッド」というものを加えた。これは一九〇五年に「クラス・メソッド」という療法を、入院治療のできないボストン低所得者層の結核患者に対する自宅治療のために開発して著しい治療効果をあげていた内科医ジョセフ・プラット（Joseph Hersey Pratt: 1872-1956）と共同で開発したものである。結核の「クラス・メソッド」とは、①可能な限り屋外で生活して寝起きすること、②ハンモックや安楽椅子での絶対臥床休息、③大量のミルクとオリーブオイルの飲用、④体温・体重・屋外滞在時間の毎日の記録、そして重要な、⑤毎週行われるグループ・ミーティングへの参加を特徴とした。このミーティングには一五～二〇名が参加し、医師やソーシャルワーカーや看護師とともに、体重増加の報告がなされ黒板に記された。①の屋外生活では、家のベランダやバルコニー、裏庭や屋上の工夫された狭小空間における、７×７フィートの雨雪防止垂幕付き軍隊用ウォールテントの使用が推奨されている。これは「ほとんど宗教的熱意で奨励された」（Gifford, 1997, p.51）と記され、屋上のスペースにテントを張って換気に気を配りながらほぼ終日生活して治療効果をあげた人々の写真を見ることができる（Gifford, 1997）。また②③には明らかにミッチェル（Mitchell, 1877）の休息療法（rest cure）の影響がみられる。プラットは、結核に対する個人治療に加え、⑤毎週皆で一堂に出会うグループ・ミーティングへの参加も療法に組み入れ大きな成功を収めた。彼はこれにより「グループ心理療法の父」（Gifford, 1997, p.121）と呼ばれている。この成果がエマニュエル運動の、心理療法領域でも応用された。

二　二〇世紀初頭のボストン——その時代背景

当時の米国では、大学を卒業すると多くは欧州へのグランドツアーにおもむいた。自国の心理学も精神医学もその黎明期にあたり、ヨーロッパ直輸入の理論や実践が旺盛に取り入れられ、それらが混然一体となって紹介された流動的な時期であった。代表的な出来事を挙げれば、ウィリアム・ジェイムズがエジンバラで『宗教的経験の諸相』を講演したのが一九〇一～〇二年、ピエール・ジャネがハーバード大学に招かれてヒステリーの連続講義を行ったのが一九〇六年、タフツ大学の神経学教授モートン・プリンス（Morton Prince: 1854-1929）を編集主幹にして『異常心理学雑誌』が創刊されたのが同じく一九〇六年（この専門誌の巻頭論文はジャネが飾り、プリンスは「突然の宗教的回心の心理学」を寄稿している）。同年にはまた多重人格症例で有名なプリンスの主著『失われた私を求めて（邦訳）』も刊行されている。こうして後に登場するパットナムやプリンスはゆるいつながりの「ボストン学派」と呼ばれるものを形成していた［註1］。

さらにフロイトがクラーク大学に招かれて記念講演をし、ユングやフェレンツィ、ブリルらとともにスタンリー・ホールを囲んだ有名な写真を撮影したのが一九〇九年。この時にフロイトらはパットナムの山荘に招かれている。そのような時期であった。

こうした医学や心理学領域からの影響に加えて、運動の成立に大きな影響を及ぼしたのは民間治療活動の興隆であった。それはメアリー・ベーカー・エディ（Mary Baker Eddy : 1821-1910）が創設したクリスチャン・サイエンスが絶頂期を迎える時期と重なる。一九〇六年は、エマニュエル教会から徒歩で行ける場所にあったクリスチャン・サイエンスの母教会の隣りに、燦然とそびえたつ巨大なドーム状の公会堂が落成し、全米からの信者がこれを祝ってこの地に押し寄せた年であった。

ここでは詳細に紹介はできないが、エディの方法とは、その先行者であるクインビー（P.P. Quimby：1802-1866）が「健康の科学」や「キリストの科学」と称した、当時の用語でいえば「マインド・キュア（mind cure）」（Caplan, 1998参照）を見倣ったものである。もともと時計職人だったクインビーはメスメルの影響を受けて奇跡的治療を行い、最終的には透視と会話だけで病いを治すことで有名になり、多くの病者が押し寄せた。自ら長く心身を患っていたエディはクインビーの治療を求め、その方法をつぶさに研究し、独自の理論を確立した。それが時代のニーズとも合致して巨大な数の信者を持つ教団を形成していく。この時代ボストンへの移民者数は飛躍的に増加し、街のスラム化が進み、経済格差が注目された急速な転換期でもあった。

ツヴァイクの『精神による治療』（Zweig, 1931）では、エディが詳細に紹介され、その時代背景や理論が生き生きと描かれている。彼女の理論によれば、病気というものは存在せず、それは一種の認識の「錯誤」であり、病気を作り出しているのは医師なのである。こうして従来の教会組織も聖職者も認めないまま、宗教的受苦も審判もなく、圧倒的な数の悩める民衆を救済する運動がこの時期ピークを迎える。二〇世紀初頭の米国におけるこうした背景が、既成のキリスト教会の聖職者に与えた衝撃や危機感は大きなものであった。

［註1］ギフォード（Gifford, 1978）は以下のように記している。「ハーバード大学ではウィリアム・ジェイムス（William James）とヒューゴー・ミュンスターバーグ（Hugo Munsterberg）が『ボストン・グループ』の一部をなしていた。そのリーダーはパットナム（J. J. Putnam）であり、そのメンバーにはジョサイア・ロイス（Josiah Royce）、ジョージ・ウォーターマン（George A. Waterman）、ボリス・サイディズ（Boris Sidis）、モートン・プリンス（Morton Prince）、エドワード・カウルズ（Edward Cowles）がいた」（p.xix）。後日、彼らに（ウースター州立病院の）アドルフ・マイヤー（Adolf Meyer）が加わり、定期的に学術的交流がもたれていたのである。

三　パーカー編『Psychotherapy』講座（1908～1909）

一方、エマニュエル運動の内容を紹介する媒体もこの時期に刊行されることになった。その代表的なものが高名な編集者であったパーカー（William Belmont Parker）編の「健全な心理学、健全な医学、健全な宗教における」という副題をもつ『Psychotherapy』講座（1908-1909）である（写真本書p.144）。これは、全三巻（各巻四号）からなり毎月配本される計一二冊の講座であり、各号は九〇頁前後で、それぞれ五～九本の論文が収められ、総頁数は千百頁を超える。内容は、全般的・説明的分野、生理学分野（神経学を含む）、心理学分野、宗教的分野、歴史分野から成り立ち、当時のその領域の代表的研究者が執筆している。しかし基本的には巻頭論文を記したカボット（Richard C. Cabot：1868-1939）とパットナム（James Jackson Putnam：1846-1918）が中心であり、この二人の論文がほぼ毎号掲載されている（全八三論文のうちカボットは一二本、パットナムは八本の論文が掲載）。両者とも、ボストンの名門家系のハーバード大学医学部の医師であった。当時講師だったカボットは後に血液学領域にその名を残し（赤血球の「カボット環」）、一方、二まわり年長で神経学の教授だったパットナムは急速に精神分析に傾倒していくことになる。両者以外の論文では、フランスやドイツの心理療法の歴史、旧約・新約聖書における癒し、そして四回にわたって掲載されたデュボワによる説得療法（Dubois, 1909）、睡眠、入浴、労働による治療効果、さらにはブリル（Brill, 1909）による精神分析の紹介などが掲載されている。

各論文には編集者パーカーによる簡潔で適切な要約や註が付され、各号巻頭には代表的執筆者の肖像が、巻末には文献や語彙集が掲載されている。

四　「アメリカ型の心理療法」とは何か——カボットの議論

『Psychotherapy』講座の巻頭論文はカボットによる「アメリカ型の心理療法」(Cabot, 1908) であった。これには本講座全体の目的が明確に記されているので要点を紹介しよう。

冒頭に以下の定義が記される。「Psychotherapy means the attempt to help the sick through mental, moral, and spiritual methods.」こうした最も「恐るべき (terrifying)」用語であるが、われわれは医学や過去の知識の蓄積を軽視するもの (クリスチャン・サイエンスなど) との差異を示し、さらにはフランスやドイツの医師が実践して効果をあげている心理療法に結びついていることを示すためにこの語 (psychotherapy) を用いる、と述べられている。

米国では心理療法の替わりに「マインド・キュア」という用語が長らく使われてきたが、医学などの蓄積された知識を尊重する科学的なマインド・キュアが必要である。先の定義にあるmental, moral, spiritualな方法は一部重なり合いながら、健康の三つの側面を形成して身体に影響を及ぼす。さらに精神的健康は当人の仕事ばかりか、居住状況、交遊関係、家族の愛情、人間関係、さらには知的・宗教的な影響を受けている。したがってアメリカ型の心理療法では、患者の頭のなかの観念や思考、心配や悲しみだけでなく、友人関係、愛情問題、家庭や家族の愛情に目を向けることになる。そこでますます重要になるのが、宗教者と医師に、ソーシャルワーカーを加えた三者の協働である。病者のために、科学と宗教が、つまり医師と聖職者が協力することが重要であり、その代表がボストンの「エマニュエル運動」なのだ。

しかし心理療法ですべてが治るわけではない。先の三要素を含む治療でも、がんや腎臓病、心臓弁膜症、肺結核といった長期に及ぶ疾患を癒すことができない。心理療法は、身体の器官や組織の損傷である「器質性」疾患

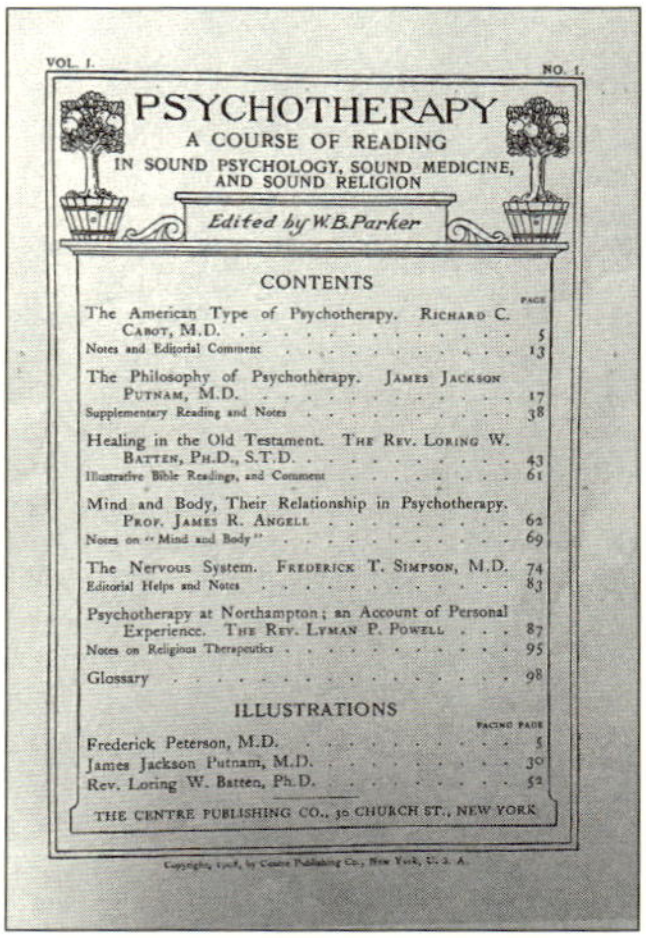

VOL. I.　NO. I.

PSYCHOTHERAPY
A COURSE OF READING
IN SOUND PSYCHOLOGY, SOUND MEDICINE, AND SOUND RELIGION

Edited by W. B. Parker

CONTENTS

	PAGE
The American Type of Psychotherapy. Richard C. Cabot, M.D.	5
Notes and Editorial Comment	13
The Philosophy of Psychotherapy. James Jackson Putnam, M.D.	17
Supplementary Reading and Notes	38
Healing in the Old Testament. The Rev. Loring W. Batten, Ph.D., S.T.D.	43
Illustrative Bible Readings, and Comment	61
Mind and Body, Their Relationship in Psychotherapy. Prof. James R. Angell	62
Notes on "Mind and Body"	69
The Nervous System. Frederick T. Simpson, M.D.	74
Editorial Helps and Notes	83
Psychotherapy at Northampton; an Account of Personal Experience. The Rev. Lyman P. Powell	87
Notes on Religious Therapeutics	95
Glossary	98

ILLUSTRATIONS

	FACING PAGE
Frederick Peterson, M.D.	5
James Jackson Putnam, M.D.	30
Rev. Loring W. Batten, Ph.D.	52

THE CENTRE PUBLISHING CO., 30 CHURCH ST., NEW YORK

Copyright, 1908, by Centre Publishing Co., New York, U. S. A.

写真『Psychotherapy』講座
第Ⅰ巻第1号扉ページ（1908年）

ではなく、「機能性」疾患に対して有効である。この「機能性」疾患は、一般の臨床医の診る病いの四〇～五〇％にものぼる。

心理療法は取るに足りない幻想ではない。心理療法は化学的・物理的手段（薬、入浴、マッサージ、外科手術、食事療法など）の替わりではなく、それらと併行して用いられることで効果をあげる。それは疾患のコントロールを補完するものなのである［註2］。

こうした試みは新奇なものではない。皆知らず知らずのうちに心理療法を実践している。新しいものがあるとすればさまざまな要素を独自に結びつけたことである。心理学が重要なのは以下のような場合である。たとえば肺結核の重症期に屋外での休息療法を指示され、それを厳格に守った後で、それが軽症化し生活を再建しないといけない時期になっても、休息主体の生活から脱け出せないような事例である。結核治療のこうした心理学的側面を看過してはならない。このような疾患においても心理療法が有効に働く場合がある。それは患者が精神や魂を持つからなのである。

五　ソーシャルワークのパイオニア、カボット

さらにカボットの議論は続く。この領域で、我々の目を見開かせ、方法的誤りを示してくれるのはソーシャルワーカーである。聖職者や心理学の研究者もまた、医師と結びついて、それに貢献し、アメリカ人が評価し実践

する一種の「チームワーク」を形成する。人間の苦悩に対するこのチームワークこそが、アメリカの心理療法の本質的新しさであり長所なのである。

要約すれば、一般に医師が診る病いの半数近くは「機能性」障害で、そこには疾患以外のさまざまな要因（mental, moral, spiritual）が関連している。心理療法が重要なのはその部分であり、そこに入っていくには医師と宗教者ばかりではなく、心理学者やソーシャルワーカーの「チームワーク」が必要となる。

カボットは、マサチューセッツ総合病院にまずは私費でソーシャルワーカーを導入し、一九〇五年にはじめて「医療ソーシャル（ワーク）サービス部門」を正式に立ち上げた。彼は移民人口の急速な増大と、その貧困、栄養障害、身体的病い、情緒的苦悩についてこう記している。各患者の「住居、仕事、家族、心配事」についての情報を得るにつけ、日々自分の誤りに直面し、自分の仕事はほとんど耐え難いものになった、と。この延長で、彼は後年ハーバード大学の社会倫理学の初代の教授に就任するのである。

『Psychotherapy』講座・最終巻の論文で、カボット（Cabot, 1909）は、心理療法を三種類に分けて説明している。①大衆迎合的だが科学的根拠の乏しいもの（gaseous）。②しっかりしている（solid）が、訓練を受けた医師による医療行為であるもの（これにはジャネやデジュリヌ、フロイトやユングの方法が含まれ、フロイトの汎性説への批判も記されている）。これらはともに一般的な心理療法ではないとされる。そして、③応用可能なもの（liquid）として、デュボワの説得療法が挙げられ、数名の心理学者による方法とともに、先のウースターらの『宗教と医療』（Worcester et al., 1908）が推奨されている。

［註2］この論文には、さまざまな学派がありそれぞれに真理があると記されている。医師や聖職者は、経験のある心理学者と緊密な連携をとっているとされ、ハーバード大学のウィリアム・ジェイムスやヒューゴー・ミュンスターバーグ、ウィスコンシン大学のジョセフ・ジェストロウ（Joseph Jastrow）らの名が挙げられている。

同様に講座第二巻のヒンクルの論文「心理療法の諸方法」（Hinkle, 1909）でも、心理療法を四種類に分けて説明している。それらは、①催眠療法、②暗示療法、③説得（心的再教育）療法、④精神分析療法であり、ヒンクルは持続的に行える②や③の療法を薦めている。

この講座には、暗示療法（Tuckey, 1909）や精神分析（Brill, 1909）についての論考も所収されているが、スイスの神経科医デュボワ本人による論文「説得という方法」（Dubois, 1909）が四回連続で掲載されているように、説得療法が何より適切で扱いやすい心理療法として推奨されているのが理解できるだろう。デュボワの主著（Dubois, 1904）も一九〇八年に英訳版が出版されたばかりであった。

六　心理療法の実際

エマニュエル運動における「典型的心理療法」の内容をボイド牧師（Boyd, 1909）の記述に沿って見ていこう。基本的にはデュボワの説得療法に沿っているが、催眠暗示的な部分も含まれている。

まず病いや問題を詳細に聞き取る。すべてを聞いた後にくつろいだ状態で、確信をもって、それが間違いなく治るものだと患者に告げる。この方法によって治癒した例を示し、器質性障害と機能性障害の差異を説明する。当人のものは典型的な後者であり、mental, moralな治療で完全によくなることを示す。「回復の力はあなた自身のなかにあります……それは精神的なものと道徳的なものです」「有害なことは止め、善きことをするように」。こうして、大いなる生命の主に向き合い、それと一体化することを訴える。精神は二つの働きをする。意識的なものと無意識的なもの、客観的なものと主観的なものがある。無意識的なものもすべて意志の力のもとに置き、両者を一緒に使用する時、それらは完遂される。なお具体的な会話では否定的な言い回しは回避され、すべて肯定的なトーンで進行するようにする。

さらに、「ポジティブな暗示を与える間、これらの原則を頭に保存してください。目を閉じて、リラックスして、規則的に十分な呼吸をして、健康と強さと勇気（health, strength, courage）についてだけ考えてください……」などと告げる。そして開眼させ、手を取り、治療者の指を握らせ、その目を見ながらこう言う。「あなたの精神はこれらの暗示を間違いなく行う。あなたは寝て、食物を消化し、何事においても完全に正常で、改善して永遠に治癒することになるでしょう」。安楽椅子に座る患者の後ろに立ち、頭頂からひたいに向け、手でやさしくなでおろすこともある（具体的治療についてはボイドの著作（Boyd, 1909）七一頁以下を参照。そこには一七歳のてんかんの少女と、三一歳の神経衰弱の男性例が具体的に挙げられている）。

七　エマニュエル運動の興隆と分裂

エマニュエル運動が急速に広がりを見せ、『Psychotherapy』講座が刊行された一九〇八年の後半、一転して、この運動に対しメディアからの激しい批判が寄せられることになった。それらの中心は医師からのもので、心理的・精神的な治療は心理学者や医師の仕事であり、心理療法を非専門家の手に任せるべきではないという反対意見であった。その代表は、皮肉なことにこの運動の協力者であり、講座でも中心的な役割を担っていたパットナムからの異議であった。したがって講座刊行時すでに亀裂は鮮明になっていたことになる。

一九〇八年九月パットナムはウースター宛てに一八頁にわたる苦衷をつづった手紙を記している（Gifford, 1997, p.79）。それによれば、エマニュエル運動の創設者には敬意を表するものの、その成功には同調しかねるという内容であった。パットナムはメディアに対して、エマニュエル運動は「間違いである」と考えている旨を表明している。さらにこの年の一二月には「ボストングローブ日曜版」の一面で「すべての出来事は、科学的な医療、とくに神経学の発展への侮辱である」とまで記すに至るのである。彼の意見は多くの医師によって支持されたということだが、非専門職による心理療法に対する反対意見であった。

パットナムはこの運動を担う医師（コリアやカボット）やウースターらの牧師より二〇歳あまり年長であり、当時のボストンに限らず米国医学界・神経学界における重鎮であった。ジャネの一九〇六年のハーバード講義を招請したのはパットナムであり、この連続講義（Janet, 1907）は彼に捧げられている。しかしこの時期パットナムは、両価的態度を抱きながらも次第に精神分析へ傾倒を深めていた。『異常心理学雑誌』創刊号に寄せたパットナムの論文は「マサチューセッツ総合病院における精神分析的治療」（Putnam, 1906-1907）であった。一方、精神分析の側でもこの時期米国への進出を計画しており、その橋頭堡と目されたのがハーバード大学神経学初代教授のパットナムであった［註3］。

こうした論争の只中の一九〇九年に、フロイトの渡米とクラーク大学での招聘講演が行われた。その際にフロイトはエマニュエル運動について記者から質問され、専門職でない者の心理療法は難しく、多くの運動と同様消滅するのではないかという否定的な見解を表明している。その後パットナムは初代のボストンの精神分析医となり、米国精神分析協会の会長に就任している。エマニュエル運動の創始者の一人コリアも後日精神分析に方向転換し、一九一一年にボストンで二人目の精神分析医となった。その後国際学会で公然とジャネの方法を批判して、パットナム亡きあとの一九三〇年、ボストン精神分析協会を立ち上げ精神分析を主導していくことになる。一九二〇年代、精神分析が、エマニュエル運動を含むこの時期の多様な心理療法に取って替わることになった。

ウースターらの努力で、エマニュエル運動は彼が職を退く一九二九年頃まで続けられ、その後も引き継がれたが、それはもはや、当初夢見られた、医療者と心理学者と聖職者の協働の心理療法というものではなかった。

まとめ

一九〇六年から約一五年、ボストンを中心に展開したエマニュエル運動と、その時期に刊行された『Psychotherapy』講座について紹介した。そこには現在にも通じる問題点と可能性がすでに姿を現している。中心的な「医の論理《ロゴス》」と「生の倫理《エチカ》」の相克は、その時代の宗教的、医学的な枠組み——クラインマン（Kleinman, 1980）にしたがって「ヘルス・ケア・システム」と呼んでもいいが——に大きく影響を受けているということである。なかでも心理療法を、医療を中心にしながら、それをあくまで補完するものであるとする位置づけに関しては、我が国の公認心理師の国家資格化の際にも広く議論されたものである。

さらに「アメリカ型（American type）」と名づけられた、集団的実践を採り入れた技法がこの運動とともに次々と試みられ、着実に治療効果を挙げている点は注目に値する。病いの原因に、移民や貧困や栄養や居住環境などの社会的要因の影響があることをつきとめ、そうした日常生活レベルに焦点を当て支援する運動は、近年の「ハウジング・ファースト」などにもつながる先駆例にあたるであろう。これと組み合わせた「クラブ・メソッド」や「グループ・メソッド」の実践は、集団療法や地域医療への視点を拡張している。

また病気即ち医学というアプローチではない、「器質性」障害と「機能性」障害を分ける考え方も、疾患と病い

［註3］パットナムは一九〇九年から一九一八年までに精神分析に関する二二の論文を記した。それらは死後論集にまとめられフロイトの巻頭言が添えられて刊行されている（Putnam, 1921）。しかしパットナムの精神分析への両価的態度は消えなかった。ヘーゲル哲学への傾斜と宗教的・倫理的言説も変わらなかった。このため北米におけるこの領域の重鎮として扱われたが、「テーブルの中央のかざりの置物」と評され、その内容が評価されたわけではないことが、『フロイトの生涯』（Jones, 1961／邦訳 1969, p. 285）に記されている。

の二分法（Kleinman et al, 1978）にもつながるボストン周辺の独特な視点を産み出しているのかもしれない。病いや苦悩の社会的・環境的文脈への着目がこの時代のプラットやカボットによってすでに明確に強調されている。ソーシャルワーカーの重視やそうした社会療法部門の公的な設置とともに、真の協働「チームワーク」の萌芽が現実化しているのがわかる。

さらに注目されるのは、デュボワの説得療法を心理療法の中心に据えた点である。患者本人をその気にさせ、病いの回復へとあくまで楽観的、肯定的に支援する手法である。「神経症患者は、自分が治るという確信を得たと同時に回復の道を歩み始める。自分が治ったと信じたその日に彼は治ったのである」（Dubois, 1904、第一七講）。この方法には催眠や暗示、ミッチェルの休息療法を含む当時のすべての心理療法のエッセンスが含まれている（江口 2004）。このような社会や環境に開かれた疾病観、それらにアプローチしようとする心理療法が試行錯誤的にではあれこの時期に着実に実践されたのである。

今日さまざまな災害のグリーフケアの場面で、あるいは終末期医療やケアの領域で、医療者と宗教者と心理職とケア職が出会って協働することが積み重ねられている。こうしたチームでの臨床は今日不可欠なものになっている。一一〇年前に医の論理《ロゴス》と生の倫理《エチカ》が一時限りなく接近し、一部重なり合い、分裂していったその経過をもう一度検討しておくことは、決して無駄なことではないと思われる。

［初出］森岡正芳（編）『治療文化の考古学《アルケオロジー》』（「臨床心理学」増刊第13号）所収、金剛出版、pp.74-82, 2021.

なぜ民俗学か、なぜ柳田国男か？

はじめに

一昨年（二〇一八年一一月）、多文化間精神医学会第二五回学術総会が成田市（会長青木勉　ホテル日航成田）で開催された時、私は参加する前から、会場よりそう遠くない利根川沿いにある布川（茨城県北相馬郡利根町）に立ち寄って帰るのを楽しみにしていた。布川には（利根町立）柳田國男記念公苑というものがあるからである。

これは、柳田国男がまだ松岡姓だった頃（明治二〇年一三歳）、兵庫から移り幼年時の約三年を過ごした場所であり、医師をしていた兄鼎《かなえ》の家屋（旧小川邸）が記念公苑として残されている。『故郷七十年』（柳田 2016）のなかで「ある神秘的な暗示」として記された謎めいた蠟石を屋敷神として祀った祠や、旧小川家の蔵書を蓄え柳田少年の濫読期を支えた土蔵（資料館）が、昔ながらの家屋とともに保存されていると聞いて、ずいぶん前から一度は訪ねたいと思っていた。

柳田はここに明治二〇年ごろから三年間生活し、後の民俗学への関心を刺激された『利根川図志』に出会い、さらに地元の飢饉を、身をもって経験することになった場所であった。昔ながらの間取りの家がきれいに保存されていて、集会場が整えられ、庭には後に柳田が愛でたヤマモモの木が成城の住まいから移植されて大きく育っている。

そこから少し歩くと、先の『故郷七十年』にも出てくる徳満寺があり、雨の日の突然の訪問にもかかわらず有名な「間引き図絵馬」が飾られている場所へていねいに案内される。江戸時代からこのあたりは何度も飢饉に襲われ、生まれた赤子を養う経済力がないので間引きが行われ、それを諌める絵馬と言われている。描かれているのはお産を終えた女性が嬰児を押さえつけ窒息させるというショッキングな図柄で、その母子の影は鬼と地蔵菩薩として障子やふすまに映し出されている（地蔵菩薩の部分は傷んで今日見ることはできない）。柳田が後に大学を卒業し、文学ではなく実学（農水省）を選んだ根底には、飢饉の絶滅を願い、凶年に開いて窮民を救う「三倉《さんそう》」の研究へと向かう幼少期のこうした原体験のようなものが影を落としているといわれている。

一　『山の人生』と民俗学との出会い

順番が逆になったが、なぜ私が柳田国男の著作や民俗学に関心を持つようになったのかについて記したい。私の文化精神医学のもともとの出発点は、大学を卒業しておよそ一〇年間すごした滋賀県湖北の総合病院の精神科での経験だった。出身地の東京の下町とは当然ながら言葉も習慣も異なる関西での生活に困惑せざるを得ず、当初どこがどのように異なっていて、それをどのように補正したらいいのかの手がかりもつかめずにいた。したがって精神科の通常の面接でも、その背景になっているさまざまなことに疑問が湧いてやや深入りしたやりとりがあったのだと思う。この時、聴き手である私をすっかり驚かせるような、予想もしないライフストーリーや苦境を滔々と語りだす患者家族や、さらには何度も言及している山村憑依事例の調査を通して、私が漠然とではあれ前提としていた精神医療観は根底から変容することになった。患者や家族が抱く、あくまでローカルで特異的といえる病気や発病への理解に、教科書的な精神医学的面談では到底届かないということに気が付いていったからである。それほどまでに現地の患者や家族の、日々の生活に根差し、世代を超えて形成されたものの見方はリアリティをもち強固なものに見えた。

こうして患者や家族とのやりとりを重ねて行くうちに、憑依（狐憑き）事例をめぐる柳田の文章の一節に出会うことになった。これまで何度も紹介しているが再度引用しておく。

家族や親族が、医者が首をひねる事例ですぐに狐憑きにしてしまう地方がまだあるということに続けて、柳田は『山の人生』の中でこう記している。

「たいていの場合には今までにも似たような先例があるから、もしか例のではないかと、以心伝心に内々一同が警戒していると、果せるかな今日は昨日よりも、一層病人の挙動が疑わしくなり、まず食事の好みの小豆飯、油揚から、次には手つき眼つきや横着なそぶりとなり、此方でも「こんちきしょう」などというまでに激昂するころは、本人もまた堂々と何山の稲荷だと、名を名乗るほどに進んでくるので、要するに双方の相持ちで、もしこれを精神病の一つとするならば、患者は決して病人一人ではないのだ」（柳田 2007, p.151）

つまり要約すれば、憑依を含む病いは集団的で相互行為的な過程を経て形成されるという視点が記されているのである。この『山の人生』が出版されたのが大正一五年（一九二五年）であることを知ると、改めてその視点の新鮮さに驚かされる。しかも柳田の視線は、本書冒頭の山奥に住む男性（新四郎）が二人の子どもを殺めてしまう、今日でいえば司法精神医学の領域にもしっかりと注がれていて、それに大いに心を動かされている。それ以外にも精神医療や心理臨床に携わる者にたくさんの考えるヒントを与えてくれる事例が満載されている。

二　『遠野物語』再訪

さてこうして私は、民俗学への入門編として代表作『遠野物語』を、腰を据えて読むことになった。本書はさらに遡って明治期に私家版として三五〇部刊行されたもので、遠野出身の佐々木喜善に遠野のさまざまな民俗を語らせた聴き取りという内容の書籍である。名著で名高いものだが、ひとつの読み物として通して読もうとするとやや困難さを覚える。それは、簡単なテーマ別の分類はなされているが、内容はさまざまなジャンルの長短一二〇ほどのエピソードからなり、遠野周辺のローカルな地誌から、異界に通じる多様な出来事や事件、さらには獅子踊の歌の歌詞にまでいたるものが広範囲に記されているからであろう。ここに書かれているもの全体の重要性についてはおぼろげながら了解しても、一般的な読み物として通読するのは難しいかもしれない。しかも独特な文語体の記述であり、多くの読者は序文最後の短歌のあたりで早くも頓挫してしまうのではないか。今日遠野市民大学編のすぐれた注釈書（後藤総一郎監修 1997）を筆頭に、コミック（水木 2010）や関西弁バージョン（柳田 2020）をはじめさまざまな解説書がでているのでその助けを得ながら読み進むと、その豊饒としか言いようのない世界の扉がゆっくりと開いてくる。

そして機会があったら実際に遠野を訪れてみるのがいい。早池峰山を遠くに眺め、多くのゆかりの場所が当時の装いのまま、あまり手を加えた風ではないように（手を加えられ）佇んでいる。語り部の女性が、物語のいくつかを実際に語ってくれる催し物も毎日のように行われている。山男や山女、デンデラノやマヨイガ、ザシキワラシや天狗や河童にまつわる語りなどが、この世界と地続きの現象として感じられるだろう。こうして私にとって『遠野物語・山の人生』は、数々ある岩波文庫の中でも、子規の『病牀六尺』とともにつねにトップランクに位置づけられ、折あらばいろいろな人に薦める一冊になった。

柳田の視線は、異界的なものを広く採り入れながらも、現実世界で日々生活を営む人々の手に触れることのできるリアリティに還流する。そしてそこには精神医療や臨床心理学とも重なるさまざまな事例が登場する。それは精神科臨床や心理臨床を別のやり方で豊かにさせる方法であるように私には思われる。

三　精神医学と民俗学

かつて民俗学の豊かな知見を精神医学と結びつけようとする試みが行われたことがある。それは一九七六年に小田や佐藤が雑誌『精神医学』の「展望」として書いた一六ページにわたる「民俗学と精神医学」（1976）である。この論文は医療人類学登場以前の欧米の文化精神医学（transcultural 精神医学の成果も評価しながらそれとは一線を画す）――すなわち民俗（folk）を冠された「民俗精神医学」――と、日本におけるこれまでの研究（憑依や「祈禱性精神病」）を前半で紹介し、後半では民俗学の報告による精神現象を記し、日本の狂気誌につなげようとする壮大な試みで、一二〇を超える参考文献が挙げられ、「民俗精神医学」の必要性を謳ったものである。

こうした試みはしかし一九八〇年以降継続するものがないまま、今日に至っている。一九八七年に高畑（1987）による短い議論があるくらいで、どちらかというと介護のフィールドワークにおける六車（2012）の著作に代表されるすぐれた成果へと継承されている。それにはもちろんDSM－Ⅲの登場（1980）以降の精神医学自体の大きな変容という要因もあり、またこのあたりを転回点として日本の民俗精神医学的現象がさらに大きく変化した（たとえば典型的な人格変換を伴なった憑依の消褪など）ということも挙げられるだろう。

四　民俗学的手法を臨床に引き寄せる

さて私はこうした中で、この一〇年程もう一度こうした民俗学的方法を精神科臨床につなげられないかと試行錯誤してきた（江口 2018）。それは私自身の方法的問題にもつながるが、先の関西での生活で私は、いわば取り扱い説明書に飛びつくように人類学や民俗学的詳細に接近することになった。その後の三〇年余りは、東京都北部のいわば地元に戻っての総合病院神経科、精神科病院勤務になった。私はそこで次第に自分の臨床上の方法があることに気づくようになった。病院や外来の患者の多くは、私と同じ東京都城北部出身者や居住者である。住まい（住所）を尋ね、地元での生活史を追い、その生活場面を思い浮かべるように聞いていることが分かる。それは柳田が日本の地誌への圧倒的知識を背景にして、初対面の相手にその出身地を聞くことで、そのカードボックスに分類していたのではないかという佐藤健二（2015）の指摘する方法論に、私のものはごくごく矮小なレベルだがきわめて親近感を抱いたのである。精神科臨床全体は、地名や固有名や職業名の記述をめぐって、守秘義務などの観点から記号化する方向に向かい（A県のB市でX年まで育ち地元のP高校を卒業……等々）、これでは紛れもなく、ローカルな固有名をもつ民俗学的リアリティには届かないばかりか、すでにこうしたものとは反対の普遍化へ向かうベクトルを内包してしまう。民俗学的方法論のもつ圧倒的な魅力は、触れることのできる確固とした現実性や具体性や固有性に着地することである、と私は考えている（江口 2019）。

さてこうしているところで、岡安裕介の論文「心はいかに伝承されるのか」（2018）に出会った。柳田が佐々木喜善の亡くなった娘の夢分析をするのであるが、フロイトを引用しながら行われる分析は、私たちの予想するものとまったく異なる地平へと導いていく。岡安（2020）は、折口信夫はもちろん、フロイトやラカン、さらには構造人類学までをも素地とした部厚い柳田論を展開している。それは柳田の民俗学が総合的知をめざしたものであることを改めて教えるものであった。私はそれらに再度触発されて、改めて民俗学の深さを感じたのである。

五　ボルタンスキー（Boltanski）への迂回

さいごにやや迂回することを許していただきたい。クリスチャン・ボルタンスキー（Christian Boltanski；1944-2021）というパリ生まれの現代芸術家がいるのをご存知であろうか。日本各地の美術館に彼の作品が所蔵されているし、二〇一九年二月から大回顧展が大阪、東京、長崎で開催された。

彼が長年かけて製作する作品は、生と死、神話、暗闇、死者と顔、聖遺物、ゴースト、記憶、それらの存在を察知する力、埋葬者……などで、強引にまとめれば「弔うこと」をテーマにした作家であるといえる。実際に彼は、「アーチストであるとは？　死者とともに生きようとすること。死者を蘇らせることなど幻想だとわかっていながらも、それを蘇らせようとすることだ」（Boltanski, 2019, p.58）と述べている。たとえば『アニミタス（白）』という作品は、チリの砂漠で先端に風鈴を付けた細長い木を多数立てて、その風にゆれる風鈴の音が十数時間続くというビデオプロジェクションで、作品自体はその後放置され崩壊するというものである。タイトルの『アニミタス』自身、チリなどの路辺で不慮の事故死を遂げた者を偲んで造られる小さな家型の祠で「小さな魂」の意味を持つ。

この作品の前にたたずんで風鈴の音を聞いた時、私がまず連想したのが恐山宇曽利湖畔で聞いた風車《かざぐるま》の音であった。恐山は、死者とその供養をする者のためだけにある日本できわめて特化した場所、霊場である。とくにそのお祭りには、八戸などからイタコが来て口寄せで死者を呼び寄せる小屋が建つのが有名である。一般の参拝者も死者（とくに亡くなった子どもや家族）を慰め、地蔵菩薩の周辺に多くの風車が飾られる。硫黄の香りと風車の音が覆う追悼・鎮魂の空間になる。宇曽利湖に近い地蔵堂には多くの亡き人の遺品が持ち込まれる。ボルタンスキーは長い日本滞在の際に、この宇曽利湖を訪れたのではないか。

ところで、先の大回顧展の図録には、フランス文学者湯沢英彦の「終わりなき巡礼」という一文が掲載されている。そこで湯沢は、前年にボルタンスキーと再会したことを以下のように記している（2019 ; pp. 93-94）。

その時、ボルタンスキーは日本の夏の風習「お盆」に関心を持っているようだった。一通りの説明をすると、以下のような質問が続いたという。

「家に帰ってくる先祖たちは、何代くらい前までなのか？」……おじいさん、おばあさんくらいではないか。

「つまり知っている範囲ということで、それ以前の先祖は帰ってこないのか？」……考えたことはないが、ことによったら帰ってくるかもしれない……昔のご先祖に気づいたことはないです（笑って曖昧な返事をした）。するとさらに、「帰ってくる先祖というのは、単なる思い出ということか、それとも何か別のものか？」と畳みかけて来る。……うまく答えられない、後日話すと周囲の友人も、なぜそんなことを聴いてくるのかという反応だったという。

さいごに

ボルタンスキーの尋ねているのは、追悼や服喪、死者への祈りを考える者には避けられない切実な問いではないか。彼の回顧展のタイトルになっている“Lifetime”には死後の世界も含まれているのだろう。日本では、死後年忌法要をして、三三年目には弔い上げをし、ホトケからカミ（祖霊）になるということを知っていたはずである。お盆に目印の燈籠を飾り、おがらを焚いて、亡くなった祖先が間違えずに家に戻るの歓待する。それは地域で差異はあるものの、人々の生活や身体感覚や季節感にしっかり染み込んでいる、民俗学でいう固有信仰や死後の世界についての疑問なのだとわかる。ボルタンスキーは柳田の言う「心意諸現象」に踏み込んで尋ねたかったのであろう。私たちはこうした文脈を大きく失いつつある。それは時代錯誤の過去の遺物として忘却してよいものなのだろうか。私はこれらにもう一度目を向ける必要があるのではないかと考えている。その時、岡安の著作（2020）を導きの糸にして、柳田の示したかった総合的知へと続く世界がもう一度開かれてくるのだと思う。

[初出]「こころと文化」19(2)：153-157, 2020. に加筆した。文中敬称は略した。

第II部

精神と身体と文化——その架橋の歴史

文化と統合失調症

精神科臨床のどこで文化は作動するのか

はじめに

今日、文化と統合失調症というテーマを考える時、茫漠とした迷路にさまよい込んだ気持ちになる。それは医学や科学の対極にあると想定される「文化」はもちろん、精神疾患の中心として存在し続けてきた「統合失調症」も、いずれもが現在大きく変容を遂げているからである。そしてＤＳＭ－５に見られるごとく、それらにアプローチする精神医学の基本的視点も、かつてのカテゴリカルな枠組みの痕跡もないほど激しく変化している。

文化と精神疾患というテーマは、近代精神医学の黎明期から伏流のごとく貫かれた話題であった。たとえば、エスキロール（Esquirol, 1838）の議論に見られるような、精神疾患はその時代の影響を受け、さらに都市化や文明化がその病因を形成するという視点が思い浮かぶであろうし、二〇世紀初頭にクレペリン（Kraepelin, 1904）がジャワへ航海し、西洋で確立された疾患カテゴリーの普遍性を立証しようとしたことなどが連想される。精神医学を体系的に考えようとする時、文化は影のごとく現れては難問をつきつけてきたのである。

今世紀に入って、精神疾患のゲノムワイド関連解析（ＧＷＡＳ）がわれわれをこの領域の最終的解明に導いてくれるかもしれないという期待が広がった。しかし結果は、環境や社会の影響を取り込んだエピゲノムの影響が注目されることになった。一方で、人種によってさまざまな薬剤への反応と代謝経路が劇的に異なることは、シトクロムP450（CYP）研究を中心とする、いわゆるethno-psychopharmacologyの展開によって、日常臨床と密接に結びつく重要な視点を提供している。たとえばユダヤ系の人々がクロザピン（Clozapine）服用時に重症無顆粒球症の発現頻度が飛躍的に高くなるといった知見（Poole, 2011）は、広義の文化精神医学にも含まれる臨床上の重要な事実を示している。

従来統合失調症は、精神疾患の中でも中核をなす普遍的・実体的疾患であると考えられてきた。そのため文化精神医学が長年定式化してきた、普遍症候群 vs. 文化依存症候群という二項対立図式の際にも、普遍症候群＝統合失調症という暗黙の前提があった。しかし現在、統合失調症は統合失調症スペクトラム障害となり、カタトニアが除外されつつあり、かつては確固とした輪郭を持つ精神疾患の不動の代表であったものが、いわば「動く標的（moving targets）」（Hacking, 1999）として扱われるように変化を遂げている。一方、文化という語でとらえられる事象も、世界的規模の移民や難民の増加や人々の流動性によって、かつての先進国と発展途上国という国境で区切られる二分法を超えて、一国内で生じている経済・文化格差が強調されつつある。文化的側面の方もさらに輪郭のないとらえ難いものになっているのである。

本稿では、文化精神医学から見たいくつかの統合失調症に関連する議論を紹介しながら、ながらく文化と統合失調症（ないしは広く精神病性障害）というテーマで論じられてきたことの何が問題であったのかについて考えてみたい。

一　文化と統合失調症をめぐる古典的議論

文化精神医学という領域は、具体的な難民や移民の問題を扱い、さまざまな疾患の比較文化的な議論をする他に、それらの尺度でもある精神医学自身の妥当性を問うという役割を担ってきた。そして疾患とその社会文化的文脈を論じる際に、伝統的には、「病像成因性（pathogenecity）」と「病像形成性（pathoplasticity）」の二分法が行われ、前者が疾病の形式つまり生物学的実体を示すのに対し、後者が疾病の内容つまり社会文化的な加工領域であるとする議論がなされてきた。現在でも事態は同様であり、「文化は飾りに過ぎず、生物学こそ本質であるcake)」(culture is icing, biology, cake)」（Geertz, 2000 ; p.53）という前提の議論が広範に見られる。人工産物である社会文化的な外皮を剝いでいくと、最終的に生物学的核心に至るというこうした見方を、従来の精神医学に抜き難く存在する先入見である、と批判したのは英国の文化精神医学者リトルウッド（Littlewood, 1986）であった。彼はこれらを「マトリョーシカ人形（Russian doll）型」先入見と断じた。こうした視点に立つ限り、文化的事象は、生物学的本質を偽装する、払拭すべき夾雑物という従属的立場から逃れることはできないことになる。

一方、文化精神医学が深くかかわる事象として、統合失調症の疫学的調査がある。一九六六年から九カ国で行われた「統合失調症の国際パイロット研究（IPSS）」と、その後一九七八〜七九年に行われた、「重症精神障害の転帰決定因に関する共同研究（DOSMeD）」がその代表格である。これらの調査は、統合失調症は地域が違っても発生率には大差がないが、長期転帰は発展途上国より先進国でより不良であるなどの結果を導き出した。紙幅の都合で詳細を論じられないが、この知見は解決よりもより多くの問題群を生み出すことにつながっている（中根・道辻（1999）や江口・下地（2006）を参照、批判的検討としてはクラインマン（Kleinman, 1988）や野口・加藤（2005a, 2005b）を参照されたい）。

文化精神医学はその誕生時から、医学的文脈に限定されない多様な社会的・歴史的思考法をその中に取り込み、普遍的疾病としての統合失調症という視点に異議を唱えてきたといえる。以下に代表的な文化精神医学者の議論を見ていく。

二　文化精神医学から見た統合失調症論

エスノ精神医学（ethnopsychiatrie）の創始者であるドゥヴルー（Devereux: 1908-1985）は、ベトナムなどの地で人類学的調査をした後に精神分析に移行したハンガリー出身の研究者であり、さらにその後「トランスカルチュラル（transcultural）精神医学」という用語を鋳造した心理学者である。現在パリの移民関連の心理支援センターにその名が冠され、映画『ジミーとジョルジュ』（二〇一三年）でも取りあげられたので知る人も多いだろう。ドゥヴルーは早期からこの問題への独自な視点を打ち出して、以下のように述べている。世界の各文化はおのおの独自のethnic neurosis（ないしpsychosis）を持っている。つまり、「狂気におちいってはいけないが、もしそうなるのならこのようにふるまえ」（Devereux, 1980; p.34-35）という例外項目を有しているのである。さらに、そのethnic neurosis（psychosis）が、ヒステリーのような一過性のものの時と、統合失調症のような慢性化するものに典型化する時が、その社会・文化の抑圧度に比例して、歴史的に見ると交替的・拮抗的に出現するというのである。彼によれば、統合失調症とは、文化依存的な部分を見えなくさせる（したがってethnic neurosisではない）、西欧文化に特有の、孤立し硬直した状態を作り上げる。ここから彼の、「涙なしの」という語を冠される独自な統合失調症理解およびその治療論が展開される。つまり、簡単にまとめれば、この病態の真正面ではなく側面のneurosisの部分からアプローチしなければいけないという視点である。

また一九七〇年代に、遺稿となったその著書（Yap, 1974）で、比較文化精神医学の大枠を論じたヤップ（Yap:

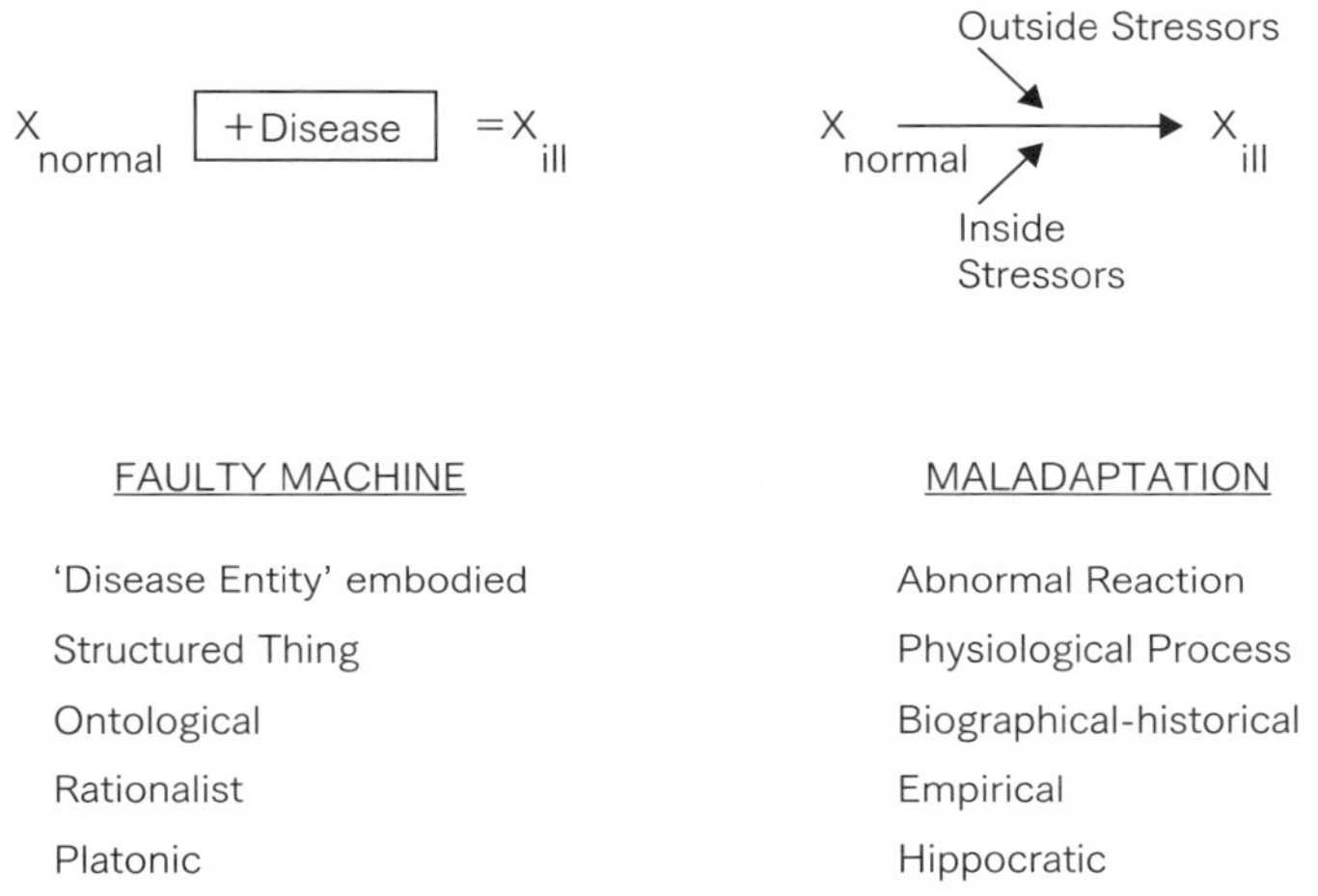

$$X_{normal} + \boxed{+Disease} = X_{ill}$$

Outside Stressors

$$X_{normal} \longrightarrow X_{ill}$$

Inside Stressors

FAULTY MACHINE	MALADAPTATION
'Disease Entity' embodied	Abnormal Reaction
Structured Thing	Physiological Process
Ontological	Biographical-historical
Rationalist	Empirical
Platonic	Hippocratic

図　病いのキーとなるモデル（Yap, 1974；p.30）

1921-1971）は、東南アジア一帯で観察される驚愕反応症候群ともいえるラター（latah）をもとに、文化依存症候群（culture-bound syndrome）という語を鋳造したことで知られる、英国で学んだ香港の文化精神医学者である。ヤップは病い（illness）を理解する際に、「壊れた機械（faulty machine）」モデルと「不適応（maladaptation）」モデルがあると定式化する。前者は、正常状態が疾患によって病いになるという図式であり、個々人に内蔵された「疾患エンティティ」を前提とするが、後者は、正常状態に外部や内部からのストレッサーが作用して病いになるという図式で、異常な「反応」を前提とすることになる。ヤップは後者の視点の重要性を強調し、環境や社会からの破断（dyscrasia）と回復（resolution）過程の全体図を示し、この破断＝回復過程の一部に精神医療を含む治療や矯正を組み込もうとする。さまざまな文化における、都市化した地域とより辺境的な地域を対比し、前者は典型的、普遍的反応症候群を、後者は非定型の、文化依存的反応症候群という要素を多く取り入れやすいことを描き、それによって個々人が全体の社会システムからどのように破断され、どのような回復過程をたどるのかを見ていこうとする。つまり逸脱がどのようにして再社会化されるのかという全体像の中に精神疾患を埋め込もうとするのである。

ヤップのこうした図式は、中井久夫の『治療文化論』（1990）にも大幅に取り入れられている。中井は、普遍症候群VS.文化依存症候群という伝統的な二項対立図式に、個人症候群という、具体的な固有名詞でしか表せないミクロな対人レベルで表出する要素を加え、これら三項円環図式を示すことで、文化精神医学をさらに力動的な、治療論レベルに引き寄せようとした。中井は、さらに西欧型＝都市型文化の特徴を、普遍症候群しかほとんど残っていない事態、つまり「文化依存症候群の貧困あるいは欠如」と見る可能性を示唆している。ここでも周囲＝環界との間で生じる「反応」が注目されている。近代精神医学の目から見ると、文化依存症候群の多くは心因反応の枠組みに収められると中井は述べる。つまり「文化依存症候群は一般に、人間＝環界複合の破断によって起こる、比較的直接に理解しうる（それゆえに「心因」）、激烈だが短期かつ可逆的な過程（これゆえに「反応」）より成る比較的良性の病いである」（中井 1990 : p.40）。こうして中井は、比較的単純な了解可能性と直截激甚な過程とがあいまって、家族や隣人や公衆を無関心ではいられなくさせるのであり、とくに憑依症候群では、その経過後により安定し確信に満ち、葛藤から自由な、むしろ外交的人間として当事者が再び立ち現れる可能性に道を開くという「非定型病像形成性」とでも名づけうる視点を示す。

三　民俗学的視点から見た精神病論

私（筆者）がそもそもこうした領域に関心を持ったのも同様な経緯からである。かつて関西の一山村で憑依状態になった青年とその叔母について、人類学的アプローチ（江口 1987）を行ったことがあった。さらに思春期発症の男女計四例の非定型精神病とされる事例を微小民族誌的方法で検討（江口 1993）したことがある。憑依や非定型精神病を含む病態と、統合失調症とはまったく別種であるという反論もあるかと思うが、しかし決定的に重要なのは、憑依や非定型精神病においては、周囲の多数の者が深く関与してこれらの病態が析出しているという事実である。その時私が深く共感したのは、柳田国男がこうした事態へ示した民俗学的理解であった。柳田はそのさまざまな著作において、今日であったら精神医学領域のものと思われる事例を書き残している。『山の人生』(柳田 1926［2007］) 冒頭の、子どもを殺めてしまう二つの実例は今日の司法精神医学の恰好のテーマであろう。あるいは『故郷七十年』(柳田 2016 ; p.365-366) に記された柳田幼少期の、隣家主人の狂気の話も同様である。この男性が突然妻を斬り殺し、さらに近隣の主人に斬りつける事件を起こし、人力車に乗せられて水戸の病院に入院する様子が印象深く記載されている。柳田はこの事件の前日に二匹の狐が遠くからこちらを向いていた姿を想起している。そして幼心に、氏神のある傾斜地の横手にいくつかの狐穴があったことを思い出し、その発病した男性は、その狐穴を埋めてしまった祟りであろうと近所では噂されたことを記している。こうしたエピソードが、病院に運ばれていく姿とともに、少年時代の柳田の記憶深くに刻まれたのである。

柳田の憑依事例をめぐる視点のエッセンスが、『山の人生』に記されている。そもそも本書には、山中遁世、神隠し、幽界譚、鬼、山姥、山男といった異界的テーマが満載だが、とりわけ狐憑きの描写は精彩を放っている。次第に奇妙な挙動を示し、周囲一同がうすうす感じとり警戒していると、本人もさらに疑わしく、小豆飯や油揚げを要求し、手つきや眼つきもおかしく、「こんちくしょう」と激昂、はては自分から堂々と何山の稲荷だと名乗るまで進んでくるのである。「……要するに双方相持ちで、もしこれを精神病の一つとするならば、患者は決して病人一人ではないのだ」(柳田 2007 ; p.151)。柳田は、憑依や精神的病いの核心に、こうした本人と周囲の人々の間の相互行為過程があり、その力動を理解することの重要性を、大正期に記されたこの著書の中ですでに十二分に述べていることがわかる。

四　文化はどこで作動するのか

ところで、この柳田の記載は、精神病という普遍的な事態に対する、憑依という文化的な症状形成という側面を示したものなのだろうか。私にはそのようにどうしても読めない。ドゥヴルー−ヤップ−中井−柳田をつなぐ精神病観・狂気観があるとしたら、そのローカルな狂気の表現は文化的修飾物というものではなく、周囲との間の相互行為過程で、そのようないわば「非定型的」症状や行為へと切り出され、形成され、さらには復元可能性を含むものとして現れるのではないか。

こうしたさまざまな次元で相互に影響を与える、発症と文化の界面をつぶさに検討する時、精神病的事態が文化的加工を伴いながら析出する部分が注目される。かつて私（江口2001）はそれを、文化依存症候群のラターやイムを例に示したことがある。再度略述すると、それらには、典型的反応を呈する中核群がある。そしてその周辺には典型例に至らない亜型群が存在する場合が多い。私は、ミクロな文化的作用を、こうした亜型群の人々が典型例のふるまいをまねているうちに真正のものになっていく現象の中に見出したいと思っている。脊椎動物に特徴的とされるこの「模倣（imitation）」と呼ばれる部分こそ、相互行為が個体を超えて集団に広がる現象の源泉であり、文化が作動する部分ではないだろうか。

哲学者のハッキング（Hacking, 2010）は、二〇〇一年から二〇〇六年までの間に、コソボや旧ソ連邦からスウェーデンへ渡った難民申請家族の子どもに、完全な社会的引きこもり現象が流行したことを報告している。そしてその現象の解釈に、社会的無力感や希望のなさを含む、精神障害ないし文化依存症候群と文化との界面に現れた、「模倣（imitation）／内面化（internalisation）：I&I理論」と名づける現象の重要性を論じた。催眠や一時的に流行する精神障害、さらにはプラセボ効果や精神療法による治癒機制にまでその視点が拡張できそうな、この「模倣／内面化」こそ文化が作動している部分なのであろう。

五　近年の医療人類学的統合失調症研究から

一九八〇年に、それまでの精神分析学や精神病理学といった「大きな物語の終焉」（江口2017）を刻印するように登場したＤＳＭ－Ⅲと、それ以降の生物学的精神医学の興隆は、二一世紀に入って米国での薬物療法に偏った生物学主義の頓挫から二分極化しつつあるといえる。一つは「研究領域基準（RDoC）」に端的に見られる、遺伝子や画像や認知機能等を含む、疾患カテゴリーを超えた生物学的基盤をもとにした生物学的視点であり、もう一つは、人文社会科学的な要素も取り入れる形で進められつつある、たとえば英国における哲学と精神医学と心理学を結びつけて再構成しようという試み（Fulford et al., 2013）や、精神医学における主観性や現象学を再度重視する試みとして現れている。それらは、たとえばカーマイヤーら（Kirmayer et al., 2015, 2002）による浩瀚《こうかん》な論集や、ジェンキンス（Jenkins, 2015）やラーマンら（Luhrmann et al., 2016）による複数の地域の症例を挙げた比較統合失調症論として刊行されている。

ラーマンらの論集では、冒頭に、人類学的な統合失調症研究の歴史が要約されているが、さらに結論部では、事例検討を通して、以下のような統合失調症の再解釈や新たな治療論につながる実際的な要点が挙げられている（2016；pp.220-222）。診断議論の最小化と診断の中立性の最大化、精神内的現象より行動を焦点化すること、「広義の」仕事を可能にさせること（Enable Work）、社会的孤立の最小化と家族的関与の促進、安全で不安のない住まいの提供、声への関与、精神病体験への共感と敬意の試み、である。ここで詳細に立ち入ることはできないが、とくに、家族から離れることを障害者の自立の前提と考えがちなわれわれに再考を促す指摘であるし、近年主に英国でその技法とともに奨励されつつある、声（幻聴）を受容し肯定的なものへと手なずけていく「hearing voices運動」などの「意味を中心としたアプローチ」は、安全な住居確保（Housing First）や、オープンダイアローグといった積極的社会的支援プログラムとともにこの領域の今後の展開を占うものとなるだろう。否定的で脅かす声をより緩やかなものに変容させる技術が、精神病的事態の侵襲性を軽減し、部分的にコントロール可能なものに変える可能性として示されているのである。

人類学者のジェンキンス（2015）は、かつて調査したクロザピン・クリニックに通う統合失調症患者が、自分の状態を第一次大戦の塹壕で耐え続ける、恐怖におびえる兵士の「まったき苦悩」に喩えたことを想起している。その二〇年後の「Voice Hearers」運動では、彼らが聴く声と「仲良くなる」ことや、あまり敵対的でない仕方で「その放送時間を制限する」ようにその声と交渉する方法を推奨するものになっている変化に注目し、こうした経験の多様性こそ、精神的な病いが基本的に人間的な事態であることを強調するものではないかと述べている。これらに対し、楽観的過ぎるという意見もあるかもしれないが、今後の統合失調症の理解や治療へ新たな扉を開くものであろう。

さいごに

文化と統合失調症というテーマをめぐって、関連する議論を見てきた。それは、精神医学的診断から「反応」概念が姿を消し、統合失調症の名称変更がなされ、軽症化が叫ばれ、スペクトラム化が論じられる時代を背景にしている。それは一方で、統合失調症への精神療法的視点が過小評価され、ごく狭い治療論が流通する臨床の場を形成している。ドゥヴルー（Devereux, 1980）が述べたように、それは文化的統制が緩んだ歴史的背景を反映しているのだろうか。統合失調症、とくにその主観的症状を手なずけ、友好的に制御可能なものに変えていく方法論もそうした状況を映し出すものなのだろうか。

さいごになるが、先にも引用したハッキングは、その著書の狂気をめぐる章（Hacking, 1999）で、伝統的な自然科学と社会科学の主要な違いについて述べている。前者の分類が「無反応な種類」であるのに対し、後者では「相互作用する種類」が使用される。前者の標的は動かないのに対し、後者の標的は、そのように規定（命名）されることで「ループ効果」を呈して動くのである。この延長でハッキングは、統合失調症を例にとってこう記している。「統合失調症患者は、人間の種類としては、動く標的であり、その分類は相互作用する種類なのである」（1999/2006 邦訳 p.255）。しかしそれは、彼の述べる「一時的な精神障害」（Hacking, 1998）とは一線を画す、「自然種」あるいは無反応な「実在」の部分を大きく含む種でもあることが前提とされているのであろう。

統合失調症はそのどこまでが自然種といえるのか。文化と統合失調症という話題は、こうした精神医学的な根本問題へと絶えずわれわれを連れ戻すテーマなのである。

［初出］「精神科治療学」33 (2) : 193-198, 2018. に加筆した。

文化と妄想
妄想研究とエスノグラフィーの可能性

はじめに

今日、多くの精神科医にとって、「文化と妄想」というテーマは周縁的な問題であるにちがいない。実際、文化は、多文化間精神医学領域において「文化的能力（cultural competence）」つまり文化的な事象を適切に扱うことができる能力として、少数民族集団や難民・移民を対象にする領域で注目されてはいるものの、それ以外では文化依存症候群としてかろうじて精神医学診断基準の附録に登場するくらいである。一方、妄想も、かつてのごとくその時代を代表する精神科医によって精神医学の根本問題として「妄想とは何か」が論じられることは――生田（2011）などの例外はあるものの――ほとんど見られない。笠原嘉が、一九七〇年代に自ら展開した画期的な妄想研究の、三十余年ぶりの復刊（『妄想論』2010）にあたって、今日そのテーマを論じることの時代的違和感を巻末の解説で自ら記しているほどなのである。

もちろんこうした背景には、笠原自身指摘するように、一九八〇年のＤＳＭ－Ⅲ登場以降の操作的診断と神経科学化した生物学的精神医学のグローバルな規模での席捲という背景があり、それにともなう記述精神医学と力動精神医学の退潮という事態がある。今日の精神科医のなかには（それが悪いというのではないが）たとえばヤスパース（Jaspers）やビンスワンガー（Binswanger）、さらにはフロイト（Freud）の著作の一編も読んだことがないという者もいるし、現象学や記述精神医学という用語さえ知らない者もいる。実際ＤＳＭの理念は浸透し、操作的診断マニュアルと精神薬理学の初歩の知識があれば人間科学的素地がなくても精神科臨床は十分可能だという時代になりつつある。こうした背景やその是非に対する批判的コメントはここでは差し控えるが、精神医学・医療をめぐるパラダイム転換という部分を超えて、広く言えば科学をめぐる（いわゆる「science wars」を含む）複雑な問題が析出していることを指摘しておきたい。

本稿では、そうした意図を尊重しながら、一九七〇年代には多くの精神病理学者が熱っぽく論じ、その視点や臨床を発展させようとした「文化と妄想」について、文化精神医学の視点から改めて光を当ててみたい。それは今日、同一の主題から連想される領域を大きく超えて、精神病理学の枠組み自体を相対化するような中井の『治療文化論』（1983）へと架橋される重要な問題点をわれわれに示してくれると思うからである。

一　妄想主題の歴史的・地理的変遷

読者にとって、「文化と妄想」という話題でまず連想されるのは何だろうか。おそらく素直な反応は、時代や場所が異なれば、妄想にも変容が見られるといういわゆる「妄想主題の変遷」というテーマであろう。この話題については日本では一九六〇年代に発表された桜井らの研究（1964）があり、その後のものとしては海外の文献レビューを含めた、藤森英之の一連の論考（1998）がすぐれた総説を示してくれる。藤森は、（東京府癲狂院から巣鴨病院を含む）松沢病院の病床日誌をもとに、明治から昭和にいたる統合失調症初発入院患者一二八三例を抽出し、その妄想主題の変遷を論じている。その後さらに日中韓および東南アジアでの特徴的妄想の比較や、宗教主題の時代変遷といった問題へと議論を拡げている。その研究の全貌を紹介することは不可能だが、代表論文の要旨を示すと以下のようになる。

藤森は、社会変動や時代精神が統合失調症の妄想主題に及ぼす影響を考察するに当たり、時代区分を、戦前・戦中・戦後・現在に分割し、それに性別や教育程度などの要素をクロスさせている。そして、時代によって変遷する妄想主題である「転変型」と、変わらない主題の「恒常型」に二分し、前者「転変型」の中でも減少傾向にある主題（憑依・誇大妄想）と増大傾向にある主題（被害・関係・注察・迫害・物理的被害・心気妄想）に整理し、それらを後者「恒常型」（被毒・嫉妬・罪業・宗教・血統妄想）と対比しながら検討している。このようにして、戦前のいわば「俗信」を通じた共同体的紐帯から、戦後それが崩壊し高度経済成長・高学歴の総「中流」社会の出現という時代背景と結びつきながら妄想主題が変遷している様子が跡付けられている。これらの結論はドイツにおける妄想主題の変遷研究とも呼応して、クランツのやや古い研究（Kranz, 1955）によれば、統合失調症の妄想主題では時代的変遷が見られる一方で、うつ病の妄想主題はあまり変わらないこと。さらに統合失調症の妄想主題は各時代の時代的な背景の影響を受けて変化するが、追跡、被害、被毒などのテーマは時代や個人を超えて一定しているという所見が示されている。

藤森が明らかにしたように、血統妄想が戦後に一時的増大した事実や、示された事例の詳細は興味が尽きないが、憑依や誇大妄想の減少は十分想定可能なものといえよう。

さてこうした、時間と空間の変化で妄想主題も変わるだろうという、「文化と妄想」をめぐる一見常識的な視点に対して、一九七〇年代に異議が唱えられるようになった。というのも、こうした妄想主題の変遷というテーマは、ビルンバウム（Birnbaum, K.）の提示した伝統的な視点である、「病像成因的（pathogenetisch）」vs.「病像形成的（pathoplastisch）」の二分法的視点を前提とする。つまり生物学的基礎をもつ前者に、環境や体質などの偶発的要素である後者が修飾を加えるという図式、さらに言い換えれば疾患の「形式」を規定する生物学に、「内容」の多様性につながる文化的事象が加わるという枠組みを出ていないように見えるからである。

二　文化精神医学の再定義

精神医学の領域で、改めて文化とは何かを考え、その再定義を自らの議論に持ち込もうとする試みは一九七〇年代に入って次々と提出された。たとえば、「甘え」概念を通して欧米中心の精神分析学的先入見を批判的に検討し、現代社会の問題にそれをつなげて論じた土居健郎『「甘え」の構造』（1971）や、日本人の精神病理を風土論の視点から考察した『人と人との間』（1972）の最終章で「文化を超えた精神医学」を展開した木村敏を挙げるだけで十分であろう。一九七二年以降毎年一巻ずつ刊行されたシリーズ『分裂病の精神病理』に象徴されるように、一九七〇年代は日本の精神病理学が大きく開花する例外的な時期であった。

このような流れの中で、「文化と妄想」を中心に従来の枠組みを超えた視角を提示しようとした試みが、おもに現象学的精神病理学とそれを基にしたトランスカルチュラル精神医学の領域からもたらされることになった。前者は、刺激的な論集『妄想研究とその周辺』（宮本 1982）の後半三分の一を「妄想と文化」にあてた宮本忠雄であり、後者の代表がこの時期トランスカルチュラル精神医学を再定義しながら、現象学的文化精神医学、さらにはその状況論的展開を視野に入れようとした荻野恒一（1976）であった。

宮本は「文化としての妄想」という論考のなかで、単に文化の諸相が妄想内容や様式にどのような影響を及ぼしてきたかを論じることを「平板な記述」として退け、「妄想を、危機的状況におかれた人間の一つの意味ある生き方として、そしてまた疾患の単なる一症状としてではなく、ある種の創造的所産としてとらえなおす」（宮本

1982；p.320）ことから始めようとする。同様に荻野は、妄想の従来の定義、つまり妄想とは「病的状態から発生する判断の誤謬であり、しかも単なる誤りとは異なって、他人によって説得されてもその誤謬を訂正し得ない感情的確信」であるのに対し、ルネサンス期に地動説を唱えて異端とされた者や、「迷信」を信じている人びとの例を挙げて批判的考察を展開している。そして「妄想、とりわけ分裂病者やパラノイア者が抱く妄想は、突如として病的状態から発生するものではなく、かれらがかかわっている状況から、もっと正確にいうとその状況自体の変貌のために生じていると考えられる」（荻野 1976；p.143）という視点に踏み出そうとする。

このような典型的事例として荻野は、大きく「土着再生化運動」「千年王国運動」、あるいは広く「神話的解放運動」（Ellenberger, 2000）として括られる民衆運動、なかでもメラネシア地域のカーゴカルト運動に注目する。こうした典型事例と、沖縄で宗教的神秘妄想を抱く事例とを詳細に記述しながら、その類似性を論じるのである。両者とも、「西欧文化ときわめて異質な文化状況のなかに、高いテクノロジーをもった現代文明が、急激かつ暴力的に急速に侵入したときの、この現代文明の侵入への拒絶反応」（荻野 1976；p.165）として了解しうる、からである。こうした視点には、荻野がさらに後に展開する状況論の核心が凝縮しているといえる。それはシャーマン文化と都市文化の過渡的境界面に生じる激しい葛藤状況であり、そこで社会的に圧倒的な力の差を伴った劣位の者の失意や願望が妄想形成に与るという図式である。

この時期の精神病理学の提示したアプローチは、現象学的精神病理学や現存在分析に代表される。それは簡単にいえば、統合失調症やうつ病とされる当人の内的世界に分け入りながら、その細部を当事者の内的経験に沿うように描き出そうとするものであった。このような手法を用いて詳細に患者の経験を再構成していくとき、正常と異常の境界は曖昧になり、「妄想」と呼ばれるものはその本人の置かれた社会的・歴史的背景（の変容）と地続きの大きな文化変容過程の一面に過ぎないのではないかという視点に至る。こうした文脈で見るとき、宮本や荻野が、「病像成因的」vs.「病像形成的」の二分法、つまり疾患の「形式」vs.「内容」を分けて考えることの問題点を「限界」として指摘し、それを超える視点を上記のアプローチから導こうとしたのが理解できるであろう。

三　ブランケンブルクの事例

一九七〇年代には、先の宮本や荻野をはじめとして、従来の妄想理解を突破しようとする多様な試みがなされた。その代表がブランケンブルク（Blankenburg, 1978）による、バーガーとルックマン（Berger and Luckmann, 1966）の展開した現象学的社会学の概念を妄想理解の基礎に取り入れようとする議論である。私は一度この事例について論じたことがあるが（江口1987）、再度概略を紹介し検討したい。

ブランケンブルクの提示する症例は、三二歳になるドイツの農家の息子のケースである。この青年は、日頃村はずれの洞窟にある聖母像に祈っているが、ある時その聖母像が傾いて形が変わったという。そして時刻はずれに蜂が現われ、そこから自分の方に向かって飛んで来たと語る。その時以来、彼は自分がキリストであり、マリアの息子だと信じるようになっている。イエスが水をぶどう酒に変えたという新約聖書のカナの婚礼における奇跡（『ヨハネによる福音書』第二章一〜六節）を再現しようと、自動車のガソリンタンクに水を注いで、水をガソリンに変えようとしたり、家畜小屋から悪霊を追い出そうとして、聖水入りの瓶を七つ用意したりの末に、父親によって病院に連れて来られた例である。

父親を（さらには医療者を）困惑させたのは、父の話によれば、父親自身も家畜小屋に悪魔がいると信じている事実であった。息子は「精神病」であり「困ったやつ」だが、家畜小屋に悪魔がいるという話は間違っていない。その証拠に夜間に馬のたてがみがお下げに編まれていることがたびたび起こっている。これは悪魔の仕業だからである。父はその悪魔を待ち伏せるためにかつて小屋に泊まりこんだことがあるが、睡魔に襲われ、目がさめると馬のたてがみがお下げに編まれていた、と言う。父親は、村の女占い師の持つモーゼの第七書か第八書にその証拠があると言い、息子の病気もその女占い師の魔法のせいだと言うことだった。

ブランケンブルクは、その息子が「妄想」で、父が「迷信」であるということを、バーガーとルックマンの「現実の社会的構成」に従って、その「第一次社会化」と「第二次社会化」から導き出そうとしている。つまり「妄想」は、社会化の最重要な第一段階、すなわち幼年期に現実（reality）の内在化が生じる際にその脅威から自己同一性までも脅かされた結果生じるものであると論じ、一方父親は「われわれ－共同体」の内部に留まるゆえに「妄想」ではなく、「第二次社会化」（制度的なものないし制度的下位世界が内在化する過程）の産物である「迷信」であるとしている。こうしてここでは、精神病理学と現象学的社会学を結びつける視点が提示されたのである。

「妄想・迷信問題」を新たな学際的架橋で突破しようとするブランケンブルクの試みであるが、私の関心が向くのは、事例の妄想・迷信問題の行間から、おそらく一九七〇年代においてもドイツの田園地帯に広範に見られたのであろう、「聖母信仰」や「宗教的奇跡」が顔をのぞかせている点である。先の事例を、村人の日常生活という文脈に置き直して率直に眺めて見ると、事態はもう一つ別のものとして浮かび上がってくるように思われる。

たとえば、この息子は、「病気」というより、車にガソリンではなく水を入れる「不適切な」行動によって事例化していることや、父親が息子を指して言う「病気」や「精神病」はわれわれの言うそれとはかなり異なった意味で用いられているらしいこと。さらに、この村はずれには実際女占い師がいて、予言、治療、妖術的役割などを果たしているらしいこと。そして入院に至るまでにこの占い師と父子との間に宗教治療的なやりとりがあったらしいことなどが見えてくる。事例を、精神病理学の文脈上で見ていく限り、この父子が生活している世界の「現実」を実際に構成している、小屋の悪魔、聖母、奇跡、女占い師といった事柄は、「妄想」を修飾するローカルなアイテムとして「迷信」的世界という背景の中へ覆い隠されてしまうことが分かるだろう。われわれが注目すべきなのは、西欧の事例にもこうした文化的な層が確固として存在しているという部分なのである。

四　一山村の憑依事例

私がこのような部分に関心を寄せるのは、自分がかつて行った憑依事例の民族誌的研究の影響であり、じつはその過程でこのブランケンブルクの事例理解が大きな問題となったからである（江口1987）。私の遭遇した事例というのは、憑依状態を呈した、ともに関西の一山村出身の青年とその叔母であり、「文化と妄想」さらには文化と精神障害をめぐるその後の私の臨床や思考の原型を形成したケースである。

初診時一八歳の青年は疲労と交通事故の警察署における取調べ時から激しい興奮を伴う狐憑きの症状を呈し、初診時三四歳のその叔母は、家庭内の葛藤から事例化し、その治療過程でいくつかの宗教治療者とのやりとりで緩やかな憑依体験や狐の声を聴くに至った者である。青年は地元の村で数日間縄をかけられ放置され、そのままの状態で病院に連れてこられ、当初激しい精神運動興奮を呈したが急速に回復していった例で、外泊などで家に戻されると宗教治療が薦められ、精神科の薬物治療などは自ずと回避されることとなった。

私は、これらの事例の呈する急激な非定型病像と、家族を含めた独特な「コンプライアンス不良」の源泉を理解するために、一旦精神医学的視点を括弧に入れて、この両者が生育した山村の人々から見たとき、彼／彼女はどういう状態として目に映り、理解されたのだろうかという疑問から、その出身地の村（「K村」）で民族誌的聴き取りをしたのである。

その結果は私にとって驚くべきものであった。それは、古代の先住集団と渡来系集団との軋轢にまで遡るこの地方の民話・神話群や、その村独特の山の民としての習俗・文化、村の中心にある神社の神主を毎年（神降りの）みくじで決める「回り神主」制度、さらには中世の狂言「釣狐」にまでたどることのできる村の多くの人々の共有する集団的記憶、そして戦後多くの宗教者がこの村から輩出し、それぞれの間で治療技法の競合現象などが存在していたことであった。そしてこの山深い「K村」が広く交通的にも下流の市街へと開かれる変動期（一九五〇年代）から、「K村病」と地元の医師が呼ぶ独特な病態が現われ、最終的には戦後すぐの時期に、ある初老の女性が激烈な神降り（神懸り）の憑依状態を呈するに至る。それは途絶えた家系を継いで、その菩提寺における狂言「釣狐」の奉納を契機にしており、この大々的に行われた奉納公演直後からその女性を中心に、家族、その周囲の人びとや村の子どもの集団憑依も巻き込んで次第に伝播し、さらには大きな政治的な節目節目で憑依主体を変えながら、結局は一つの宗教教団を形成するにいたる大きな歴史的運動として展開した事実が浮き上がってくるのであった。つまり私が、憑依や急性錯乱、ないし非定型精神病と考え、あるいはコンプライアンスの悪さや祈禱性精神病、あるいは適応障害や家族病理ととらえた事例は、複雑にその社会的・文化的背景と絡みながらその症状ばかりか、全体像を現していることが次第に理解できるようになったのである。

こうした事態を、あくまで文化的、社会的事象に装飾された個別の精神疾患ないし精神障害としてとらえる限り、その背景の時代や歴史や文化的コンテクストは、本質的な疾患に添えられた夾雑物に過ぎない。そして私が結論的にたどり着いたのは、柳田国男が『山の人生』（2007）で狐憑きの例を出して論じた視点にごく近いものであった。つまり憑依事例などの成立には、病者ばかりでなく家族や周囲も深く関わっているというものである。「要するに双方の相持ちで、もしこれを精神病の一つとするならば、患者は決して病人一人ではない」（柳田2007：p.151）。こうした事実が明確に体験できたのである。つまり、ブランケンブルクや荻野、さらには私が提示した事例が「妄想・迷信問題」として析出する地点とは、その事例を「妄想」や「精神障害」といった精神医学的尺度を用いて理解できるところの「限界」、言い換えれば、その標識の向こう側は、別の方法論に持ち替えて（あるいは併用して）進まなければ解明できない「限界」を示す標識のようなものではないか。その地点以降は、観察者自身もその場に巻き込まれ、その場に影響を与えるような者となることを免れ得ない、つまり民族誌的（ethnographical）アプローチが有効な領域へと切り替わる点を示しているのではないか。

臨床場面では覆い隠されているこのような層を、出来るかぎり発掘し、日常生活の文脈上に再構成すること。こうした企ては、観念的理解にとどまるものではなく、たとえば先のブランケンブルクの事例や私の事例の治療過程を考えてゆく際も、本人や家族や医療者の間の「病い」の概念をめぐるずれ、「病識」の共有化をめぐる困難性、それらの齟齬を埋めていく具体的なふるまいや方策などについて、多くの治療上の見通しと解決の糸口を示してくれるように思われるのである。

五　精神医学的解釈の「限界」

一九七〇年代のトランスカルチュラル精神医学が、従来の形式と内容に分ける妄想論を、「文化」を梃子《てこ》にして一歩先に進めようとしたことについてはすでに述べた。そうすることでたとえば荻野の議論に見られるように、「社会因性」「状況因性」の病因論に限りなく近い視点が示されることになった。実際民族誌的視点を取り入れ、病者の背景や経験を詳細に描き出せば出すほど、先に示した柳田の視点のように、相互行為的な側面が前景化して、正常と異常の境界は曖昧なものにならざるを得ない。しかしそこでもさらに困難な問題が待ちうけている。たとえば状況的理解においても、社会的・歴史的な断絶、つまり激しい文化変容をその「境界」として想定せざるを得ない。その好例が荻野の提示する、「シャーマン文化」対「都市文化」という対立図式である。これらを抽出し、その両者の接触面で妄想や憑依を含むさまざまな病理が出現するという図式になる。

しかしたとえば「シャーマン文化」という規定は、「未開社会」の定義と同様に、二〇世紀後半の人類学でも大きな問題になりそうな部分である。つまり、憑依や脱魂《トランス》が今なおその民衆に広範に息づいているとされる地域でも、同時に資本主義的市場原理やテクノロジーの影響は大いに浸透している。かつて一七、一八世紀の探検家が遭遇したような世界の果てで隔絶された「未開社会」や「現地人」などはどこにもいないのである。

シェイクスピア学者で表象研究家であるグリーンブラット（Greenblatt, S.）は、その著作『驚異と占有』（1994）の序文で、人類学的遭遇を期待して訪れたバリ島での経験を回想している。グリーンブラットは当地の夜の散策中に、光の漏れる東屋《あずまや》を見出し引寄せられるように近づいていく。その小屋で目撃したのは、寺院で入念な憑依儀礼をおこなう男性集団がくつろいで集っている姿だった。彼らは、自分たちの憑依場面を撮影したビデオとその解説を、笑い声を立てながら見て楽しんでいたのである。その中には儀礼においてトランス状態になった被写体である男性も含まれていた。二〇世紀中盤以降の民族学的出会いは、このような憑依や脱魂とテクノロジーとが融合して変容していく側面を強く含み、「シャーマン文化」対「都市文化」という明確な二分が困難なほど、両者間の複雑な断片的《キメラ》・模倣的《ミメーシス》混交が進んでいると考えなければならない。

もちろんこうした現象に対して、人間科学的方法論を用いたら明快な解決がもたらされるというものではない。それは医療人類学者のバイロン・グッド（Byron Good）が、後に述べる（当地の人の示す）「一見非合理的な信念」をめぐる論争として示したものである。それは、一九七〇～一九八〇年代にフィールドワークをおこなった人類学者の多くがその調査地で遭遇し、それをどのように考えたらいいのかということで困惑し、人類学的方法論の核心に迫る問題としてくり返し論じた領域なのである。そしてじつは、これがグッドやクラインマンらの「臨床人類学」の源流の一つになっている部分でもある。

六　妄想の民族誌

グッドが挙げる、人類学者の遭遇する「一見非合理的な信念（apparently irrational beliefs）」とは、フィールドワークの只中に、インフォーマントである現地のキーとなる人物から投げかけられる、「心臓が黄で首に角のある黄金の竜を殺してくれないか」（Sperber, 1984）とか、「あなたは精霊の存在を信じるのか」（Steedly, 1993］）といった問いかけのことである。多くの人類学者が似たような経験をし、そこから人類学的行為としての「聴き取る」ことへの自己省察を行っている。精神科の臨床場面に置き換えれば、さしずめ「アパートの上階にいる犯罪組織からの電波攻撃を一緒に防いでくれませんか」とか、「先生はこれを妄想だと思うんですか」と問われるのに近いものであろう。それは、観察者（治療者）の立場から、当人の棲まう世界へ参画することへの要請であり、観察者の二重見当識（つまり当事者と同じ世界を共有していそうでいて、どこかでそれに距離を置いているような）、ないしその際のダブルスタンダードが問題として浮かび上がるところである。

二〇世紀前半のものであるが、エヴァンズ＝プリチャード（Evans-Prichard）の古典的民族誌（2000）を例に挙げよう。彼が詳細に記述したように、アザンデの人びとには、人間の病いや不幸の背景にはすべて妖術（witchcraft）の存在があり、それを防ぐ技法も、それを鑑別する技法もある。さらにはそれによってもたらされた死を判断する（開腹して腸管を巻き取りながらその根拠となる物体を探していく）方法やその報復方法まで確立されている。そうした総体を、丹念に記述していく伝統的方法がある。しかし一方で、その言説の生きている世界の中に引き込み、観察者に対して「あなたはどう思うか」を問う、そういう瞬間が民族誌的場面ではくり返し生じている。こうした「一見して非合理な経験」をどのように生き生きとした他者理解に節合させるのかという問題は、精神医学的パラダイムを、人類学をはじめとする人間科学的パラダイムに持ち替えて接近してもまだまだ困難な領域と言わなければならない。

これも以前に紹介したことがあるが、精神科医の目から見るとき、明らかに精神病的な「妄想」をもつ者の聞き書きをした民族誌がある。典型的なものは人類学者クラパンザーノ（Crapanzano, V.）による『精霊と結婚した男（Tuhami）』（1980/1991）であり、社会学者中野卓の『離島トカラに生きた男』（1981）である。前者は、トゥハミ（Tuhami）という名のモロッコ人瓦職人の語るライフ・ヒストリーであり、アイシャ・カンディーシャという名の女の魔物《ジンニーヤ》と結婚していると語る。彼は工場の窓もない物置小屋に住んで孤立した生活を送っている。とりわけ彼はすべての性愛的生活をアイシャに支配され苦しんでいる。そうした男性のさまざまな語りがくり広げられる。後者は、トカラ諸島中之島に住む老年の男性（吉岡氏）の語りである。彼は朝鮮や日本を転々と移り住み、開拓者としてその村に入り、地元民との葛藤の末開墾の努力をして地位を得る。そして戦後区長に選ばれて間もなく「狂気」に陥り、座敷牢に閉じ込められ、神に近づき、ある時は天皇や軍政官の励ましを受けながら、ある時はさまざまな生霊や死霊に訪れられながら、そうした霊界や悪霊の出没する場から脱出する過程が中野卓によって丹念に再現されている。こうしたストーリーは村の成り立ちの聴き取りの予備調査の段階で、「太陽系宇宙における諸元素の生成過程についての研究の現状」として霊界体験とともに語られ出すのである。

調査者の意図とまったく食い違う「不適切な」語りを滔滔と語りだす話者に対し、それを「妄想」として扱ったなら、さまざまな文化的慣用表現（idiom）を用いて示されるモロッコの独特な世界観や、精神的・身体的窮状を表そうとする表現を、大きな変革期の社会・政治的エピソードと自己の苦悩や理解を織り合わせるように語りだされる戦後史を、これほど深く感じ取り、再現することができたであろうか。妄想を、単なる症状としてではなく、危機的状況におかれた人間の一つの意味ある生き方、創造的所産であると述べたのは、さきに引用したとおり宮本だが、それは決して狂気を美化するロマン主義的な観念ではないことが、納得できるのではないか。

まとめ

本稿では、「文化と妄想」をめぐって、藤森の一連の研究に代表される「妄想主題の変遷」という問題から、一九七〇年代の文化精神医学の視点から提示された宮本や荻野の状況論的妄想論を再検討し、さらにはこの時期ブランケンブルクが論じた宗教妄想と迷信の領域、これらを現象学的社会学との架橋によって拡張しようとする試みを検討した。さらには、自験例であるある山村の憑依事例とその村自体の戦後の文化変容過程の考察、妄想の民族誌と呼ばれるようないくつかの聴き取りと、二〇世紀末の人類学者がフィールドで直面した「一見非合理的な信念」をたどってきた。

こうしてみると「文化と妄想」として括られる領域は、精神医学の方法論上の問題、さらにはその「限界」とは何かについて再考をうながす、きわめて多産な問題群につながっていることが見えてくる。そしてそれは単に事例の解釈に流行している「文化的」用語をまぶす営為ではなく、臨床的視点に直結するまさに精神医学の核心的な問題であることがわかるだろう。

妄想とは、統合失調症やうつ病という、いわば「他者」の世界を特異的に反映するものといわれてきた。だから一級症状であったり、三大妄想であったり、その独特な病理を中心に疾患への手がかりが洗練されてきたのである。確かに「妄想」や「幻聴」という概念がなかったら、われわれの日常生活はきわめて居心地の悪いものになるにちがいない。「他者」の奇矯な語りやふるまいを、「向こう側」の経験として、梱包して切り離すことができなくなるからだ。このような概念化は社会を維持する安全弁の機能を果たしてもいる。しかし「妄想」とは、いかに誤謬に溢れた内容であっても、人間がさまざまな出来事や事象に出会い、それらを自らの既知の経験に結びつけたり、切り離したりしながら、くり返し自らに物語るように一続きのストーリーに仕立てていく能動的な語りの過程なのである。それは言語を介し、自己違和的な経験を分節化し加工する理解＝解釈過程なのであろう。人生の危機の折に、いくつかの典型的な要素を結びつけた画一的パターンとして、妄想が語られることがしばしば見られるのは、その事実を裏づけるものであろう。

「妄想と文化」という主題は、そうした人間の（普遍的）活動の一側面を強く映し出してくれる。それは精神病理ばかりか、日常生活における共通感覚の生成にも再考を促すテーマなのである。一九七〇年代に宮本忠雄や荻野恒一をはじめとする当時の精神医学者たちがこの領域の拡張にこだわったのはこうした理由があるからなのであろう。

[初出]鹿島晴雄・古城慶子ほか（編）『妄想の臨床』所収、新興医学出版社、pp.137-152, 2013. に加筆した。

文化の中にみる解離現象
ジャネの解離理論を中心に

はじめに

今日「解離」という時、一九世紀の香りのする大がかりな病態を思い浮かべる人は少ないだろう。かつてはヒステリーの項目に分類された解離性健忘や遁走、トランスおよび憑依、解離性同一性障害は、これほど解離が一般に知られるようになった今日でもあまり出会うことがない稀な病態であるといえる。

一般の臨床場面で遭遇する解離といえば、たとえば、外傷性の経験を持ち、体重や摂食にこだわる女性が、時にその前後の記憶も不確かなまま深夜にコンビニに出かけて山ほど菓子類を買い、あるいは冷蔵庫の食品を漁って無茶食いをし、翌日その空いた袋を見て自己嫌悪とともに自分の行動に気がつくといったものであろう。これには超短時間型睡眠薬による夢中遊行が手伝っている場合もある。あるいは、かつて体験した虐待やいじめのネガティヴな記憶が、何らかの契機で、フラッシュバックないし自動症的に、打ち消しても打ち消しても芋づる式に湧き起こって、自傷しないと気が済まない気持ちになる場合などである。

もちろんこれらを解離とすることに異論があるかもしれない。二〇世紀末からの解離理論は、その外縁では、かつて統合失調症圏のものと考えられた離人症や、精神病的体験に近いパーソナリティ障害を含み込むように展開し、そうした部分を症候の中心に据えるようにシフトしているからである。本稿ではこれらを「微小解離」と呼ぼうと思うが、解離の概念自体、時代の変遷とともに変化していることが明らかになる。

一方こうした解離現象が文化と強く結びついていることに多くの臨床家は気づいてきた。世界各地で観察された代表的文化依存（結合）症候群の中には、解離の典型例のような病態が数多く含まれている。憑依やトランスはもちろん、マレー半島を中心に東南アジアで見られるラター（latah）やアモク（amok）、メキシコを中心としたススト（susto）などいくらでも例を挙げることができる。こうした現象や病態が、特定の地域に限定して見られ、時代とともに流行や消褪が見られるのも、解離の時代的・文化的背景との結びつきを強く感じさせる部分である。

一　ジャネ（Janet）の解離理論

まず、今日拡散し、広範囲な病態を示す用語になりつつある「解離」とは何かというところから入ることにしよう。「解離」理論の開拓者とされるフランスの心理学者ピエール・ジャネ（Pierre Janet: 1859-1947）は、要約すると以下のような視点を示した。つまり、何らかの重大な精神的衝撃を受けることで、それまで日常的に機能していた人格システムが揺らぎ、これとは別の核を持つシステムが独立して立ち上がり作動してしまうことが生じる。それらは、視覚－聴覚－運動感覚が結びついた経験であり、ジャネはこうした現象を、「解離」という術語ではなく、一八世紀の動物磁気論に遡る「夢中遊行（somnambulisme）」の典型的モデルとして定式化しようとした。ここで作動しているメカニズムを理解することが「ヒステリー」を理解する上での中心であると論じた。このように、従来機能していた人格から、何らかの衝撃により別人格が「切り離される（dissocier）」現象一般にジャネは「解離（dissociation）」という言葉を当てたのである。

ジャネは二〇世紀に入って，病理的現象ばかりか人間心理一般を理論化するようになった。なかでも注目されるのが，「精神的清算（liquidation morale）」（1919）という聞きなれない概念を使って，外傷性記憶などの再定義と治療論を論じた部分である。「清算」とは，簡単に言えば経験したことのない新たな体験を，どのように既成の自己や経験の中に取り込んで「同化」するかということである。彼の主著では，この項で「外傷性記憶」が論じられることになる。つまり経験したことのない衝撃的な経験は，これまで機能していた自己システムの中に同化できない。それは言語化することができないまま，分離された一塊の体験として，自動症的に出現することになる。それを無害な経験とするためには，既知の自己システムの中に取り入れねばならず，そのためには，改めて言語化し，同化しなければならない。こうして「物語性記憶」にすることで解消されるというのが治療の道筋になる。

ジャネはしかし，こうした言語化（「物語性記憶」）を治療のゴールに据えるのは難しいとも述べている。そのようにしても容易に再燃してしまうからである。そこでジャネは，「記憶の解離（dissociation des réminiscences）」や「固着観念の解離（dissociation de l'idée fixe）」，つまり時間を経ることで「忘却」が生じたり，特定の言葉にまとわりついてたえず外傷性記憶を喚起する観念を丹念に切り離したりすることで，外傷的体験や固着観念が自己システムの中に無害な状態で取り込まれることの治療的重要性を述べているのである。こうしたジャネによる「解離」という語の用法を見ると，「解離」とは広く「切り離す」現象一般を指し，今日のように決して病理現象のみを扱った言葉ではないことが明らかになるだろう（この項のさらなる詳細は江口（2007, 2009）を参照されたい）。

二　解離（dissociation）の変遷とヒステリー

その後世紀の変り目の北米で、ジャネの理論をもとにモートン・プリンス（Morton Prince, 1908）やウィリアム・ジェイムズ（William James）らいわゆる「ボストン学派」の研究者によって、解離が人格の多重性・複数性と結びつけられるようになった。アメリカでの「解離」という語の初出は一八九〇年であるとされている（Hacking, 1995）。これらの影響からジャネは、多重人格研究と直接結びついた北米流の「解離」も自らの理論に取り入れるようになるが、それらはあくまでプリンスらの業績であると述べているのである。

ここで注目したいのは、ジャネにとって、最も重要な（本丸ともいうべき）疾患概念は「ヒステリー」であり、その理解に至る必須の心的メカニズム（二の丸・三の丸）が「夢中遊行」であり、さらにそれの理解を助ける現象（外濠）が「意識の解離」であるという事実である。ほとんどのヒステリーの症状には「解離」が組み込まれているが、ジャネは、（ヒステリー概念が消滅した後の、さまざまな変遷をたどった末に）それらの一部が解離性障害という大枠でまとめられるようになるとは夢にも思わなかっただろう。

というのもジャネは、ヒステリーが誤謬に満ちた概念であるとして批判を浴び、実際消滅寸前だった時期の一九一一年に、その約二〇年前に自らが著したヒステリー研究の医学博士論文の第二版（シャルコーの序言付：1919）をあえて上梓しているからである。ヒステリーという大枠を踏まえて考えることの有効性を信じて疑わなかったことがわかる。たとえば今日「摂食障害」という独立した疾患分類でくくられている病態も、当時の視点では、ヒステリーの「栄養障害」（Janet, 1907, Lecture XI）の項に組み入れられている。その部分の感覚の解離を含む多角的な理解を今日読む時（もちろん問題点も指摘できるだろうが）、その簡潔でしかも深い観察眼が息づいた記載や治療論は、現代の臨床家の理解や記載に勝るとも劣らない精緻なものであるように目に映る。

三　人間の流動性と変身

ジャネがヒステリーにこだわった原因は、その多様な病像が、人間理解に必須の、「夢中遊行」「意識野の狭窄」「意識の解離」という共通のメカニズムを持つものとして統一的に理解できる点であろう。そしてそれらを、統合失調症を中心とする精神病圏のものと対比ないし連続したものとして見る時、さらに重要な視点を提供してくれるからである。

たとえば、中井が示すような、「二重人格－憑依－（狭義の）分裂－妄想－固定観念」（中井 2012）という連続する布置を考えてみる。これらは、「バベルの塔の解体」に比すべき、人間の中枢神経の全般的危機における精神＝身体の解体を食い止めるための、一連の対処的なあり様として考えることが可能ではないかという視点から提示されたシェーマである。このスペクトラムの左方（二重人格）に行くにつれて、精神・身体が丸ごと入れ替わる全体的な解離＝「変身」になり、右方（固定観念）に行くにつれて部分的な観念を導入することで、全般的崩壊がブロックされるということになる。ともにそれぞれ甚大な精神・身体的危機に対する修復作業と見なすことができる。そしてどうやら、こうした修復作業を可能にする社会的な方策として、世界各地の人々はさまざまな文化的な装置やメカニズムを創出しているように考えられる。

ここでやや話の本筋から外れることを許していただきたいが、文学者であり思想家でもあるエリアス・カネッティ（Elias Canetti, 1960）は、かつてヒステリーを人間のたえざる流動性を示す極性（「変身」傾向）とし、それに対し（強迫的）パラノイドを人間の不変で自己同一的なものを求める極性（「仮面剥奪」傾向）に据える刺激的な議論を展開している。その両者を対比的に考え、それらの間の相互行為において、際限のない自己の流動性への怖れから、「変身の禁止」＝不動の中心点としての「王権」が成立し、カネッティは、そこに人間社会の権力の発生を見ようとした。人格変換、憑依、トランスといった典型的解離現象をこうした「変身」という相でとらえる時、なぜこうした現象が生じるのかという、進化精神医学とは言わないまでも、解離現象の文化史的なルートに触れることになるのかもしれない。

四　「身体技法」としての憑依・トランス

さてここでは視点を換えて、民俗学・人類学的視点から憑依やトランスを見ることにする。日本においても憑依やトランスとされる数多くの事例が記述され蓄積されてきた。たとえば柳田国男の『遠野物語』や『山の人生』を開けば、神隠し、狐憑き、仙人出現、霊界探訪といった話題に事欠かない。そこには日本常民の心性の底に息づいている信念や伝承がある。たとえば自称八〇〇歳の尼が街に現れた話、あるいは参河地方でおとらという狐に憑依された者は鳶巣《とびのす》城の故事や山本勘助の智謀について詳細に語るという話が示される（柳田 2007, p.135f.）。

今日の感覚からするとこれらは紛れもない虚偽か作話であり、はじめから眉唾で対応されるだろう。当時でもはじめの対応は同様であったかもしれないが、説得力のある語りが周囲をその気にさせたのである。柳田は、「うそ」と「まぼろし」の間に介在するグレーゾーンの広がりについて指摘する。その帯域は時に拡大して聞く者と語る者をもう一つの世界に導くからである。当時の病いや治療もこうした相互行為の帯域で行われた。ここは文化的なさまざまな仕掛けが作動する領域なのである。診断があいまいな病人がいて、次第に挙動がおかしくなり、やがて小豆飯や油揚げを所望し、さらには手つきや目つきもおかしくなり、自分は何山の稲荷だと言い出すことになる（同書 p.151）。柳田はこうした現象を示しながら、その患者だけではなく、それを憑き物と認める周囲が「双方に相持ちで」一つの精神病を形作っているのだという視点を記している。

一九八〇年代後半、日本において本格的な（つまり完全な人格変換を伴う）憑依は消滅したと言われている。そうした事例報告がなされることはめっきり少なくなった。一九七七年に筆者が精神科の臨床を始めたころ、劇的な憑依はまだ数多く見ることが可能だった。筆者の場合（憑依事例を集中的に診たいと思ったわけではないが）、最初に主治医となった一〇例中三例が憑依状態を示していた。それは関西（奈良）での経験であったが、かつて見た西洋人形、故郷の軍港で見た米国兵士、あるいは霊験あらたかな山の白蛇が憑くというものであった。いずれも壮年から老年の女性であり、急に男性の野太い声で、あるいは英語で朗々と、あるいは山を守る白蛇が腹部に居座り憤怒とともに周囲に向かって語り出すことになった。彼女らのそれまでの刻苦勉励し苦悩に満ちた生活史と照らし合わせる時、それを聴く者は皆こうべをたれ、語られる内容を「真正」のものとして聴くしか仕方がないような厳かなものであった。

筆者はその後も何例もの憑依事例を診ることになり、最初に書いた論文も、滋賀県湖東の一山村出身の狐が憑依した青年と叔母、その背景のある村での集団憑依をテーマにしたものとなった（江口1987）。それは医療人類学的な方法を意識した現地調査を取り入れたものだったが、そのインタヴューの際も多くの村人たちは憑依や見神を含む宗教的な経験を雄弁に語った。そもそもその山村では伝統的神事になっている御籤《みくじ》上げという年一回の儀式があり、そこでは御籤に神が降り、それによって村の成人男性の中から神主が選ばれる回り神主という制度が存在した。つまりこの村の中心に、憑依や神降りを共通感覚にしている伝統がしっかり息づいていることが明らかになっていったのである。

五　ベイトソンとミードの映像から

劇的な憑依とトランス状態の実例を知ろうと思う時、人類学者のベイトソンとミードが一九三〇年代に記録した写真集『バリ島人の性格』(Bateson and Mead, 1942) 以上にこの話題に相応しいものはないだろう。そこにはさまざまなトランス状態を呈する人々が映し出されている。

なかでも圧巻なのは、神々を降ろす儀式で、男性二人が木の棒の先を持ち、その間に長い紐をつないで神を模した人形を垂らし、その人形に神が憑依する場面を撮った連続写真である。神が降りると、それが紐を伝わって男性が痙攣し、そして棒の根元に触れた踊り手の少女に伝播し、失神を経て憑依に至り、トランス状態のまま踊る一連の写真が掲載されている。ここでも厳密な意味や規則があり、バリ島の中央の「山寄りの東」に神々が棲むとされ、それを音楽で憑《よ》り付ける男性はトランスに陥らないように必死に抵抗する。憑依やトランス状態になると、身体の各部分はバラバラに動きはじめる。また(サンギャン・ダンサーと呼ばれる)少女たちは天使に憑依されると、その高さを誇示しながら舞い、何よりも神聖な存在とみなされる。したがって、彼女らは穢れが生じる場面を極力回避し、また初潮前であることなども厳密に定められているという。

バリ島では、今日でも観光化している「魔女」劇のクライマックスで、激しいトランスに陥って剣を自分に刺し、回復する男性たちが重要な登場人物として現れる。こうして見るとこの地では、日常生活に膚接し、一部はそれに地続きの部分で、幼少期から憑依やトランスという「技法」や「作法」を身につけることが求められ、また独特な信仰と結びついて多様な場面でトランスや脱魂が息づいていることがわかる。ベイトソンとミードはこうした文化が醸成する性格というものがあることに着目して本書を記しているが、確かにそれは人格や性格形成に大きな影響を及ぼすことになるだろう。

つまりこうした、一括りに言えば解離は、バリ島の文化の一部として伝承され、認められ、習得される、一種の「身体技法（techniques du corps）」（Mauss, 1968）や「もののやり方（art de faire）」（Certeau, 1980）と呼べるものなのであろう。それは病理現象とは必ずしも言えない、その文化の中で培われ、くり返し演じられ身につけられる表現方法なのである。ここで重要なことは、それが演劇的性格を持っていても、あくまで「真正」なものであるということだ。それは宗教的共通感覚、多様な規律、解放と怖れなどから成り立ち、それを当地の文化が下支えしている。あるいはそれら全体が一つの文化になっているのである。

六　文化依存症候群と解離

中井久夫は『治療文化論』(2001）において、従来の比較文化精神医学が前提とした「普遍症候群」と「文化依存症候群」という二項対立に、「個人症候群」という第三項を加えることで、文化精神医学を一気に日常的な精神療法につなげる試みを行っている。その際に中井は、従来の二項対立に触れて以下のような内容を記している。つまり、西欧社会＝都市型文化においては、なるほど今日「普遍症候群」が卓越し、「文化依存症候群」がほとんど見られなくなっている。しかし西欧社会においても長らく文化依存症候群は存在してきた。こうした文化依存症候群の消滅（ないしは普遍症候群への一極化）は、もしかしたら西欧社会の「欠陥」であるかもしれない、と。それはつまり、文化依存症候群の貧困あるいは欠如ではないかというのである。「文化依存症候群は一般に、人間＝環界複合の破断によって起る（それゆえに「心因」）、比較的直接理解しうる、激烈だが短期かつ可逆的な過程（それゆえに「反応」）より成る比較的良性の病いである」（中井 2001 ; p.40)。

そしてそれは、たとえば憑依の際に、周囲は冷淡（無関心）ではありえず、本人もその経過後において新たな安定した人格として立ち現れることが多い。「とくに憑依症候群あるいはそれに近縁の意識変容を伴う症候群は、その経過後において、患者はより安定し確信に満ち、葛藤から自由な人格としてふたたび立ち現われることが少なくない。そして病前の内向性は逆転して、むしろ外交的な人物となりうる。」（同p.40）と述べている。

こうした見解は、たとえばワーナー（Warner, R.）の『統合失調症からの回復』（1994）に見られる、統合失調症と社会・文化的要因との関連を探った著作や、発展途上社会ではなぜ統合失調症の予後が産業化した社会より悪くないのかという伝統的な視点とともに重要な意味を持ってくる。一九八〇年に登場したＤＳＭ－Ⅲによって、心因反応という概念や病前性格という見方は一掃された。さまざまな病態は操作的診断によって、その基底には生物学的な基盤があるものと想定され、それぞれ別個の「疾患」や「障害」として区分けされ、それらに相応しい薬物療法のみが行われるものが精神医療であると見なされるようになった。ここには疾患や病態や経過にそれぞれの文化的な要素が食い込んで、その病像や予後に影響を与えるという視点が生じる余地はもはやない。精神療法の効果が実感されることもほとんどないのである。

七　さいごに——疲労・疲弊と軽うつにふれて

最後にジャネの解離理論の延長で、現在に応用することが可能な部分を自由連想風に記すことにする。

ジャネは先に紹介した「精神的清算」の延長で、新たな経験に直面し、もとの人格システムに無事回収され無害化されて蓄積されるためには、喜びや達成感（triomphe）のようなポジティヴな感情が伴わなければならないと述べた。それらが伴わない経験は基本的に外傷的体験となり、もとの人格にとっては違和感の残るものとなる。ジャネはこうしたものの代表を、「疲労」や「疲弊」に見ようとしたのである。これらは外傷的体験に似たものであると記している（1919）。もしこれらの「疲労」や「疲弊」を、冒頭で示したような、本来の自己に達成感とともに回収・同化できない体験からくる、つまり「微小解離」に由来するものとするならば、それらが抗うつ薬の服用や一時的休息によって容易に回復しないのは明らかであろう。ジャネはこう記している。「外傷性記憶とは、単にこうした達成感や清算の障害に過ぎない」（Janet 1919 ; p.280 筆者訳）。

これは、今日われわれが「新型うつ病」や「ディスチミア親和型うつ病」「未熟型うつ病」呼ぶものを理解する際にも役に立つものではないだろうか。つまりわれわれの前に現れる、漠然とした疲労や抑うつを訴えてくる患者は、この達成感・成功感のない「疲労」や「疲弊」、つまり「精神的清算」ができない経験の連続の中で閉塞しているのではないかという視点である。こうしたものの背景には、当人の心性とともに、壊れるぎりぎりまで働かされて、ブレークダウンしたら精神科病院やクリニックという修復工場に押し出すという過酷なサイクルが存在する。こうした疲弊や抑うつの根底に「微小解離」的なものがあるならば、医学的対策のみではその件数は減りそうもない。もう少しこれに対抗する（労働や仕事自体への視点を変えるような）文化的な装置を組み立て、土壌を育成していく必要があるだろう。

それがどのようなものか、示すことは難しいが、短期で、計測可能なハイリターンの成果のみを求める強迫的傾向とは逆方向の、われわれ精神科医も加担して切り捨ててきた、「身体技法」や「もののやり方」としての「文化依存症候群」的な在り様なのかもしれない。かつて中井（2007, p.74f.）や星野（1996）は精神科臨床を「農業」や「農耕」に喩えた。病棟や統合失調症は「耕す」ものであることを強調するためである。こうした比喩の延長で言えば、文化的装置や土壌の育成とは、もっと長いスパンで進める「林業」に近いものと言ったらよいであろうか。

柳田は『山の人生』（1926/2007）の冒頭で、山村における、過去の凄惨な殺人事件や家族を巻き込んだ一家心中の事例を取り上げて、そこで生き残った者がその罪を受けてやがて日常生活へ戻って行く様子に想像力を広げている。それを原点に本書を記したのだと書いている。人間は死ぬかどうかという瀬戸際に立たされた時、人知れず山に入る遁世という手段が昔はあったことを柳田は指摘した。そしてこれとは別に、理由もわからぬまま山にさまよいこんでいく「癖」のようなものが人間にはあることを記している。象徴的に言えばこうした「世間」とは異なる昔日の「山」のような培地を形成していく「林業」が必要なのであろう。

[初出]「精神科治療学」27 (4) : 459-465, 2012. いくつかの加筆をおこなった。

憑依・変身・模倣

「身体技法」（Mauss）としての解離

はじめに

本稿ではおもに歴史や文化という文脈から「解離」という現象に接近したい。今日「解離」といえば解離性障害がまず思い浮かぶ。これは「disorder」が付いているとおり精神障害の確固とした一部をなしている。この診断は、二〇世紀末以降の大規模災害や戦乱やテロなどの蔓延によって、ジャネ（Janet, P.）の外傷性記憶理論の再評価とともに、私たちが暮らす社会や環境の危うさを強調する形で大きく注目されて今日に至っている。しかもこの領域は、ＤＳＭやＩＣＤの診断基準では、心的要素を含む社会的な病因論がその説明に大いに取り入れられている例外的な領域でもある。

以下の論考では、この今日的な解離の文脈をさかのぼって、病理的とは呼べないより広範な（文化的・社会的文脈における）解離に注目しようと思う。というのも、いわゆる「文化依存症候群（culture-bound syndrome）」と呼ばれるものの一部には、解離を主とする現象が多数存在するばかりでなく、人類学や社会学、宗教学といった人間科学領域では、憑依（possession）や脱魂（trance）を中心に据えた伝統的儀礼などにおいて、解離がなかば人為的な「身体技法」(Mauss, 1968) として用いられているからである。

このようにより広い文脈で解離を検討する時、模倣や憑依といったいわば「能動的な解離」が浮かび上がる。「自らの性質の増大する流動性としての変身」やそれを用いた「変身逃走」(Canetti, 1960) という視点、さらには「他者になりたいという衝動」(Taussig, 1993) という興味深い側面が現れてくる。それは医学的、心理学的に十分探究されているとは言えないが、重要な領域である。というのもかつてエスキロール (Esquirol, J.E.D.) やジャネは悪魔憑きを論じながら、それらの「精神的感染」という流行現象という側面を見落とさず、その中心に「模倣の力」や「想像力」の関与を据えた部分だからである。これらは、病理現象をも含む広範な解離現象を、より複雑で論争の絶えないグレーゾーンへと導くものでもある。

一　人類学的映像から

人類学者のベイトソン (Bateson, G.) とミード (Mead, M.) は一九三〇年代にバリ島で調査を行い、後にその時に撮影した膨大な数の写真をもとに分析した『バリ島人の性格』(Bateson & Mead, 1942) を刊行した。これは現地の人々の育児や食事から、放心状態や同胞関係、儀礼や葬送まで、日常的ふるまいの隅々にまで文化的なものが染み込んでいるという「身体技法」のほとんどを示してくれる。なかでも「トランスとバラバラに動く身体」の項は圧倒的に興味を引かれる。そこには神々に憑かれトランス状態のまま踊るサンギャン・ダンサーと呼ばれる初潮前の少女の踊り手の、一連のトランス (憑依＝脱魂) 過程が映し出されているからだ (Bateson & Mead, 1942, pp.66, 82-87)。
二人の男性が先端部をやや長い紐でつないだパトカンと呼ばれる棒を持っていて、その間に張られた紐には二体の神を象《かたど》った革製の人形が掛けられている。儀礼がはじまると音楽と歌に合わせて棒を持つ男たちの手が次第に細かく痙攣し、それにつれて人形が動き始めると、神が降りた証拠だとされる。そこに踊り手の少女が運ばれてきてその棒に触れる。身体がゆっくり揺れはじめ、やがて歌の最後には棒を台座に打ち付けた勢いで一気にトランス状態に入る。少女は、ぐったりした状態で運び出され、髪飾りと金箔の革細工の前掛けを付けてもらうと、脱力したまま舞い出すのである。歌い手がそれにグロテスクで卑猥な命令を与えると、暗示を模倣する「ラター」のような状態にいたると説明されている。さらには男性の肩の上に立ちあがって、島の中心にある神々が住む山めがけて舞い踊ることもある。一連の踊りが終わると、少女たちは動きの止まった人形のように隅に置かれ、やがて回復していく。

写真では棒を持つ成人男性が楽曲の高揚に連れてトランス状態に入りそうになるのを必死にこらえている表情も映し出されている。そうなることは厳しく戒められ、長引くとその役から外されてしまうこともあるという。

ここで機能しているのは、今日の言葉でいえば広義の解離の機制であろう。こうした具体的事例を見ていくと、解離は奥深い複雑な領域であることがわかる。つまり解離（憑依や脱魂《トランス》と呼んでもいい）は、それを認める文化的背景とそれに至る技法さえあれば、五感への刺激を加えることで、日常生活との地続きの状態のまま、つまり病理的な現象としてでなく容易に移行しうる状態であるということなのである。

二　驚愕と脱魂

中井が『治療文化論』（中井 2001）で示したように、文化精神医学の領域では、近代西欧を中心に構築され、世界各地で遍《あまね》く観察可能とされる病態である「普遍症候群」と、局地的にしか観察されず当該の文化に深く結びついているようなローカルな病態である「文化依存症候群」とを、対比的に考える伝統がある（近年ではこの用語を回避してDSM－5では「苦痛の文化的概念」という用語が推奨されている）。前者の代表が統合失調症とするならば、後者の代表としては東アジアで観られる驚愕反応であるラター（latah）やかつての日本の狐憑きが挙げられるだろう。

「文化依存症候群」については、通称「ラター論争」（Simons & Hughes, 1985）と呼ばれる、それをめぐって永く続く議論があるが、その過程で「驚愕模倣群（startle matching taxon）」として分類されたラターやイムをはじめ、「恐怖病群（fright illness taxon）」に分類される（中南米の）ススト、そして人格変換を中心とする憑依のように、その中心に解離機制が明らかに存在するものが注目された。これらの場合、いくつかの刺激語（虎や蛇や鰐）を突然発せられることで驚愕し、人格変換が生じ、反響言語、反響行動、汚言といった一連の症状が暴発する。物音への驚愕から魂を失うススト においても同様な機制を観ることができる。

もともとこうした現象の局在と、一方でこれと類似の現象が世界に散在するという矛盾に注目したのは、一九世紀末に大ヒステリー＝大催眠理論を提唱したことで知られるシャルコー（Charcot, J-M.）とサルペトリエール（Salpêtrière）学派であった。なかでもジル・ドゥ・ラ・トゥレット（Gilles de la Tourette）は"Jumping, Latah, Miryachit"（1884）という論考を記し、米国メイン州のフランス人移民、マレー半島民、シベリア圏住民らの事例を挙げ、それぞれ地理的に離れているにもかかわらず、刺激語によってカタレプシー状態と人格変換を伴う多彩な症状に移行する共通性に注目した。この延長で、当時は痙攣性チックと呼ばれた不随意運動（今日トゥレット［Tourette］症候群と呼ばれる）との関連が発見されていったのである。なお当時はヒステリー患者を催眠状態に誘導する際に、眼前で激しい閃光を放つ光源や、振動と轟音を発する巨大な銅鑼《どら》や音叉を使用することで、一気にカタレプシー状態に誘導することが行われた（Didi-Huberman, 1982, pp.53-60, 図85-92）。こうした驚愕や恐怖をもとにした解離機制が日常的に応用されていたのがわかる。

ヒステリーと解離の関連についてはここでは記さない。ヒステリーの歴史やその解離性障害との関連性については岡野編の論集（2009）や柴山（2017）や兼本（2009）の議論、転換性障害との関連については江口（2020）を参照されたい。ここでは解離に絞った話題をたどりたい。

三　ジャネの「解離（dissociation）」

今日われわれが広く使用している、病理現象を示す「解離」つまり「dissociation」という術語を鋳造し普及させたのはピエール・ジャネ（Pierre Janet: 1859-1947）である。確かにジャネは、何らかの刺激によってそれまでの「自己」を構成していた諸要素が解体し、それらが本来のものと異なる新たな「自己」を形成しながら作動しはじめるメカニズムを記した。それはジャネの外傷性記憶理論の核心となる部分で、円と多角形の有名な図式で示されている（Janet, 1907, p.41）。しかしジャネがこの図で示したのは、「解離」の定式化ではなく、あくまでヒステリーの「単一観念による夢中遊行（monoideic somnambulism）」の理解のためであったことは注意を要する。

かつて紹介したことがある（江口 2007）が、日本語訳ではほぼ同じく「解離」と訳されるが、ジャネの原著では「désagrégation」と「dissociation」という二つのよく似た術語が使用されている。英語版では「disagregation」と「dissociation」と訳されている。日本語訳では、ほぼ両者とも「解離」と訳されてきた経緯があるが、二〇一三年の邦訳『心理学的自動症』（Janet, 1889）では、前者を「心理学的統合不全（解離）」と訳している。

フランスには、一九世紀中盤から続くいわゆる「医学＝心理学派」（エスキロールの弟子たちいわゆる「エスキロール・サークル」（江口 1993）のバイヤルジェ（Baillarger, J.）らが一八四三年創刊した『医学＝心理学年報（Annales medico-psychologique）』を中心に集う精神科医の集団）があり、なかでもモロー・ド・トゥール（Moreau de Tours, J-J, 1804-1884）はその著書『ハシッシュ（Hachisch）』（1845）において、大麻（マリファナ）を実験的に使用し、その際に幻覚や妄想が出現し従来の人格が解体してゆく現象にこの「désagrégation」という語を使用した。若き日のシャルコーが同じく実験的にハシッシュ吸引下で描いたスケッチも残されている（Charcot et Richer, 1887, p.180）。これは後に英国の神経学者ヒューリングス・ジャクソン（Hughlings Jackson, J.: 1835-1911）が人間の神経系の階層構造論を示し、それは高次機能から下位の方向に解体すると定式化したが（Jacksonism）、その際の「解体（dissolution）」という概念に近いものといえよう。「désagrégation」はしたがってジャネのオリジナルな用語とはいえない。

一方の「dissociation」はジャネが鋳造した用語であり、それは一八八七年の論文（Janet, 1887）にはじめて使用された。ジャネはこの論文で「解離の法則（loi de dissociation）」という用語で記している。しかしそれは今日のような病理的な概念として使用されているのではない。そうではなく単に「分離させる・切り放す（dissocier）」という意味で用いられているように思われる。その証拠に、ジャネは後年「記憶の解離（dissociation des réminiscences）」（Janet, 1919, p.285）「固着観念の解離（dissociation de l'idée fixe）」（Janet, 1919, p.287）といった用語によって、おもにヒステリーの治療について言及しているからである。「記憶の解離（による治療）」とは、外傷性記憶を切り離して治療につなげること、つまり簡単に言えば「忘却（による治療）」のことであり、時間の経過とともに外傷的なものも耐えうるものに変容していく臨床上の事実を示している。後者「固着観念の解離」は（外傷的な）固着観念は言葉に強く結びついているので、それらの結合を催眠下で暗示とともに引き剥がして治療に結びつけることを示している。

四　「dissociation」の北米での展開

それでは今日のような病理としての「dissociation」の源流はどこなのだろうか。それをたどると一九世紀末から二〇世紀初頭の、北米のいわゆる「ボストン学派」に行き着く。ハッキング（Hacking, 1995）は英語として「dissociation」を最初に使用したのはジェイムズ（James, W.）とモートン・プリンス（Prince, M.）であり、それは一八九〇年のことであったと述べている。多重人格症例ビーチャム嬢（Prince, 1908）をめぐる著作で有名なプリンスがこの用語を、病理学的な意味に使用した最初であろうと記している。前者はハーバード大学の心理学教授、後者はタフツ大学の神経学教授であり『異常心理学雑誌』（1906年創刊）の創設者兼編集主幹であった（ちなみにこの雑誌の創刊号の巻頭論文はジャネが飾り、次にベヒテレフ（Bekhterev, V.M.）の催眠についての論文、パットナム（Putnam, J-J.）のマサチューセッツ総合病院における精神分析治療、プリンスの急激な（宗教的）回心をめぐる論文が続く）。さらには一九一〇年にプリンスは米国精神病理学会を設立している。そして先の雑誌の刊行された一九〇六年の一〇月から一一月末にかけて、ジャネはハーバード大学に招かれ『ヒステリーの主要症状』（Janet, 1907）という一五回の連続講義を行っている。二〇世紀冒頭の、北米における心理学の黎明期は、ジャネ＝プリンス的なヒステリー＝解離理論が大きく注目された時期だったのである。

催眠を用いながらヒステリー患者の「共意識（co-conscious）」や「下意識（subconscious）」を扱うプリンスの治療理論は、ジャネの図式と類似の、新たに作動する「自己」に手を加えようとするものであった（Prince, 1908）。こうしてジャネの「dissociation」は、米国では精神病理学理論として取り入れられ展開していったと考えられる。その後第一次世界大戦あたりを境に精神分析が主流の座を占めていく。

五　「身体技法」としての解離

ここから再び広い文脈の解離を考えることにする。今日解離をめぐって数多くの理論が示されている。そして二〇世紀末の欧米における多重人格障害のように一種の流行現象のような事態を呈することもある。解離の理解や解釈の難しさは、それが特定の時代や文化的影響下では病理的な現象としてばかりではなく、いわば正常領域の延長の現象となることが生じることによる。これを「身体技法としての解離」と呼ぼうと思う。「身体技法（techniques du corps）」とは、近年『贈与論』でその再評価が著しい人類学者マルセル・モース（Marcel Mauss: 1872-1950）の用語であり、日常生活において習慣的で当然のものと感じ取られ、ふるまわれていた身体的行動で、実はそこには文化的なものが濃厚に染み込んでいるもの、とまとめられるだろう。この日常生活の延長でみられるさまざまなしぐさや行為としての解離がある。

たとえば原因不明の病いが生じ、それが遷延化したり、さらには天変地異のようなものが生じたりする場合がある。伝統社会ではそれらを治療、修復する治療者がいて、多くは憑依や脱魂を伴う儀礼を行いながら、解決や和解に結びつけることが行われてきた。簡単にシャーマニズム（shamanism）的文化とかアニミズム（animism）的文化と呼ばれることもある。

こうした文化的・歴史的文脈から考える時、「身体技法としての解離」と「異常心理学や精神病理としての解離」があることは、社会現象として流行する憑依、とくに中世以来の悪魔憑きを見る時に明らかになる。これらは近代精神医学や心理学の成立時にも強く意識されていたものである。ジャネの『心理学的自動症』でも、第二部第三章「心理学的統合不全（解離）の多彩な形態」において、歴史的な出来事としての集団ヒステリーが取り上げられている。この部分はかつてのエスキロールの論集『精神疾患論』（1834）に収められた「悪魔憑きについて」（Esquirol, 1834）の記述を踏襲していることが分かる。一四世紀にオランダ、ベルギーを席捲した集団憑依（mal des andous）、一五五〇年代にローマで八八人を巻き込んだ憑依の流行、同じ時期ドイツの修道院における集団憑依、そして後に述べるルーダン（Loudun）の憑依（1632）、サン・メダール（Saint-Médard）の痙攣派（1727）などが列挙されている。最後の二つについて、今日私たちはセルトー（Certeau, 1970）や蔵持（2019）をはじめとする豊富な歴史的資料を持つ。

エスキロールは、悪魔憑きについて、事例は四〇～五〇歳代の女性を中心とするもので、宗教的リペマニー〔現代のうつ病に近い疾患〕であることを、具体例を挙げながら説明している。さらに重要なのは、精神疾患は主に遺伝的な傾向を持つのに対し、これら憑依には、「模倣の力による精神的感染」や「想像力と模倣の能力」という要素があることを指摘している点である。彼はこう記している「悪魔憑きは時に流行病的となり、それはすべての神経病と同様である。それは一種の精神的感染（contagion morale）や模倣の力（force de l'imitation）によって拡散する」（Esquirol, 1834, p.501）と。そして治療はリペマニーやメランコリーの治療が推奨されている。

ジャネは、『心理学的自動症』が刊行される二年前、当時の師シャルコーとリシェの共著である『芸術における悪魔憑き』（Charcot et Richer, 1887）が刊行されているのを知っていたはずだ。これは、古代から当時までの芸術作品に描かれた宗教的奇蹟や憑依を、具体的図像で示しながら、それらが宗教的奇蹟ではなくすべてヒステリーの病理学的症状であることを明らかにする目的で書かれた著作である。そしてこの書物の最後には、サルペトリエール病院におけるヒステリー患者のアクロバティックな発作のスケッチを多数掲載し、「今日の痙攣性悪魔憑き」としてまとめている。

この時期代表的ヒステリー症例は、ディディ＝ユベルマン（Didi-Huberman）が「十字架の模倣と模倣の悪魔」（Charcot et Richer, 1887, pp.125-188）という副題を持つ、その解説で指摘しているように、宗教的奇蹟や悪魔憑依を、いわば身体技法として、完全に、時に過剰なまでに「模倣」したことがわかる。たとえばジャネが後に『苦悶から恍惚へ』（Janet, 1926）で記した症例マドレーヌ（Madeleine）の「磔刑の姿勢を伴う恍惚」や手掌や足首からの出血（いわゆる聖痕 stigma）が、この信仰篤き女性の、文字通りの「キリストの模倣（Imitatione Christi）」であることを見ても明らかであろう。

ここで具体事例として、パリ南西の地方都市の修道院で一七世紀に展開された「ルーダンの憑依」に立ち寄りたい。エスキロールはルーダンの憑依を「想像力と模倣の能力の証拠を示すもの」と記した。二〇世紀に入って『尼僧ヨアンナ』などの作品として、文学や映画の題材となり、有名になった出来事である。セルトー（Certeau, 1970）の著書に従ってこの出来事を要約する。

六　ルーダンの憑依

一六三二年秋、聖ウルスラ会修道院の院長や修道女が、死者の姿などを目撃しはじめる（それはペストで市の人口の四分の一が亡くなった直後のことであった）。一〇月にはそこの修道女の絶叫や痙攣が次々に生じ、それが町の外にも知られることになり、悪魔祓い《エクソシズム》をする裁定が下る。審問の結果修道女の多くに固有名をもつ悪魔が憑依しており、なかでも修道院長のジャンヌ・デ・ザンジュ（Jeanne des Anges: 1602-1665）（当時三〇歳）には、七人の悪魔が身体の各部に憑依していることが判明する。

その後こうした一連の事態の原因は、市内にある別の教会の主任司祭ウルバン・グランディエ（Urbain Grandier）の魔術であるという告発がなされる。彼は拷問を含む異端審問裁判の結果、一六三四年八月に有罪とされ、市内を引き回された末、数千人の市民の注視の中、広場で公開の火刑に処せられたのであった。

その年の一二月、いまだ憑依に苦しむ修道院長ジャンヌの悪魔祓いのために、シュラン神父（Jean-Joseph Surin: 1600-1665）がこの町に派遣された。当時三四歳の神父は、祓魔《ふつま》儀礼を公開のものから、個人を重んじた祈りや懺悔を中心としたものに変えて、献身的に接したとされる。その甲斐あってかジャンヌに憑依した悪魔は離れ、今度は神父の中に入り込み、痙攣を引き起こし、次第に神父の体調は悪化していき、反対に修道院長は回復していった。

一六三六年シュラン神父は一旦ルーダンを去り翌年再び戻るが、その間にいくつか奇跡的事件が重なり、最後まで修道院長の体内に残っていた悪魔が追い出されることになった。この年の「聖テレーズの祝日」の聖体拝領の時、ジャンヌは激しい痙攣にみまわれ、後弓反張《こうきゅうはんちょう》をきたし、七人の悪魔の最後の者（胃部に留まっていた）ベエモット（Béhémot）が排除されることになった。ジャンヌの左手には、血のような赤色で、マリアとヨセフの名の上にイエスの名が浮かびあがり、聖フランソワ・ド・サル（François de Sales: 1567-1622）の名も現れ、悪魔が完全に離脱した根拠とされた。

修道院長ジャンヌは完全に健康を取り戻し、その後一六三八年の四月末から五カ月間フランス全土をめぐるいわば凱旋ツアーを敢行している。訪れた都市では、ジャンヌの「悪魔による刻印を受けた」手背《しゅはい》の文字部分を一目見ようと多くの民衆が押し寄せたという。パリでは国王や王妃も奇跡の手を見に訪れている。一方、シュラン神父はその後数十年間心身ともに著しく病んだが、後に回復し数多くの宗教書を書き、その一部は邦訳（Surin, 1657?）されている。

この出来事の詳細は、セルトーの『ルーダンの憑依』（Certeau, 1970）に詳しい。本書には、民衆本に描かれた修道院長ジャンヌ・デ・ザンジュの図像が掲載され、左手に聖痕ともいえる名前（イエス・マリア・ヨゼフ・聖ド・サル）が刻まれた姿が描かれている。さらにこの図とともに、ジャンヌの身体から「退場する」ことを約束したアスモデ（Asmodée）という別の悪魔が荒々しい筆致で記した誓約書の実物（ともにフランス国立図書館所蔵）の写真も掲載されている。

精神科医や心理療法家なら思わずシュラン神父に深く思い入れしてしまいそうなこの「ルーダンの憑依」という出来事を見ていくと、悪魔憑きと銘打たれているが、解離性同一性障害との類似性に関心が向く。それぞれの固有名と人格をもつ悪魔が別個の語り口で語り、召喚され、和解して、外部へ退出していったのであろう。ただそれが現代のものと異なるのは、それらが身体の各部位に憑依したという点と、身体から退出していく際に、第三者でも認めうるその根拠となる痕跡（聖痕や字体も異なる退出の誓約書）を残しておかねばならないという暗黙の約束事が必要だった点であろう。

王室に連なる名家に生まれながら、幼い頃に身体的変形をきたす重症を負い、修道院に入ることになった若き修道院長ジャンヌがこの事態を語ると、また別の物語になるのかもしれない。

七 模倣と憑依――他者になりたいという衝動

文学者や人類学者は、私たちが一般に解離として扱う現象に別の面から光を当ててきたのが理解できる。それが「模倣」という切り口である。簡単に言えば、人間にはもともと模倣や憑依という言わば「変身する能力」が備わっていて、さらに言えば「他者になりたいという衝動（the compulsion to become the Other）」（Taussig, 1993, p.xviii）に結びついてくる。

またカネッティ（Canetti, E.）は名著『群衆と権力』（1960）の中で、（命令の棘を刺しこまれ窒息寸前となり、自己の内部の群衆に身を委ねざるをえない）統合失調症をはじめとする典型的な精神病理を、群衆と個という切り口で再解釈している。その変身の章の中でカネッティは、人間が「自らの性質の増大する流動性、つまり他ならぬ変身という天賦の才」（Canetti, 1960, p.165）を有することに言及し、それに不安を覚えた自己が、ある種の固定的不変な制限を求めさせたのだと記している。カネッティは、身を隠す「擬装」を、変身（内面的なもの）と模倣（外面的なもの）に区別しながら、一連の激しい変身逃走（敵から逃れるための変身）と解釈されるヒステリーと、それを捕捉して仮面剝奪を企図する権力者（＝パラノイア）の変身に対する闘争（変身の禁止）という二項対立図式を提示する。ここから不動の中心である権力が形成されることを論じようとするのである。

一方人類学者のタウシグ（Taussig）は『模倣と他者性』（1993）という刺激的著作で、人間のもつ「模倣の能力」についてさまざまな角度から考察を加えている。（若きダーウィンが驚嘆した）フエゴ住民の模倣能力、映像人類学、複製の機械としての蓄音機、アフリカにおける白人行政官の憑依（Hauka運動）などの話題を論じながら、「模倣の能力（mimetic faculty）」を「文化が第二の自然を作るために使う性質であり、コピーをし、真似をし、模型を作り、違いを探索し、他者へと変容し、他者になる能力である」（Taussig, 1993, p.xiii／邦訳、p.15）とし、その再生の可能性を見ようとするのである。

さいごに

さてこうした文献を読みながら、解離を本来人間に備わった流動性、変身可能性という文脈で見る時、解離をめぐる現象全般を扱う可能性も、困難も、次第に見えてくるのではないか。つまり私たちが一般に解離としてみる現象には、極論すれば「受動的な解離」と「能動的な解離」があり、前者が狭い意味での何らかの外的な衝撃でそれまでの自己と異なるものが形成されて作動するもの（私たちがよく知る精神病理学的な解離である）とするならば、後者は先に示した「他者になりたいという衝動」に典型なように、場所や環境が整えば変身ないし変身願望を伴って、さまざまな形式で展開し感染しうるものといえる。無形文化遺産に指定された「仮面・仮装の神々の来訪神」から、現代の人気キャラクターのコスプレの流行まで、後者の機制がなければ成り立ちえないだろう。

ジャネは「解離」が、心理学的現象に留まらず、このような社会的な領域と重なり合い、通底していることに敏感であった。『心理学的自動症』の「模倣の力」について記した先に引用した部分で、社会学や犯罪学に結びつく現象について言及している（Janet, 1889, p.209ff／邦訳、p.202ff）。それは当時流行した自殺について、その手段が圧倒的に黄燐マッチだったものがある時点から機関車への飛び込みという手段に激変した現象を引用し、犯罪にもこうした感染性の模倣という要素のあることを述べている。「やはり模倣はひとつの疾患になりうる」と記したのである。解離という現象は、心理学や精神医学がその周囲に他の人間科学領域に開かれた広大なグレーゾーンを有することを、可能性や限界とともにわれわれに教えてくれるのである。

[初出]「精神療法」47 (1) : 13-20, 20201. に加筆している。

［講演］シャルコーの大ヒステリー理論とミッチェルの休息療法からみた身体と心的領域

はじめに

ご紹介いただきました江口と申します。きょうは「シャルコーの大ヒステリー理論とミッチェルの休息療法からみた身体と心的領域」という長いタイトルのお話をします。シャルコーとミッチェルという、ここにおられる皆様にはあまりなじみのない二人の神経学者を中心にして、彼らがこころと身体の重なる領域にもたらした視点についてご紹介できたらと思います。

私は、一九世紀から二〇世紀初めにかけての精神医学史に関心を持っていますが、これからお話しする神経学から出発したふたりの臨床家の理論から、今日の私たちが当然と思っているような心的領域の研究、あるいは精神療法というような考え方が本格的に姿を現したのではないかと考えています。あるいは私たちが知っている力動精神医学の代表者とされるジャネとかフロイトとかこの時期に研究した人たちが、どのように彼らの理論の足跡をたどりながら自説を展開していったのかというような話につなげられたらと思います

シャルコーはフランス、ミッチェルはアメリカの医師ですが、これは時代も地域も異なる欧米に限られた話で

はなくて、日本の心理療法とくに森田療法にも驚くような形でつながってくるテーマであり、さらには今日の認知行動療法（CBT）の大きな源流にも連なってくるものと考えられます。これに加えて、可能ならば、臨床家とケースを描くこと、それは創作であってもいいし、症例報告でもいいですけれども、事例の記述、臨床の語り、ナラティヴというものとどういう関係になってつながってくるのかというような部分にまで踏み込んだ話になったらと思います。

前半で彼らふたりの紹介をしまして、その後に精神医学史の流れということでいろいろな人物を紹介しながら進むことになります。はじめて聞くような名前もあるかもしれません。力動精神医学の開拓者は当時ほとんどが神経学者でして、つまり人間の身体、文字どおりの神経を見つめることをおもな職業にしてきた人たちです。この人たちが逆説的な形で心的領域を切り開いていくということがあったのです。そのあたりをご紹介できたらと思います。

一　ミッチェルとフィラデルフィア

まず、サイラス・ウィア・ミッチェル（Silas Weir Mitchell）をご紹介します。

ミッチェルは、一八二九年にフィラデルフィアに生まれ、一九一四年に八四歳でその地で逝去されました。神経学者として長く活躍しましたが、のちに紹介するように多才な人物で、今日では作家としての名前のほうが有名かもしれません。現在の隆盛につながるようなアメリカ医学草創期の土台を作りあげた人物でもあります。

ミッチェルの写真をどこかでご覧になった方は多いと思います（写真1）。今日はじめての人もいるかもしれませんが、日本人がミッチェルの写真に出会うのは、おそらく野口英世の伝記においてでしょう（たとえば北篤著

『正伝野口英世』毎日新聞社、2003 p.168）。野口英世が無一文で渡米し、フィラデルフィアで出会うのがこのミッチェルで、野口の恩師とされるフレクスナー以上に、本当の意味でメンターとなった人物です。深夜ミッチェルの自宅を突然訪問する野口と、それを迎えるミッチェル。ふたりのはじめての出会いの場面は感動的に描写されています。野口英世がその初期におこなった蛇毒血清の研究は有名ですが、もともとこの研究テーマはミッチェルが南北戦争のとき以来あたためていたがらがら蛇毒研究からのものなのです。

さて、ミッチェルにはいくつかの評伝があります。そのひとつアーネスト（Earnest, 1950）の評伝『ウィア・ミッチェル——作家にして医師』の書き出しを紹介しましょう。

Weir Mitchell was a Philadelphian. That is perhaps the most important single fact about him. Boston may be a state of mind, but Philadelphia is a way of life.

(Ernest Earnest: S. Weir Mitchell: Novelist and Physician. University of Pennsylvania Press, 1950, p.1.)

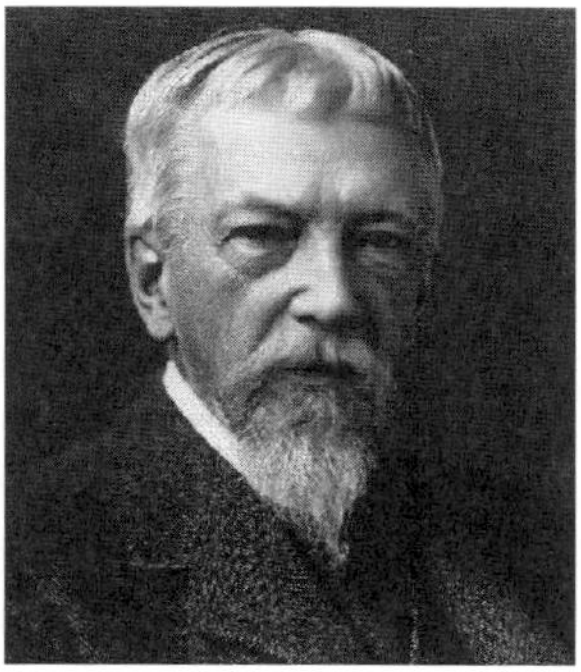

写真１　Silas Weir Mitchell
（1829-1914）

簡単に訳すと、「ウィア・ミッチェルはフィラデルフィアの人間であった。彼についての事実でもっとも重要な唯一のものを挙げるとしたらおそらくこれに尽きる。ボストンを精神《こころ》の場所とするならば、フィラデルフィアは生き方の場所である」。このような感じでしょうか。とてもうまい書き出しだと思います。

ピューリタンのボストンとクエーカーのフィラデルフィアを対比することはしばしばおこなわれていて、その名のとおりの書物があるくらいです（Digby Baltzell: Puritan Boston & Quaker Philadelphia. 2nd ed.

Transaction Publishers, 1998)。もともとペンシルバニアという州の名前が、この地に入植したイングランドのクエーカー教の指導者ウィリアム・ペン（William Penn）の名前に由来しています。それほど密接な影響があります。どの宗派がアメリカのどこに入植してきたか、そこで宗教を基盤に、法律、教育、医療などを中心に共同体のネットワークを組み上げていくわけですが、その過程でその都市、そのコミュニティの特徴的なカラーがでてくるようです。ミッチェルは、要するにこのフィラデルフィア出身の人であるというのをどこかで記憶にとどめて置くことにしましょう。

さて、おもに一九世紀から二〇世紀初頭に活躍したミッチェルですが、二〇世紀の後半に再度注目を浴びることになります。なぜかといえば、フェミニズム研究家が彼の神経衰弱症やヒステリーを中心とする治療法や理論に注目したからです。それも簡単にいえば、男性中心主義的、父権主義的な治療や理論を推進した代表的人物として再発見されたのです。あとで詳しく見ますが、疲弊し食べられず痩せた、つまりその時代の「生きづらさ」を体現したような、神経衰弱症やヒステリーとされた女性患者を「休息療法」という名で治療した。簡単に言えば、栄養をつけ太らせて改善させるという理論を提唱した人物として理解された。父権的で無神経な古い時代の医学を代表するような人物として批判的に再評価されたのです。先回りしていっておきますが、私はそのようには考えません。ミッチェルが見ようとしていたのはもう少し違うところ、免疫や代謝、さらには文化的事象に関連した人間の身体のもっと深い部分だったのではないかと考えています。

さて、ミッチェルには医師のほかにもうひとつの重要な顔がありました。それは彼が有名な小説家にして詩人であったという事実です。ミッチェルは、二〇世紀の初めにアメリカで最も読まれた小説家であり、すぐれた詩人の一人だったのです。

二　ミッチェルの仕事

ミッチェルの来歴を簡単に紹介しましょう。フィラデルフィアで生まれ育ったことはお話ししました。彼は、父親が教職を勤めるジェファーソン医科大学を卒業。その後ヨーロッパのグランド・ツアーを行いました。とくにパリで、シャルル・ロバン（Charles Robin）やクロード・ベルナール（Claude Bernhard）に学びました。アメリカの医師の多くは、医科大学卒業後ヨーロッパに長く滞在して医学を学んだ時代でした。

祖父は一八世紀にヴァージニア州に移ったスコットランド人医師で、父親のジョン・キーズリー・ミッチェル（John Kearsley Mitchell: 1798-1858）も医師でした。父の代でこの地に定住していますが。父親は、エジンバラで学びアメリカ精神医学の父と呼ばれるベンジャミン・ラッシュ（Benjamin Rush）の影響を受け、大学で教鞭もとりました。

父親も高名な医師ですが、おもにそれは有名な多重人格の症例メアリー・レイノルズ（Mary Reynolds: 1785-1854）を診て詳細な資料を集めたことによります。この事例がのちに英国グラスゴウの医師マクニッシュ（Robert Macnish）によって記述され、その後にフランスで「マクニッシュの貴婦人（Macnish's Lady）」(1854) として紹介されて有名になった後に、今度は息子のウィア・ミッチェル自身が父の資料をもとに再構成して、一八八九年『メアリー・レイノルズ――二重意識の症例（Mary Reynolds: A case of double consciousness）』を出版したのです。この事例は典型的な二重意識、つまりヒステリー＝多重人格の事例で、のちにジャネも詳細に記述し、彼のヒステリー講義でもくり返し紹介される事例です。こういう文脈から、父親は催眠治療もよくおこない、アメリカにおける「催眠術の先駆者」と呼ばれることもありました。ミッチェルが編んだこの父親の論集（『Five Essays』Lippincott, 1859）も刊行されています。

表1　ミッチェルの代表著作

1929年～ 1860年〈1861～65、南北戦争に従軍〉31歳 • Gunshot Wounds and Other Injuries of the Nerves（1864）* • The Case of George Dedlow（1866）処女作 • The Autobiography of a Quack（1867） 1870年〈1865～1870s, Glided Age〉41歳 • Injuries to Neves and Their Treatment（1872）* • Wear and Tear（1873）5 eds.* • Fat and Blood（1877）8 eds.* 1880年　51歳 • Hephzibah Guinness（1880） • Lectures on Diseases of the Nervous System, Especially in Women（1881）* • In War Time: 12 Months（1884） • Roland Blake（1886） • Doctor and Patient（1888）4 eds.*	• Far in the Forest（1869） • Mary Reynolds（1889）* 1890年〈1890s, Gibson girl流行〉61歳 • Characteristics（1891） • Francis Drake, . . .（1893） • Mr. Kris-Klingle（1893） • When All the Woods Are Green（1894） • A Madeira Party（1895） • Philip Vernon, . . .（1895） • Hugh Wynne: Free Quaker（1896=1898）. 1896年間bestseller、50万部代表作 1900年　71歳 • Dr. North and His Friends（1900） • The Youth of Washington（1904） • Constance Trescot（1905） • The Red City（1907） • The Guillotine Club（1907） 1910年　81歳～1914年 • John Sherwood（1911） • Westways（1913） • Barabbas（1913）

祖父と同じジョン・キーズリーの名をもつウィアの息子も医師になり、父親の仕事を手伝い、父の書物の改訂に名を連ねています。この一家は聖公会（Episcopalian）でありましたが、クエーカーの町フィラデルフィアでは有名な家系で（先のバルツェルの本にも家系が紹介されていて）、ひとつの「階級（class）」を形成していたと記されています。

ミッチェルの代表作には上記のようなものがあります（表1）。だいたいの彼の年代別に分けてみました。三〇歳代、四〇歳代、五〇、六〇、七〇歳代というふうになっています。＊印がついているのが医学関係の本です。南北戦争（一八六一～六五年）に軍医として従軍します。三〇歳のこの経験が彼の研究や創作の源になっているようですが、この時期の経験をもとに『銃創（Gunshot Wounds）』を書きました。つまり銃弾で撃たれた傷とそれによる神経損傷の研究と治療ですが、この本は長い間銃創治療の基本テクストになりました。四〇歳代でこれからお話しする『Fat and Blood』というような著作を上梓しています。

当時のアメリカの基礎を築いた人たちの心性というかエートスについて触れておきましょう。これは私の推測も多いのですが、フィラデルフィアのクエーカーの人たちは、だいたい五〇歳位までに自分の生業を集中的にやり遂げてしまい、それ以降は人のためや公共のための仕事をする。あるいはマックス・ヴェーバーの『プロテスタンティズムの倫理と資本主義の精神』にあるように、後半生は宗教的な活動に入るというのが人の生きる道だったようです。

ミッチェルの場合もこうした下地があるのでしょうか、五〇歳を過ぎてからは次第に医学的著作が減ってきて、あとは創作活動や小説が中心になっていきます。それとともに公的な仕事にシフトしていきます。彼はたくさんの歴史小説やフィクションを書いています。今でも洋書のサイトで検索しますと多くの小説が出されているのがわかります。じつは、著者自身による『決定版全集』も何回か出版されていて、全一六巻全集とか二〇巻全集というシリーズが何回か刊行されているのです。とにかく、ミッチェルはこのように作家としてもとても読まれた、有名な人物だったのです。

三　ミッチェルと休息療法（Rest Cure）

レスト・キュア（rest cure）を私は「休息療法」と訳しましたが、ミッチェルは一八七八年にこの治療技法について書いた彼の主著『脂肪と血液（Fat and Blood）』を出版しました。タイトルをすべて書けば「Fat and Blood and How to Make Them」というもので、「脂肪と血液、それらをいかに作るのか」という面白い題名の本です。はじめは薄い本でしたがこれは延々と版を重ね、二〇世紀の初めには第八版の増補版がでていて、しかも四カ国語に訳されてヨーロッパでも広く普及することになります。

この療法の骨子をまとめると以下のようになります。疲弊した患者を治療するには、隔離して（Seclusion）、休息させ（Rest）、マッサージを加え（Massage）、静電気をかけ（Electricity）、食事療法をおこなう（Dietetics）という治療です。書物もこの順番に章分けして記されています。ミッチェルはこれを南北戦争時の戦時疲弊をわずらった兵士の治療から考案して、一八七〇年代のアメリカで、とくに神経衰弱症やヒステリーと診断のついた女性患者の治療に応用しました。こういう事例を短期間入院させて、先のような一連のいわば身体論的なアプローチをするのです。

当時、つまり南北戦争が終わったアメリカは「金ぴか時代（the Gilded Age）」（一八六五〜一八九〇）と称される好景気の産業化社会を迎えましたが、その際に時間に追われ機械の部品のように働きすぎ、疲弊して体調が改善しない、神経衰弱症になる人が多く出現しました。神経エネルギーの衰弱である神経衰弱症概念を広めたビアード（Beard, G.M.: 1839-1883）は、一八六九年に論文を書き、その後『神経衰弱症』や『アメリカの神経質』という本を著すのが一八八〇年と翌年です。こうした神経疲労が大きく注目されていた時代背景があります。

さて入院治療ですが、通常は六〜八週間とされました。その間に、①完全なベッド臥褥、当初は食事全介助。強壮剤、マッサージや電気治療などの受動的運動によって体温上昇効果をはかる。②体重増加と神経の力を増すための、乳製品を中心とした高蛋白の厳格な食事療法。二時間毎の四オンスのミルクから開始し最後には一二オンスに増量、パンと肉と卵が次第に追加され、高カロリー三回食へ移行し、急速に体重を増加させる。③そしてもっとも重要なものは、治療者以外との完全な隔離（医師との口頭の会話以外は、家族との面会も、新聞や手紙なども禁止する）。これが休息療法の三原則でした。

患者は当然裕福な階層に限られて女性患者が多かったのですが、「子どものような従順さ」が要求されました。何でも言われたことには従ってくださいということをまず告げられました。しかしあくまで治療の根幹は、心理

	HOURS OF DAY								In 24 Hours
	7	9	11	1	3	5	7	9	
First Day......	1	1	1	1	1	1	1	1	24 ounces
Second Day....	1½	1½	1½	1½	1½	1½	1½	1½	36 ounces
Third Day.....	2	2	2	2	2	2	1	2	48 ounces
Fourth Day....	3	2	2	3	2	2	3	2	57 ounces
Fifth Day.....	4	2	2	3	2	2	3	2	60 ounces
Sixth Day.....	4	2	2	3	2	2	3	2	60 ounces

On the sixth day add bread, butter, sweets, or honey at the first meal, with the 12 ounces of milk.

写真2　食事療法メニュー
（のちにデュボワがまとめたもの。Paul Dubois, 1908 英語版 p.267）

的なものというよりもこうした総合的なアプローチで改善される身体的なものが重視されています。

これがミッチェルの食事療法のメニューです（写真2）。縦軸は一日目、二日目となっていて、横軸は時間で、七時、九時、一一時となっています。ここに記されたとおり、一ドーズですから三オンスずつの生のミルクを飲んでいく。だから、一日に二四オンス、二日目にはこんなふうに増量して、三日目は……というような形式で、ひととおり過ぎるとパンとかバターとか、甘いものや蜂蜜が出されて、速やかな体重の改善を図ることになります。

ミッチェルはこういう治療法ばかりでなく、のちには乗馬とか野外療法とかキャンプ療法なども薦めていますし、日記を書いたらどうかというような治療法もじつは推奨しているのですが、男性患者と女性患者ではダブルスタンダードがあって、女性にはとくにこうした隔離を中心としたものが薦められたようです。

ミッチェルの休息療法はアメリカばかりかヨーロッパで広く受容されて、神経衰弱症の標準的な治療法と考えられるようになります。この時期の欧米間の医学文献の相互翻訳のスピードは非常に速くて、神経の損傷を論じた一八七二年の本は七四年にはパリで翻訳されていますし、先の『脂肪と血液』は七七年に出版された本ですが、一八八三年にはフランス語版が刊行されています。ほとんどの医師はとくに神経衰弱症という診断がついたら、先の治療レシピに則って治療するというような治療の原型を形成したわけです。治療成果も悪いものではありませんでした。のちに紹介しますがデュボワとかデジュリヌというような神経学者は、無意識や下意識のようなものを前提としない心的治療や心理療法を確立するのですが、こうした治療論に結びつくような独自の視点を休息療法は示しました。

四　その文明論、教育論、家族論

このような治療論と併行して、ミッチェルは病態の時代的背景に注目し、その予防や対策をまじえた女性論や教育論や家族論、そして一種の文明論を書いています。そしてその部分における、(政治的に不適切とされる）率直過ぎる主張が、父権主義的態度として当時から今日まで激しい批判を浴びることになるのです。

彼の主張は、「過労者のための手引き」という副題のある『疲弊状態（Wear and Tear)』(1887）や、論集『医師と患者（Doctor and Patient)』(1887）に所収された「神経質とその人物への影響」に典型的に示されています。ミッチェルは、当時の産業化や機械化が進んだ都市部の男女を戯画化して描き、彼／彼女らがそうした機械化についで行けず、疲弊し神経衰弱やヒステリー状態を呈することを論じました。とくに当時の都市部の若い少女たちの場合について詳細に論じています。たとえばこんな感じです。意訳してその要旨を伝えましょう。

「……街や演奏会や舞踏室でたまたま見かける若い少女の表情や姿をよく観察して欲しい。多くは顔立ちはかわいいが、体型はあまりに痩せすぎていて、とくにロードアイランドの南では手足が驚くほど小さい。さらに見ると、とくにニューイングランドの若い少女では姿かたちのラインが、少なくとも一三歳と一四歳の間とは見えないような、かなりの硬さがみられることに気がつくであろう」

「……こういえば十分であろう。われわれが見る若い少女たちは単に見たところは美しいが、あるいはそうではない場合もあるかもしれないが、その運命は、ショールを手放せずソファーに横になることであり、神経痛であり、か弱い背中であり、さまざまな形のヒステリーである」

「……その数多くの家庭で言葉にならない不快を生み出している家の魔物であり、私はこう言ってしまいそうだが、夫の飲酒と同じ位の不幸を作りだすのである」

これは一部ですが、要は都会育ちの女性の母性的機能を果たせない現状が言及され、当時移民で米国に渡ったアイルランドやドイツからの女性と比較されているのです。後者は子育てに時間をとりそれを十分におこなう逞しい体型の女性であるとされています。一方前者は、産業化や近代化によって気質や体質に変化が生じているというのです。こういう女性は周囲の健康な者の血を吸う吸血鬼だという表現も引用されています。

続いてミッチェルの独特な教育論になります。簡単に言えば、とくに少女の教育の際に発達途上の脳神経に学習課題を詰め込みすぎてだめにしてしまっているというのです。具体的には「一七歳までは一日三～四時間の軽い課題と授業がいい」と提案しています。「一四歳から一八歳までは、身体的な健康に見合った教育の軽減が必要だろう」と記しています。

別の所ではもう少し病気に焦点を当てて記しています。

「神経症的な（nervous）女性で、こうした女性は概して痩せていて、顔色が悪く、血液の足りない女性である。彼女らは疲弊を中心とする多様な心身症状を訴え、さまざまな医師の治療歴をもった痩身の人で、典型例はニューイングランドの女性である」

余談ですが、『脂肪と血液』や『医師と患者』は、彼の父の論集『Five Essays』と同じく、リッピンコット(Lippincott)という出版社から刊行されています。今日のカプランとサドック(Kaplan & Sadock)の精神医学の教科書もこのリッピンコットから刊行されていますが、一九世紀から続いているフィラデルフィアの出版社であることがわかります。

このような神経衰弱症(＋ヒステリー)という診断と、それに対する休息療法という手段は上記のように定式化され、瞬く間にヨーロッパに広まりました。英国ではプレイフェア(Playfair, W.S.)が同様の方法を広めていて、フランスで一八九一年に神経衰弱をめぐって本が出ていますが(写真3)。その序文はシャルコーが記していて、副題には「ミッチェルとプレイフェアの方法による」と記されているのが読めるでしょう。

五　本日の話の全体像

ここで少し話題から外れますが、本日お話しする全体像を示しておきます。(図1)は私のまとめた図式なのですが、ミッチェルの「休息療法」から派生して、のちにデュボワとかデジュリヌの治療に流れ込んでいく流れがある。これは現在あまり指摘されることはありませんが、森田療法とか認知行動療法とか今日注目されるインフォームド・コンセントに基づいた治療といったものに結びついてくる。合理的・「向日的(heliotropism)」精神療法の流れと呼ぶような系譜です。

もう一つは心的治療の、より昔からの系譜で、メスメリズム、動物磁気＝催眠、そして無意識とか下意識というような概念につながる流れがある。われわれはそうした潜在する、意識しない部分の力に押し出されて思考し、

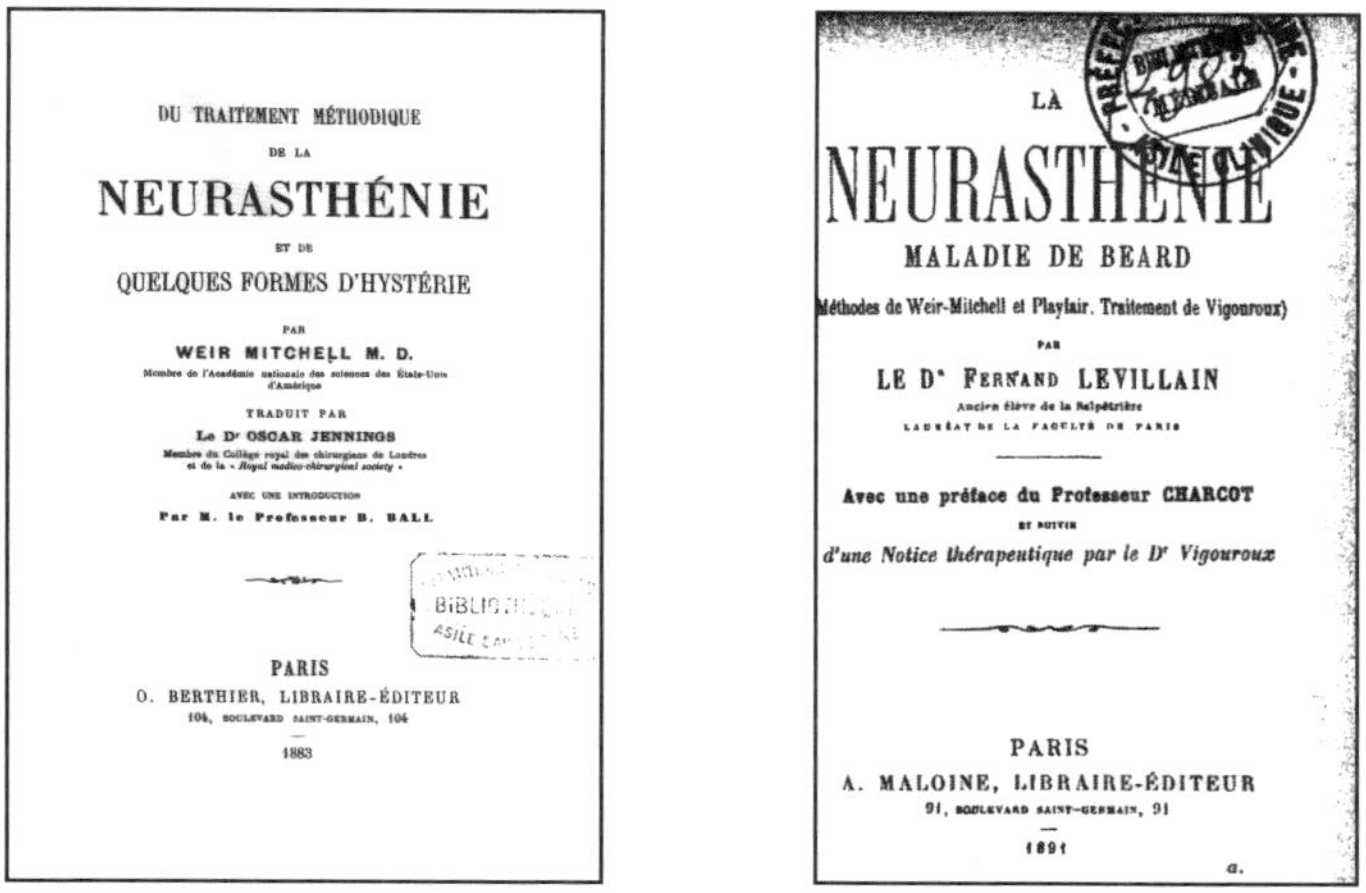
DU TRAITEMENT MÉTHODIQUE
DE LA
NEURASTHÉNIE
ET DE
QUELQUES FORMES D'HYSTÉRIE
PAR
WEIR MITCHELL M. D.
TRADUIT PAR
Le Dr OSCAR JENNINGS
AVEC UNE INTRODUCTION
Par M. le Professeur B. BALL
PARIS
O. BERTHIER, LIBRAIRE-ÉDITEUR
104, BOULEVARD SAINT-GERMAIN, 104
1883

LA
NEURASTHÉNIE
MALADIE DE BEARD
(Méthodes de Weir-Mitchell et Playfair, Traitement de Vigouroux)
PAR
LE Dr FERNAND LEVILLAIN
Avec une préface du Professeur CHARCOT
ET SUIVIE
d'une Notice thérapeutique par le Dr Vigouroux
PARIS
A. MALOINE, LIBRAIRE-ÉDITEUR
91, BOULEVARD SAINT-GERMAIN, 91
1891

写真3
左『Fat and Blood』仏語版（1883）、右はF. Levillain著『神経衰弱：ビアード病』Charcot序文、MitchellとPlayfairの方法と記されている

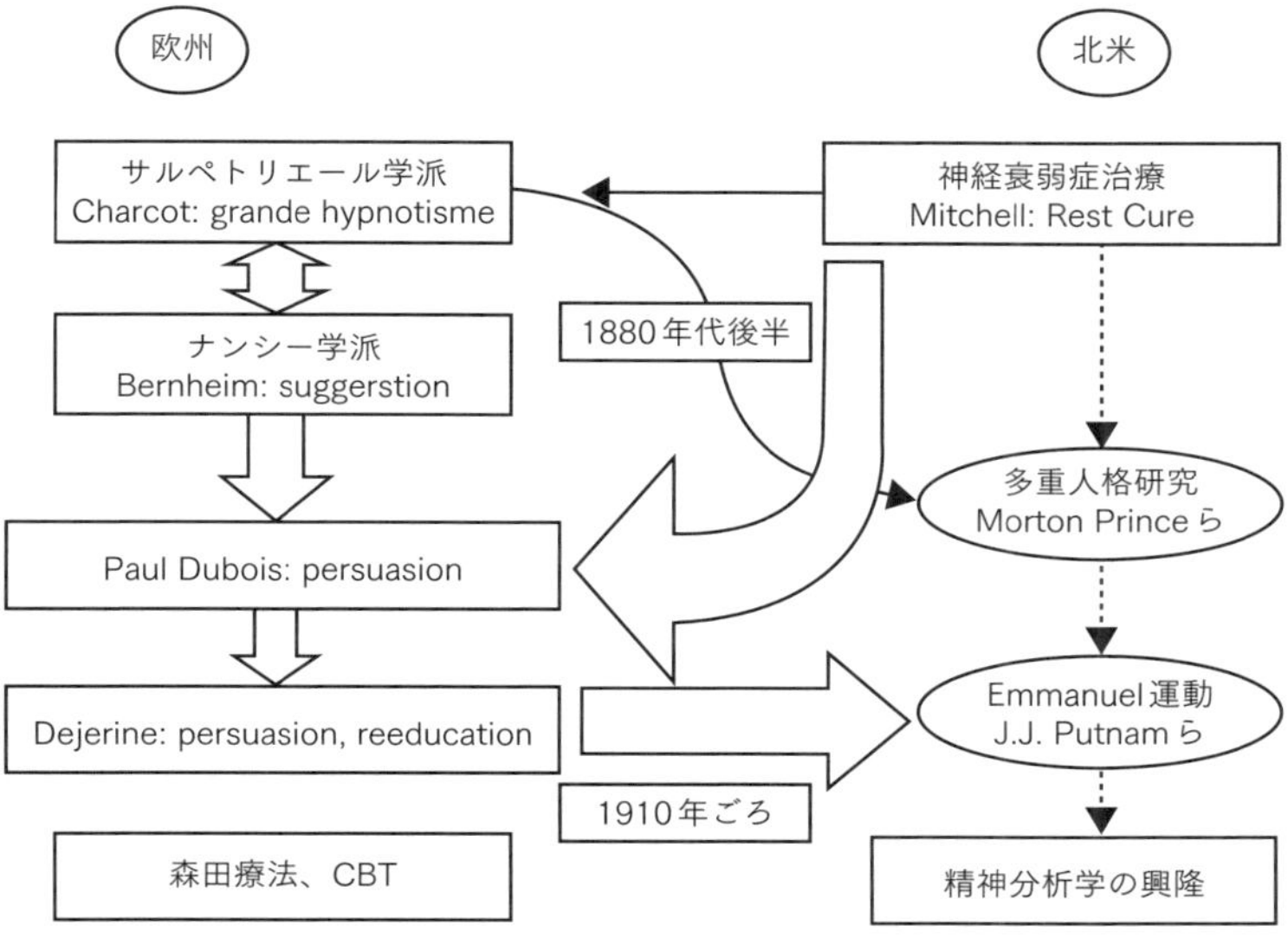

図1　ミッチェルの力動精神医学への貢献

行動するという、通常力動的心理療法の歴史ということでてくるような議論がある。これを非合理的な部分も含んだ――少し語感が否定的ですが――「向地的・背日的（apheliotropism）」療法と呼ぶことにしましょう。

とくに後者はあとでシャルコーのところで触れますが、一九世紀末、もっと限定すれば一八八〇年代のフランスの、サルペトリエール学派とナンシー学派の論争によって近代的なものに洗練されて伝えられていく。この論争がデュボワとかデジュリヌによって批判的に継承されていき、今度はそれが二〇世紀初頭のアメリカのほうにわたって、モートン・プリンスとかジェームズ・ジャクソン・パットナムら、米国の心理療法や精神分析運動の揺籃期を支えた神経学者立ちに引き継がれていく。そして、アメリカにおける心理療法や精神分析の興隆に連なっていくという、何重にもねじれた関係を形成します。

重要なのは、近代心理療法の流れのひとつに、要するに無意識や下意識といった心的装置や概念を前提としない、純粋に身体論的な（さらに言えば唯脳主義からも離れるような）治療論の洗練があって、その源流にはこのミッチェルの「休息療法」から引き出されたアイデアが存在するということを示そうと思うのです。

六　『症例ジョージ・デッドロー』

さて、私の関心のもうひとつは、なぜ臨床家ミッチェルが小説を書くようになったのか、そしてそのフィクションの世界で何を描こうとしたかという部分です。一八六六年、ミッチェルは三〇歳代後半ですが、この頃に『症例ジョージ・デッドロー（The Case of George Dedlow）』という小説を書きます。南北戦争は一八六一年から六五年まで続きまして、一八六五年はリンカーン暗殺の年ですが、その翌年に『アトランティック・マンスリー』誌にこの小説が掲載されました。匿名の著者による短編小説で彼のデビュー作となりました。そしてこの後、先に見たように次々と小説を書いていって、結局のちに自選全集の刊行にいたるのです。私の手元には全一六巻の著者決定版全集（1913）がありますが、その第一巻に所収されているのがこの小説です。なぜこういう小説を書くことになったのかは興味が尽きないところです。

そのヒントは本書のなかに隠されているのではないか。この本には、おそらくミッチェルの当時考えていたことのほとんどすべてが含まれているに違いない。とりわけ本書は、南北戦争時さまざまな戦時外傷で四肢を失った人物（それも軍医）がその受傷をどのように感じるのかという、いわば主観的な経験を含む症例報告として書かれたのではないか。そういうふうに私には読めるのです。少し内容を紹介しながら進むことにしましょう。

本書はタイトルのとおり、ジョージ・デッドローという主人公が一人称で物語る小説です。デッドローという人物はインディアナ州出身の軍医という設定で、ミッチェルの自身の生活史がたくみに織り込まれています。ミッチェルと同様医師である父を持ち、ジェファーソン医科大学で学ぼうとしますが、（小説では）ちょうどその頃勃発した南北戦争に志願兵として飛び込み、軍医見習いになって従軍し、そして次々と負傷するというようなストーリーになります。主人公が自分の手記をもとに一人称の「私」の経験として物語っていきます。

デッドローはまず貫通銃創を受け、右腕の肩関節から切断することになります。右腕をすべて失ってしまう。そののち今度はチカモーガ（Chickamauga）の戦闘という、これは一八六三年の一一月一九日に実際に生じたもので、南北戦争の南軍と北軍がぶつかって南軍が勝利をおさめた大戦闘なのですが、そこで今度は大腿部にも銃創を負ってしまう。両方の下肢を切断しなければいけないということになります。さらにそのとき全身状態が非常に悪くなって、左上肢も壊疽となって切断することになる。つまり主人公は四肢を失った状態でフィラデルフィアの傷痍軍人病院、さらにはその後合衆国の陸軍神経病院に入院するというようなプロットをたどるわけです。

強引にまとめますと以上のような内容ですが、症例報告風の物語で、初めて読むと医学論文のような感じをもちます。そもそも書き出しがこんなふうです。

「私自身のケースを記した以下の手記は、私が投稿したどの医学雑誌でもさまざまな事前査読を理由に掲載を断られてきたものである」。

全編一人称の語りで構成されていますが、この記述の中にすでにミッチェルが実際に観察した幻肢痛や四肢痛についての記述が詳細に含まれています。失った上肢や下肢の部分に痛みを感じることを「幻肢痛（phantom limb pain）」と呼ぶのはご存じでしょう。この「phantom limb pain」はミッチェルが鋳造した用語です。

七　「幻肢痛」と身体論的自己

「幻肢痛」の記述などはきわめて詳細です。小説の一部ですが意訳して紹介します。

「肘より上の部分から腕を失ったほとんどのすべての人は、失った部分が肘の部分で折れ曲がっているように感じ、時折その指が強く曲げられるような感覚をはっきりと認識するのである。どう説明していいかわからないような奇妙な感覚を示す者もいて、たとえば下肢を失った人では、くるぶし以下の足の部分があるかのように感じるけれども、その足全体が短くなった感覚を持つ」

要するに膝のところにくるぶし以下の部分が付いているという感覚でしょうか。したがって、大腿部で切断されたら、膝関節部分にくるぶし以下の足があるように感じ、それがもし腕の場合だったら、肘の関節のところに手があるか、切断部分に手が結合しているように感じる事例がいる。ミッチェルが従軍中にたくさんの銃創や四肢切断の症例を診て、その経験を詳細に聞き取りまとめているわけですが、そのエッセンスのような内容が、主人公の口から語られているということがわかると思います。

「上下肢の切断手術をした多くの人は、何カ月もその切断部位が存在するという意識を感じる。その失われた部分の痛みや痒みやけいれんを感じるが、熱さや冷たさはけっして感じないのである。それにかかわる痛みや苦痛の感覚があるとき、その存在の確信は変わらないまま長く持続する。しかし、そこに痛みを感じなくなる時、その手足があるという感覚は次第に薄れ、完全になくなるのである」

つづく本書の重要な部分は、ミッチェルの独特な身体観＝人間観が記されているところです。この主人公が何回かの手術で四肢を失ってしまったあとで、存在論的な思索をめぐらす場面があります。つまり「私」、この主人公は体重の約八割を失ったと書いてありますが、その結果食事の量がずっと減って、兵士一人分の食事をほとんど消費できない。睡眠もとても短くなった。脳の神経線維の疲労が少ないからだろうという解釈も書かれています。

「脈拍も七八位あったものが四五ぐらいに減少している。こうした変化にもかかわらず、健康状態はすごく良好である。皮膚の三分の一を失っているが、それによって具合が悪くはならない……」

これは小説のなかの一部です。

そこで独特な身体論、存在論的な思索が展開されていきます。

「顕著なことは、次第に心的な変化を感じ始めていることである……。気がつくと怖ろしく思うが、時折自分自身を、自分の存在を、かつてより意識することが薄らいでしまうことがある。この感覚は今までにないもので、とても戸惑った。私はいつも誰かに自分は本当にジョージ・デッドローなのかどうなのか尋ねたい気持ちだった」

「皮膚の感覚のある表皮のおよそ半分を失って、外界との関係の多くが失われることになった。……こうして半分の自分は存在せず、機能的には死んでいる」

このような身体や臓器をめぐる議論になっていきます。それで「私」はこのような結論に達するのです。

「人間はその脳でも、その器官の一部分でもない。組織のすべてであり、そのどこかの部分を失うということは自分自身の存在という、その感覚を減じることにほかならない」

脳神経系に依拠しない独特な身体論的な存在論が展開されていきます。

本書が面白いもうひとつの点は、ミッチェルが父親からの伝統である当時流行した催眠とか心霊研究をどのように自分の理論のなかに解消したのかというのがよくわかる部分です。それは小説の最後の部分で示されるのですが、なぜミッチェルがフィクションという形をとったのかという部分につながっていきます。

本書の最後で、主人公は気落ちしていて引きこもり、うつ状態のようになっている。それで同僚に勧められて当時流行した交霊会に行くのです。それは半ば公開の交霊会で、霊媒師がテーブルラップで他界と交信する形式のものです。そこに連れて行かれる。いろいろな人が舞台に上げられては、そういう交信と解釈がなされるのです。それで最後にこの主人公も舞台に担ぎ出されて交霊のセアンスをするですが、そうするとラップ音が数を伝えてくる。はじめは何かわからないのですが、その番号３４８６と３４８７が合衆国陸軍医学博物館に収蔵されている主人公の両下肢の標本番号であることが判明するのです。その失われた下肢の標本の番号がラップ音で告げられ、失われた身体的家族は、別の、より幸せな世界で再び一緒になる日を心待ちにいているという締めくくりになるのです。

この時代の小説の特徴のひとつですが、ゴシックホラー風の終わり方になっています。こういう身体論を中心とする医学的な関心と、父親から譲り受けた催眠とか心霊研究、こういうようなものがすべて融合されている。ですから、ミッチェルのその後の展開の大きな部分をこの短い小説のなかに読み取ることができるのではないかと私は思っています。

八　ギルマンの『黄色い壁紙』とフェミニズム

ミッチェルが二〇世紀後半になぜ再び注目されたかというと、先ほど紹介したような父権的主義的治療や教育論の典型のような言説によってです。もう少しいえば、二〇世紀後半に休息療法が言及されたのは、シャーロット・パーキンス・ギルマン（Charlotte Perkins Gilman: 1860-1935）という一時期ミッチェルの患者だった女性の研究家たちによってです。ギルマンの書いた一連の著作がフェミニズム研究家によって再評価され、その多くが復刊され、その余波でミッチェルのテクストが批判的に引用されたことによります。

ギルマンはコネチカットのハートフォードに生まれで、『アンクル・トムの小屋』(1852) を書いたハリエット・ビーチャー・ストー (Harriet Beecher Stowe: 1811-1896) の同胞の孫娘 (grand-niece) にあたる人です。一八八四年に二四歳で結婚して女児を出産しますが、その後神経衰弱症の抑うつが悪化して、一八八七年にミッチェルのところに入院して先ほどの『脂肪と血液』に記されたような治療を受けることになります。

その後離婚をして文筆家になり、そののちの一八九二年に、今日ではペンギンブックスにもなっていますが『黄色い壁紙（The Yellow Wall-Paper）』という短編を書きあげました。日本語訳もあり、お読みになった方があるかもしれないですが、邦訳はやはりホラー短編集のようなアンソロジーに入っています（『淑やかな悪夢：英米女流怪談集』東京創元社 2000）。どうしてもこうしたホラー物のジャンルになってしまうようです。

これも簡単に内容を紹介しましょう。

主人公は、医師であるジョンと結婚し、産褥後に神経の具合が悪く回復のおぼつかない女性です。その女性が病気療養のための郊外の大きなコロニアル風の家屋に移り住み、なかばその階上に幽閉され、そこの黄色い壁紙を見つめながら、女性性と家庭について思索をめぐらす。自分が描くこと、記述することについて、考え苦しみ、独白をくり返すという展開になります。そして次第に精神病的な状態に移行し、黄色い壁紙の模様が変化し、それらをすべて引き剝がしてしまうのです。

最後は、気がつくと医師である夫を殺してしまうというか、その部分ははっきり書かれていませんが、夫が意識を失って倒れているのを発見して終わる、そういう展開です。その小説に（かつての自分の主治医の）ミッチェルを実在の医師として登場させています。秋までに主人公の病状が改善しなければ、ミッチェルの所に送るぞと夫に告げられるのです。主人公はもちろんこれに反発しています。これも一人称の小説ですが、ギルマンもこれを書いて作家デビューを果たし、この作品を後日ミッチェルに送りつけました。

ギルマンはのちに、『女性と経済（Women and Economics）』（1898）という、女性の経済的な自立を描いたものとか、『Forerunner』誌の創刊と編集、『Herland』（1915）や『Man Made World or Our Androcentric Culture』（1911）といった著作を上梓していきます。タイトルを読んで明らかなとおり、男性のつくった世界と文化と、その後の女性中心の世界を描くような小説です。こういうものを書いた人です。

ミッチェルは、こうして二〇世紀後半、この時代の女性の自立に目覚め、表現手段を磨き、新しい世界を構想する、それゆえにさまざまな困難や「生きづらさ」を背負うことにもなる女性に対し、ミルクを強制して太らせ、知的作業をとりあげ、もっぱら家事と育児を中心とするドメスチックな世界での伝統的価値に引き戻そうとする治療をする人物として戯画的に描き出されました。アリス・ジェイムズ（ウィリアム・ジェイムズとヘンリー・ジェイムズの妹）の日記や、ヴァージニア・ウルフの小説に、ミッチェル本人や英国で同様の方法を広めたプレイフェアの食事療法が言及され、軽蔑の言葉とともに記されているのを皆様も読まれたことがあるかもしれません。

ギルマンは、その後次第に社会運動家として活躍し小説も批評も書きました。彼女の著作は二〇世紀末にほとんど復刊されて、フェミニズム研究家から再評価されました。（なお『黄色い壁紙』はさまざまなヴァージョンが刊行されていますが、ここで述べたミッチェルやその他同時代の背景となるテクストとともに丹念に編集されたデイル・バウアー（Dale M. Bauer）編の『The Yellow Wallpaper』A Bedford Cultural Edition. Bedford Books, 1998がとても便利です。関心のある方にはお薦めします）。

さて後日、名を成してからギルマンは、『自伝（The Living of Charlotte Perkins Gilman）』のなかで、ミッチェルの治療やその後の関係を振りかえってこう記しています。

「二六歳で、彼〔ミッチェル〕に診てもらいに行き『休息療法』を受けた時のことです。彼は『病歴』などは見ようとせず、ビーチャー家に偏見を抱いており、この家系出自のすでにふたりの女性を治療していることを述べた」

と記されています。ミッチェルの時代の神経疲労に陥った典型患者とは、働きすぎて疲弊したビジネスマンか、遊興の余り疲れ果てた社交界の女性かのいずれかで、自分のような者は彼の想像を超えているのだと記しています。

彼は、ひとつの点を保証して安心させたといいます、デメンチア〔精神病という意味でしょう〕ではなくでヒステリーなだけですよ、と。そして型通りの入院「休息療法」が続きます。約一カ月の入院後退院になるのですが、その時ミッチェルはこういったと記されています。

「できるかぎり家庭的に生活を送りなさい。自分の子どもといつでも一緒にいるようにしなさい。……毎食後一時間横になりなさい。頭をつかうのは一日二時間だけにしなさい。そしてこれからの人生ずっとですが、ペンや絵筆や鉛筆にけっして触れないようにしなさい」

それが再発とか病気につながるからだというふうに言ったと書いています。『自伝』の後半部で、ギルマンは「この時代は女性の世紀である」、はじめて女性が世界を手に入れることができるようになる時代なのだと書きました。ミッチェルの言説はそうしたものと対比したとき、まさに反動的な時代錯誤のものに感じられたのです。

九　もうひとつの「アンナ・O問題」として

すこし話は飛びますがフロイトの有名なケースに、アンナ・Oという仮名の女性がいるのはご存じでしょう。この女性は若き日に、ヒステリーの症例報告にでてくる激しい謎めいた症状を呈して、フロイトの同僚のブロイアーの治療を受けています。この人物はのちに入院治療をしている事実も明らかになっています。しかしその後に社会運動家として有名になり、ドイツの切手にその肖像が描かれたるまでになりました。実名はベルタ・パッペンハイム（Bertha Pappenheim: 1859-1936）ですが、彼女を中心とした研究書もたくさん出ています。

このヒステリー患者とされるアンナ・Oと同様の足跡をたどった女性に、ジェーン・アダムズ（Jane Addams: 1860-1935）がいます。アダムズもフィラデルフィアの女子大に入学後、体調を崩し長らく臥床生活を送って、ミッチェルのもとで治療を受けました。しかし後の一八八九年にシカゴでハルハウスというセツルメント運動を始めて有名になり、社会事業家として一生を送り、一九三一年ノーベル平和賞を受賞しています。ソーシャルワークの先駆者とされ、一時期、先ほどのギルマンをハルハウスに呼んで、その分室を任せたこともありました。

あとで触れますが、シャルコーの代表症例にマリー（あるいはブランシュ）・ヴィットマンという女性患者がいます。有名なサルペトリエールの臨床講義の絵画に描かれた女性患者です。あるいはスイスの心理学者のフルールノワ（Flournoy, T.）が『インドから火星へ』（1900）という代表的著作で描いた霊媒の女性で多重人格とされるエレーヌ・スミスという仮名の人物がいます。本名はエリーゼ＝カテリーヌ・ミューラーといいます。さらにはアメリカの代表的な霊媒家といわれているレオノラ・パイパーという女性がいます。このような代表的なヒステリー、多重人格の症例と、ギルマン、アダムズ、パッペンハイムなどを並べてみると、皆一八五九～六〇年あたりに生まれた女性だということがわかるでしょう。ピエール・ジャネもそのあたりに生まれた人物です。これにモートン・プリンスが多重人格事例で記した「ビーチャム嬢」――この女性はひとまわり以上の年下になりますが――を加えれば（アダムズは少し異なるかもしれませんが）ほぼすべてのヒステリーの典型事例が出揃うことになります。

シャーロット・パーキンス・ギルマン：1860-1935
ジェーン・アダムズ（Jane Addams）：1860-1935
「アンナ・O」ベルタ・パッペンハイム（Bertha Pappenheim）：1859-1936
「ブランシュ」マリー・ヴィットマン（“Blanche” Wittmann）：1859～?

「エレーヌ・スミス」（"Hélène Smith" = Elise-Catherine Müller）：1861～?
レオノラ・パイパー（Leonora Piper）：1859-1950
ピエール・ジャネ（Pierre Janet）：1859-1947
「ビーチャム嬢」（"Miss Beauchamp" = Clara Norton Fowler）：1876-ca.1960

要するにこれらの女性たちが近隣に住んでいたら、だいたい同級生か一つ違いの学年に全員収まる人たちであり、それが世界各地で、代表的な――ひとくくりにヒステリーないし神経衰弱症事例だというのも問題ですが――、心霊研究と神経衰弱・ヒステリーと、さらに加えるならフェミニズムのいりまじった混沌を形成していることがわかるでしょう。とくに女性の権利拡張運動と心霊研究の結びつきは今日では想像しにくいですが、たとえばヘンリー・ジェイムズが書いた『ボストンの人々（The Bostonians）』（1885-1886）などを読むと、微妙な部分で膚接していたことがうかがえます。こうした時代背景と症状形成、あるいは社会化への「苦悩の慣用表現（idiom of distress）」といってもいいですが、それらとの間の関連をさまざまに解釈することができるでしょう。それは一種の「創造の病い（creative illness）」とも呼べるし「社会因性のヒステリー」（Ellenberger）と呼べるものだと思います。それはまた別に考察するとして、どうやらこれらがある時点で重なり合いながら分岐していくという構図が見えてきます。もちろんすべてを「病理学化」「医学化」しようとは思いませんが、このあたりの時代の女性たちが代表症例になっているということを見ていただけたらと思います。

十　ミッチェルのその後

ミッチェルは世紀の変り目のアメリカでとてもよく読まれた作家になりました。そして銃創の研究などは、第一次大戦まで基本的な教科書として読まれました。幻肢痛や肢端紅痛症（erythromelalgia）は彼の命名によるものです。後者はとくに彼の名を冠して「ミッチェル病（Mitchell's disease）」と呼ばれています。がらがら蛇毒血清やその他本当にたくさんの研究業績を残しましたが、どれも本当に独創的な問いから発したものです。『症例ジョージ・デッドロー』の身体と自己をめぐる思索に込められたような、脳に限局されない独特な「身体論」的視点から先駆的仕事を展開したといえるでしょう。

休息療法の各章を読んでいくと、太らせてマッサージをするという通俗的批判をはるかに超えた部分を射程に入れているのがわかります。ミルクにもこだわりをみせ、生のミルクを飲むと一味違うというような治療論を展開しています。またマッサージや電気治療での体温上昇効果が身体に与える影響を考察しているのがわかるでしょう。蛇毒血清研究も同様ですが、その視線の向こうには、免疫学や血清学など心理学的に単純な還元に至るまでの間隙を地道に埋めていこうとする関心や思索があったことがうかがえるのです。さらにミッチェルの実像は、父権主義的として描かれた人物とは異なり、本当にユーモラスで面白い、権威的とは程遠い人物であることがわかります。たとえばパリ旅行中のエピソードですが、自分の名前を明かさずに患者だといってシャルコーのもとを訪れ、典型的な神経衰弱症の症状を述べています。そして、「自国に帰ったら、ミッチェルという有名な先生がいるから、そこに行ったらいい」とアドバイスを受ける。それをとても喜んで、手紙で娘に報告している。そういう部分がある人なのです。

そして後半生は、作家活動と併行してアメリカ医学の基礎を築くような名コーディネーターぶりを発揮しました。ウィリアム・オスラーをカナダからヘッドハンティングしてフィラデルフィアに連れてきました。野口英世のメンターとなって、蛇毒血清の共同研究者になったのもそのごく一部です。現在医学部で使用するインデックス・メディックスが、一時中断していたのを再刊行する計画をし、カーネギー財団の理事となって進めました。今日のアメリカ医学の基礎となるようなことを次々と手がけていることがわかります。

さてわれわれがさらに驚くのは、じつはこのミッチェルが晩年に日本を訪れているという事実です。これはミッチェルの詩集を読んでいると気がつきます。詩集『The Complete Poems of S. Weir Mitchell』(1914) に「To the Forget-me-not: On the pass of the maiden, Japan」という詩が掲載されています。「忘れな草に寄せて」といった感じでしょうか。日本に来たときの思い出の詩です。

調べてみると、明治三四年(五月二五日号)の『東京医事新誌』にこのときの記事『肥養療法創始者ミッチエル氏の來朝』が載っています。「肥養療法(Mastkur)」と書いてあるので、ドイツ語訳でその業績が紹介されていたのでしょう。一九〇一年三月から七月まで妻と姪を同伴し、三カ月半の船旅で日本を訪れているのです。これは前年に最愛の娘をジフテリアで亡くし、夫妻の傷心の旅でありました。ミッチェルは七二歳です。五月九日午後、東京在住の医師たちが彼を招いて芝公園の紅葉館で歓迎レセプションを開いています。参加者は、緒方正規、青山胤通、三浦謹之助、北里柴三郎などそうそうたるメンバーです。ミッチェルは日本のことはよく知っていました。ジフテリアの血清研究で世界的に有名な北里柴三郎については、娘の病気の関連からも当然知っていましたし、シャルコーのところに留学していた三浦謹之助ともその関連の話をしたのでしょう。

ずいぶん長くなりましたが、ミッチェルの身体の話はこのくらいにしておきましょう。ミッチェルの視点から、要するに人間の身体をずっと身体そのものの側から攻めていくと、最終的に心的なもの、心理的なもの——あるいは心霊研究的なものを含む——とわれわれが呼ぶ領域に出てしまうということがわかると思います。

次はもうひとり、ミッチェルと同時代にパリで活躍したシャルコーに焦点を当てたいと思います。彼は神経学者で、今日の神経学の基礎となるような研究を進めた人ですが、その神経学からどうして心の領域が見えるようになったのかという話をしたいと思います。

十一　ジャン＝マルタン・シャルコーと精神／身体問題

ジャン＝マルタン・シャルコー（Jean-Martin Charcot）というのはこういう人です（写真4）。シャルコーは、一八二五年パリの馬車工房を営む一家の四人兄弟の次男に生まれ、一八九三年に亡くなりました。この期間は政権が安定せず大変な時期だったのですが、同時に第二帝政期、第三共和制と、今日のパリの都市化に向けた激しい変化が生じた折でもありました。

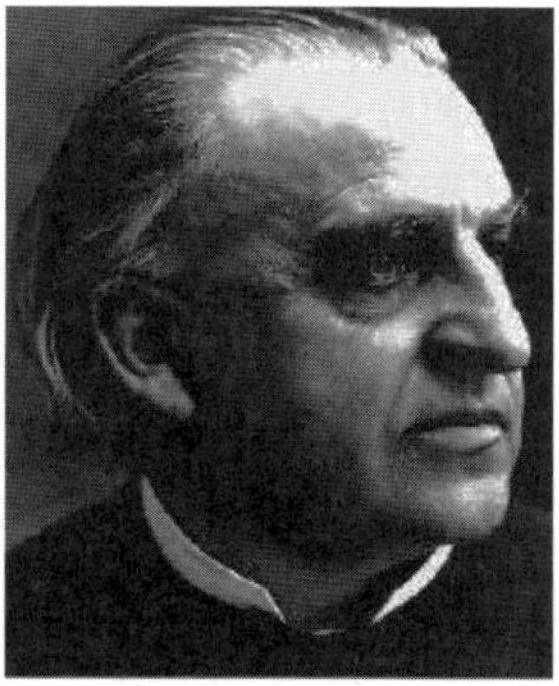

写真4　Jean-Martin Charcot（1825-1893）

きっとどこかで一八八七年にブルイエという画家が描いた『サルペトリエールの臨床講義』というタイトルの絵画をご覧になったことがあると思います。ここにはサルペトリエール学派として有名な彼の弟子の神経学者たちが数多く描き込まれています（写真5）。ババンスキーがいて、ジル・ド・ラ・トゥレットがいて、当時の名だたる神経学者や文化人がいるのがおわかりになるかと思います。先ほどご紹介したヴィットマンという女性がここに描かれた患者です。

もともとこの時代は、神経学といった専門分化はありませんから、シャルコーは、内科や整形外科や老人医学や神経科、精神科すべてに

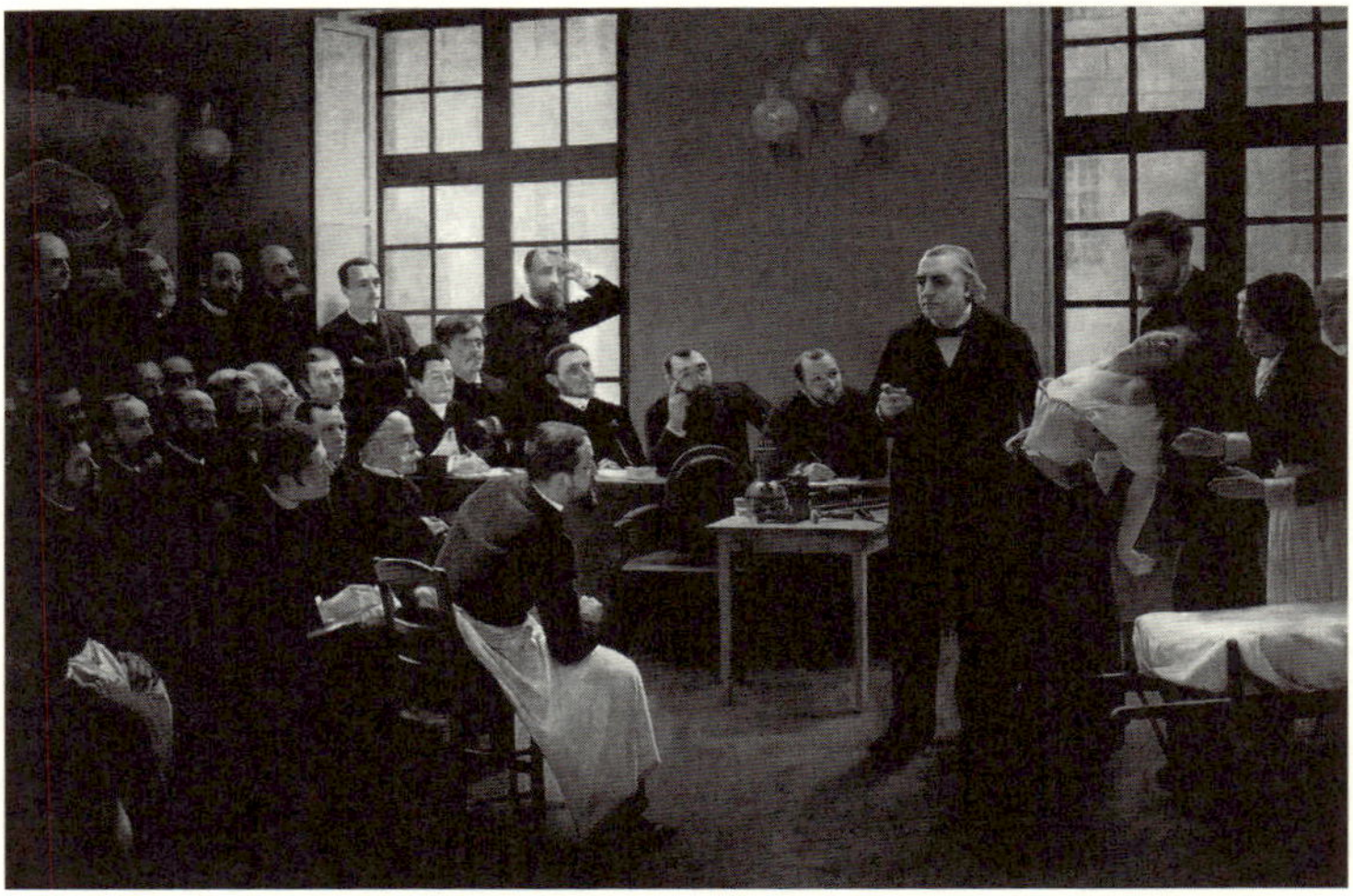

写真5　『サルペトリエールの臨床講義』（A. Brouillet）1887年

またがった研究をしました。シャルコー関節、シャルコーの三徴、シャルコー病（筋萎縮性側索硬化症＝ALSのこと）などたくさんの領域に冠名の術語が残っています。この絵画に象徴されるように、一八八〇年代、シャルコーの名声はフランスにとどまらず世界的なものになりました。それこそ世界の神経学者、精神科医がサルペトリエール詣でをしたのです。それにはフロイト（1856-1939）や日本の神経学の基礎を築いた三浦謹之助（1864-1950）をはじめ本当にたくさんの人物が含まれます。彼らはなぜわざわざパリまで足を運んで学んだのでしょう。もちろん名声や流行の力もあったでしょうが、シャルコーの臨床と理論が当時の最先端の理論の集大成であるばかりか、本当にすばらしいものだったからです。その臨床講義は現在読んでも面白いです。当時でしたらなお一層興味を引かれ、眼の鱗が落ちる思いをしたに違いありません。

シャルコーの理論はすこし複雑ですので大鉈を振るって骨格だけお話しします。

シャルコーは、まずほとんどの病気の基礎に遺伝的な素因を見ました。「神経病家系」というものと「関節炎家系」という二つの系統樹があらゆる病気の下地にあるとしました。前者には、神経衰弱、ヒステリー、てんかん、さまざまな慢性精神病、脊髄癆などが含まれ、後者には、痛風、糖尿病、関節リウマチ、特定の片頭痛や皮膚疾患などが含まれるとしました。そして両者の素因はともに深く関わりながら、飲酒や、感染症、打撲、強烈な情動的動揺や暗示などの「誘因（agent provocateur）」によって発症するとしたのです。こうして、患者は人生の途上で待ち受けられたように、しかも同じ事故に遭遇しても異なった遺伝素因をもっていたら、それぞれ別の症状を開花させるのです。シャルコーは、こうした理解が神経病学のすべての現象を解釈するうえでの鍵であり、「もし神経病に患った人を見たならば必ず眼前の病いを全篇中の一節と思わなければならない」と述べています。しかも彼は、こうした典型を、血族結婚を背景にしたユダヤ人家系に見ようとしました。

十二　シャルコーの「大ヒステリー理論＝大催眠」理論

シャルコーはこうしたうえで「解剖学的＝臨床医学的」方法をとり、広範な領域に関心を示しました。当時の最先端の医学理論や心理学理論のすべてをその視点に取り入れようとしています。だからその臨床講義は世界から集まる医学者すべてにとって刺激的なものだったのです。なかでも今日でも一番有名なのが「大ヒステリー＝大催眠」理論です。

今日ではあまり言及されませんがヒステリーという疾患がありました。これは大昔から記述された状態でした。主要には女性の病気とされ、球のようなものが胸を上がって咽喉をふさぎ窒息感をもたらしたり、けいれん発作をもたらしたり、じつにさまざま症状を生んだ。これは一九世紀に入って、ギリシャ神話で変身に長けた神「プロテウス」に喩えられました。それでこのヒステリーの本態とは何か、どうしたら治るのかというのが一九世紀後半の医学に突きつけられた大問題だったのです。

それともうひとつ、今日では催眠と呼ばれる現象があります。一八世紀の末、メスメルによって動物磁気と呼ばれるものが流行しました。つまり、病者や一般の人々が、術者との関係で深い眠りに入る、そして分利（crise）という発作や夢中遊行状態を呈するわけです。この状態に入って短期で覚醒することで治療効果がもたらされました。これははじめ天空より磁気流体が体内に流れ込んで滞留を解消するために治療効果が生じるとされ、メスメリズムと呼ばれましたが、一九世紀前半マンチェスターの外科医ブレイド（James Braid: 1795-1860）によって「神経催眠（neurypnology）」という名前が与えられます。そして神経の疲労によってもたらされたものだということになりました。その後それを取り入れてフランスのリエボー（A-A. Liébeault: 1823-1904）がさらに催眠を近代的なものに洗練させていき、後に述べるベルネームなどに引き継がれていったわけです。しかしその治療メカニズムには依然として謎が多かったのです。

さてシャルコーは、先のヒステリーとこの動物磁気＝催眠という、当時の大問題ふたつを一挙に解決しようと理論化しました。この部分は詳しく述べるときりがないので定式化された骨格だけを記すことにします。

シャルコーはヒステリーを以下のような五つの徴候（stigma）を有するものとしました。

①感覚・知覚の半側消失（hémianesthésie）、②卵巣痛（ovarie）あるいは鼠径部の圧迫によっておこる睾丸痛、③ヒステリー誘発点の存在、④そこから生じる典型的な一連の大発作、⑤腱反射の亢進や減弱をともなう対麻痺あるいは片麻痺。

さらに、ここで生じる典型的なヒステリー発作、つまり「大ヒステリー」発作を以下のような画然と分けられる四期のものとしました。それは、①「類てんかん期」、②「大運動発作期」、③「熱情的態度期」、④「せん妄期」の四期です。こうした臨床的観察をもとに典型的な大発作を八〇余りの姿態に分類し、リシェ（Richer, P.）とともに図像化したのです。

さらに、シャルコーは、以下のように典型的な催眠状態＝「大催眠」を三期に分けられるものとして定式化しました。そしてこうした催眠状態を呈するのは、すべてヒステリー患者である。ヒステリーという基礎疾患をもたなければ催眠状態にはならないのだと断言しました。しかもそのおのおのは表に示しましたように、神経＝筋的に、さらには外界との関連を含めた心的に、画然と異なる三状態を呈するものとして、それらはさまざまな方法で鑑別可能とされました。（表2）

①「カタレプシー状態（l'état cataleptique）」、②「嗜眠《しみん》状態（l'état léthargique）」、③「夢中遊行状態（l'état somnambulique）」の三期です。この表をよくみていただきたいと思います。シャルコーは、このなかでも「カタレプシー状態」にとくに関心をもったのだと思います。これはデュシェンヌ（Duchenne de Boulogne, G.B.）そしてダーウィン（Darwin, C.）とつながる情動表出と神経＝筋肉の関連を明らかにする当時の先端的部分だったからです。情動

表2　「大催眠」理論

	神経＝筋の状態	精神活動と外界との疎通
①カタレプシー状態 l'état cataleptique	予期しない大音響や、強い光源によって引き起こされる。目は光を凝視し見開かれ充血する。身動きせず、全身の完全な感覚消失が起こる。四肢と身体各部位はなされるままの姿勢を長時間にわたって保つ。筋肉の硬直度はわずかで蠟《ろう》屈症にいたる。電気的刺激によって拘縮（contracture）を起こすことはない。	精神活動は不活発であるが、心的機能は部分的に覚醒している。特定の観念や観念群が暗示によって与えられると、「長く蓄積され、組織化された巨大な観念、いわゆる自我（moi）の支配から独立して、孤立した状態のまま、そうした観念は保たれる。」そのために、「無意識的大脳作用を及ぼされた運動は、自動的で、純粋に機械的な性格をもつ。」この状態では、患者との意志の疎通が、筋肉の感覚を通してのみ可能であり、いわばLa Mettrieのいう「人間機械」そのものであると規定されている。
②嗜眠状態 l'état léthargique	①の状態から、光源を急に消したり、上限瞼を閉じさせることで生じる。あるいは、物体を凝視することでも直接的に引き起こされる。患者が立位ならば仰向けに倒れ、頭を急にのけぞらせる。激しい嚥下運動をともなった吸気が続き、閉眼か半眼のままで、上限瞼の持続的震え、全身の完全な感覚消失、筋肉の過緊張が観察される。刺激によって筋肉の拘縮（contracture）を見る。	精神活動はまったく不活発であり、いかなる手段をもっても意志の疎通を行うことはできない。「死後硬直前の屍体」であると規定されている。
③夢中遊行状態 l'état somnambulique	①、②の状態から、その頭頂部を圧迫することなどによって引き起こされる。磁気術でいういわゆる「磁気術的眠り」に相当する。神経・筋組織は過興奮状態を呈する。	覚醒は依然部分的であるが、多くの場合、この状態で発生した心的現象は十分に拡散し、「自我の再建」という傾向を示す。意識は休止しているが、感覚はそこなわれておらず、外界の印象を伝える感覚はかえって増強しているため、身振り、言語による暗示が可能となる。

や感情とは、神経＝筋の動きをもとに二次的に生み出されるものだという知見が引き出されてくる。そしてこの神経＝筋組織が電気的刺激にまったく反応しない「蠟屈症」に至るような状態では、外界との疎通が筋肉（の動きや感覚）を通してのみ可能であり、しかも従来の「自我（moi）」と離れてあらたな自我システムが動きだしていることがわかります。これはラ・メトリー（La Mettrie）の記した「人間機械」であるとシャルコーは述べています。

一方「嗜眠状態」を通過して到達する「夢中遊行状態」では、電気的刺激で神経＝筋組織は過興奮を示し、「自我」が再建されつつあるので、身振りや言語での意思の疎通が可能だということになります。そしてこの二つの状態のうち後者「夢中遊行」はメスメルやピュイゼギュールの時代から典型的な「磁気術的眠り」として多くの治療者が知っていたものでしたが、前者の「カタレプシー」状態は、催眠下の事例をこの状態に導くのが難しかったのです。先のヴィットマンのような限られた典型事例でしか観察することができませんでした。

十三　シャルコー理論のその後

こうしてシャルコーは、大ヒステリー＝大催眠研究で、「カタレプシー」状態の神経と筋肉からなる「生理学的身体」、つまり「人間機械」を分離することになりました。しかも、重要なのは、怒りとか喜びとかという基本的な情動が、神経と筋肉の状態から派生してくるものだという事実を再確認した点です。それで、人間からこの「生理学的身体」つまり「人間機械」的部分を引き算することを考えて下さい。そこには当時の大問題だった「心的装置」が残るはずです。こうして、シャルコーは、多様な「自我」を再生しうる夢中遊行状態下の、いわば純粋な「心的装置」の存在を顕在化させることになったのだと思います。当時の心的治療に関心を抱いたほとんどの研究者は、この「心的研究」に引寄せられるように自らの関心を理論化していきました。フロイトがそうですしジャネがそうです。メビウスも、モートン・プリンスもそうです。当時は自我が複数存在するのではないかという考えが広まりつつあり、その基礎を無意識や下意識という概念の上に構築する形で治療論を築こうとしたのです。われわれのよく知る近代力動精神医学の創始者たちはこうしてこの定式化から深いインスピレーションを与えられたのだと思います。

シャルコーのこの後の流れについて記す紙幅がないので、詳細は私がまとめたシャルコー研究（江口 2007）を見ていただくとして。おおよその流れだけを記すと、一八八〇年代後半、シャルコーは女性の典型事例から離れて、男性ヒステリー理論を展開して、「ヒステリーと催眠の黄金時代」の頂点を迎えることになります。

しかし一方で、先のリエボーを継いでナンシー学派の代表と呼ばれた、ナンシー大学医学部神経学教授ベルネーム（Bernheim, H.: 1840-1919）が、ヒステリーでなくても誰でも催眠状態を呈しうると主張し、大きな論争に発展しました。彼の主著『暗示とその治療的応用』が刊行されるのが一八八六年で、有名なサルペトリエール学派対ナンシー学派の対立図式が鮮明になります。そして一八八九年パリ万博時にいくつかの国際医学会で論争になり、一八九三年シャルコーの急死後、ナンシー学派の視点が広く受容されるようになっていくのです。つまり催眠状態はヒステリーという疾患に特有の状態ではなく一般の人でも呈しうる、ということが広く認められるようになる。その原因はヒステリーという疾患ではなく、「暗示」という現象であるということになったのです。

ところでこのベルネームは、この論争後さらに世紀末になるにつれて、催眠も被暗示性というものもないという論陣を張るようになります、すでに師リエボーからも離れていってしまうのです。

一般的には、サルペトリエール学派とナンシー学派の催眠をめぐる論争から、シャルコーとベルネームの主著の翻訳者でもあるフロイトの精神分析学が出現して、とくに二〇世紀に入ってアメリカで圧倒的に流布するというのが「定説」ですが、話はもう少し複雑で込み入っています。

大胆な仮説ですが、私は一八八〇年代から第一次大戦以降までの時期に、今日の精神療法〔心理療法〕の形成に至るいくつかの画期的な出来事があったと考えています。そうした仮説の骨格を以下簡単に箇条書きで示しておきます。

（1）今日の精神療法（psychotherapie）は、一八八〇〜一八九〇年の一〇年の間にその源を持つ。数多くの心理学者や精神医学者が、この時期に決定的な心理学的「真理」が発見されたと感じた。

（2）なかでも転換点は一八八六年。この年に今日的な意味での「psychotherapie」という語が鋳造され、アムステルダムの催眠療法のクリニックで使用されはじめた。

（3）こうした大きな流れの中心には、すべてに影響を与え一八八〇年代に精緻なものとなったシャルコーの「男性ヒステリー理論」（大ヒステリー＝大催眠理論）があった。

（4）以降サルペトリエール学派対ナンシー学派の論争から脱催眠傾向が推進され、それは「暗示」によるものであるとされ、「向日性」と「向地（背日）性」系譜、精神医学と心理学と神経学の分岐が明確になってゆく。

（5）とくにこれらの流れはアメリカに移り、ボストン・スクールを中心に独特な展開をみせ、第一次大戦までジャネの理論が大幅に導入され、さまざまな試みが行われた。

（6）こうして「大ヒステリー＝大催眠」理論⇓「催眠＝暗示」理論⇓「説得＝教育」理論と変遷するが、その間に治療者－患者間の対象関係への意識が明確になり、今日的な「心的治療」「精神療法」の枠組みが形成されるようになった。

十四　デュボワ、デジュリヌと「向日性」精神療法の系譜

さて私が、催眠から精神分析学が直接生み出されて、今日の精神療法につながったとする視点に疑問をもつようになったのは、フランス文学者でプルースト研究家の吉田城先生（以下敬称略）の著作に触発されたからです。吉田によれば二〇世紀のはじめ、正確に言えば一九〇五年、プルーストが自分の神経衰弱症の治療を考えたとされていて、その治療をデュボワとデジュリヌのもとで行おうとしたと書かれています。

なぜこの時期、精神分析でない、催眠でもない、デュボワやデジュリヌだったのかというのが第一の疑問でした。両者とも神経学者であり、とくに後者デジュリヌは、シャルコーの死後、旧サルペトリエール学派と激しい論争をくり返しながらその神経病学講座の三代目の主任教授になった人物です。その神経学の主著である『中枢神経系の解剖学』と『神経疾患の症候学』の二冊は、今日でもそれを超えるものはないのではないかと神経学者を魅了し続ける画期的著作と言われています。そんなところにいってプルーストは何を直そうとしたのでしょうか。

こうした探究が、吉田城の名著『「失われた時を求めて」草稿研究』（1993）第四章「都市・書物・神経症」で行われています。プルーストは、自分の神経衰弱を治しにソリエ（Sollier, P.: 1861-1933）という神経学者の門を叩くことになりますが、その治療はデュボワに準じたもので、プルースト自身デュボワの著書を読んで、その理論をよく理解していたことが紹介されているのです。

デュボワ（Dubois, P.: 1848-1918）は、ベルン大学で神経学を教える教授でした。一八八八年ナンシーを訪れ、ベルネームに刺激され、次第にアメリカ経由の神経衰弱理論に注目するようになります。それまで、各症状にあわせた身体的対症療法が中心だった視点から離れ、これらの疾患は明らかに現代的生活様式がもたらしたヒステリー

の片割れであると考えるようになり、一九〇四年頃から精神神経症治療の一連の講義を始め、三五講からなる主著『精神神経症とその心的治療（Les psychonévroses et leur traitement moral）』（Masson, 1904）をパリで刊行します。これは翌年には英語版がでて、米国でも大いに普及しました。ここで力説された治療は「説得（persuasion）」療法と呼ばれるものです。デュボワは、催眠や暗示療法の批判から入ります。ベルネームらの「暗示」は、いわば患者の「裏口から理解に入り」「盲目的な信念に働きかける」ものだが、デュボワの「論理的説得」はそれに代って、患者の「正面のドアをノックし」「明瞭な論理的判断力に訴える」ものであると同時代の研究者べヒテレフ（Bekhterev, V.M.）によって紹介されています。理性に訴える治療、理性的精神療法、精神的整形外科（moral orthopedics）、再教育、説得療法と言い換えられています。

具体的な治療は以下のようなものです。つまり受診した患者に、あなたの症状は神経衰弱症という病気によるものであることを告げ、それに対して「気楽に過ごす」ことを中心とした「休息」を処方するのです。吉田も紹介するように、この治療のエッセンスは以下の記述に端的に見てとれます。

「神経症患者は、自分が治るという確信を得たと同時に、回復への道を歩み始める。自分が治ったと信じたその日に彼は治ったのである。」

さて治療者がこうした率直な内容を語りうる、そして患者もそれに耳を傾けるためには、大きな相互の信頼関係が必要です。デュボワは、こうしたものを可能にする基礎を以下のように描いています。つまり、治療者が患者に真の共感を抱く、友人であるような医師‐患者関係の形成が重要であって、それをもとに、人間の「意志」と「理性」との「再教育」である「説得」を行い、宗教と哲学を備えた十全な人間の形成を目指すことが重要である、と。まさに「合理的」かつ「道徳的」精神療法であると言えるでしょう。そして重要なことは、催眠や暗示からこうした理性的説得にいたる治療者－患者関係の変化の中に、一方的に操作して治療に至らしめるというのではなく、今日の言葉で言えば「説明と同意（informed consent）」に近い、治療者と患者が基本的に平等で情報を共有するような、現代的精神療法の視点の萌芽がはじめて芽生えていることに気づくでしょう。

デジュリヌ（Dejerine, J.: 1849-1917）は、デュボワと同じくスイスに生まれた神経学者で、お互いに影響を与えながら、神経学の展開と併行して精神療法を行いました。彼は、催眠に対して患者を一方的に操作するものだと激しく批判しました。そしてゴクレ（Gauckler, E.）と共著の『精神神経症の機能的症状、精神療法によるその治療』（1911）では、デュボワの理論をさらに洗練し、説得とは患者の知性のみ働きかけるのではなく、治療者を信じることで患者の感情や情動が作動して治療にいたることを主張しました。これは二年後に英訳が出ていますが、フランス語版には扉頁に、当時のサルペトリエールのピネルの名を冠した病棟の、この治療のための、隔離と精神療法の治療室の写真が掲載されています（写真6）。

精神医学史家のエドワード・ショーター（Shorter, E.）は、その初期の著作『医師とその患者（Doctors and their Patients）』（1985）において、治療者－患者関係にデュボワらのもたらした画期的視点の転換について論じているので読んでみて下さい。

デュボワらの視点はこのように重要なものですが、その著作を読んでいくと少し不満が残ります。それはデュボワの理性的精神療法や説得が描き出す十全な人間像が、言葉は悪いですが、少し浅いものに見えるからです。日曜には教会に行って家庭を大事にし……というゴールは、「向地的＝背日的」系譜の精神療法が提示する人間観と比較した時、やや物足りなく感じられます。

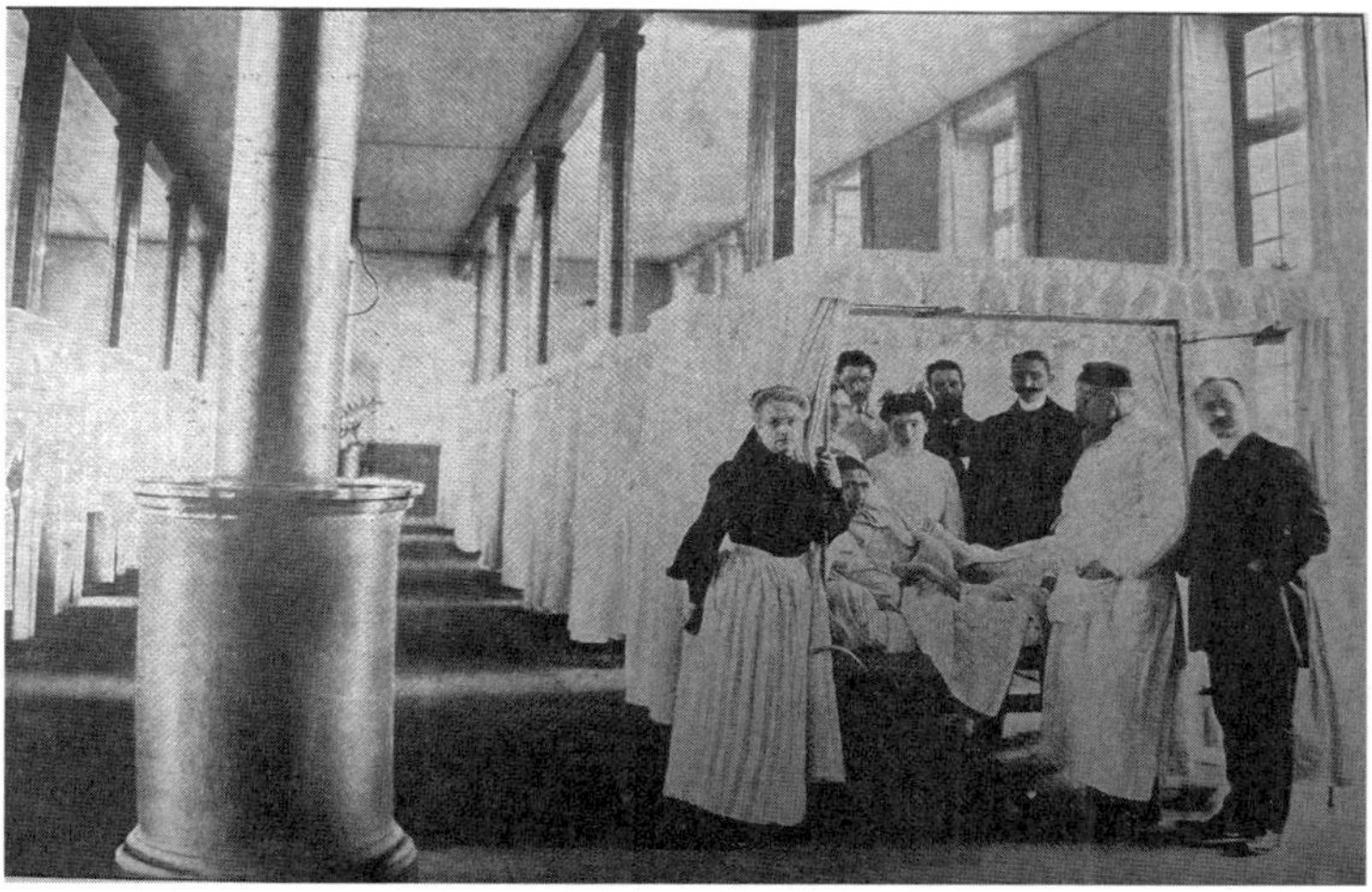

写真6　サルペトリエールにおける隔離と精神療法用病室：
ピネル病室、デジュリヌ教授担当。朝の回診場面
（デジュリヌは右から2番目）
（Dejerine et Gauckler: Les manifestation fonctionnelles des psychoévroses, 1911. 扉写真）

十五　デュボワ・森田正馬《まさたけ》・認知行動療法

さてここでもう一度冒頭のミッチェルの話へと戻っていきます。

デュボワの著書を読むと、自分の方法論をどのように洗練したのかが簡潔に記されています。それは、ミッチェルの方法である「休息療法」を基準にしながら、まずその静電気治療を、ついて絶対的隔離を、次に臥褥をやめてゆき、最終的にモラルな影響だけが頼りになるという結論にたどり着いたのだと記されているのです。ミッチェルの示した三条件（臥褥、栄養、隔離）は、そうした精神的なものを補助する作用しか持たないと考えたのです。こうしてベルネームから学びながら、暗示とは何かを突き詰め、結果としてデュボワは催眠に対する最も強力な反対者になったのでした。

吉田城の『「失われた時を求めて」草稿研究』第四章には、さらに驚くような指摘がされています。それは、こうしたデュボワの洗練した治療法をたどると、ミッチェルの「隔離」から流れ出て、シャルコーにも一部引き継がれたものをもとにし、その後ソリエの治療にも、そして森田療法にも流入しているのではないか、という部分です。絶対臥褥を含む森田療法の重要な概念にデュボワの方法が取り入れられていることは、『神経質ノ本態及療法』(1928) にデュボワの著作からの数多くの引用があることから間違いがないところでしょう。そしてその源流にミッチェルの休息療法や完全なベッド臥床があるのです。一九〇一年、ミッチェル訪日の際には医学新聞にも紹介されたので、当時学生だった森田の目にもその記事がとまったはずです。あるいは、森田療法への影響はドイツ経由のものだったかもしれません。デュボワの主著は、ドイツ語版の解説が当時の『神経学雑誌』において紹介されているからです。

そして、もう少し踏み込んで仮説として記すなら、今日の認知行動療法の源流にもミッチェルとデュボワの議論があるように思います。ベック（Beck, A.: 1921-2021）の認知行動療法は、精神分析学や無意識といった概念とは離れた、行動療法などの別の系譜から生じたものと見られがちです。しかし先のショーターも指摘するように（『精神医学歴史事典（A Historical Dictionary of Psychiatry）』（2005）「cognitive-behavioral therapy CBT」の項［邦訳 2016: p.253］参照）認知行動療法はパブロフやスキナーに遡る条件反射や条件付けと、デュボワの「合理的精神療法」とも密接に関連するものです。本人の思考法に働きかけ、認知や行動を変更させるという基礎は、まさに先の「説得」「教育」療法の軌道上に位置づけられるものでしょう。ベックの著書にはデュボワからの引用があるし、そもそもベックの研究所がペンシルバニアにあることを思うと、ミッチェルからデュボワへという系譜もどこかで意識されていることが類推できるのではないでしょうか。

まとめ

ミッチェルとシャルコーという一九世紀から二〇世紀に活躍した二人の、とりわけ身体論的な議論を極北まで進めた神経学者の理論と臨床を中心に見てきました。彼らのとらえようとした「身体」から、今日我々が関心を寄せる、心的領域、精神療法の心的装置が姿を現わしてきます。ミッチェルは、脳神経に限局されない、いわば「かさ（bulk）」としての身体そのものの謎に挑んでいったとみていいでしょう。それは体重を増やし休息するだけではない、体温の微妙な上昇や、免疫学、血清学を射程に入れたものであることがわかりますが、そうしたアプローチが逆にデュボワやデジュリヌなどの、無意識や下意識や暗示といった概念を使わない心的治療、「理性的」「向日的」精神療法の系譜を生み出すことになりました。

そして、シャルコーは、ヒステリーや催眠という一九世紀末全体に投げかけられた問いに真正面から答えようと挑みました。そこには人間の神経＝筋システムとそこから派生する感情に関心をもつ、デュシェンヌやダーウィンの系譜に連なる視点が見えます。そして催眠下のカタレプシー状態で垣間見える人間の「人間機械」的部分を分離することに成功したといえるでしょう。しかしシャルコーは、逆にその残余としての（夢中遊行状態での）「心的装置」を浮かび上がらせることになりました。人間の意識に上らないその「向地的＝背日的」部分にアプローチする心的治療にいたる坑道を開いていったのではないでしょうか。

フロイトが、ジャネが、メビウスが、プリンスが、どれほどシャルコーの理論に魅了されたのか、しかも一八八〇年代の男性ヒステリー理論にすべてのエッセンスが注がれているのですが、当時この領域に関心を抱いた研究者すべてが、シャルコーの理論をもとに自らの心的理論を形成していったことがわかるでしょう。

長いまとまらない話になりました、ご清聴感謝いたします。

［付言］この講演原稿は、二〇〇七年三月二一日に開催された第四回京都大学こころの未来フォーラム「こころにおける身体／身体におけるこころ」における同名の発表をもとにしている。当日の発表を起こしたものを文章にする過程で少しでも読むに耐える内容にするため手を加えてある。一方、当日は言及した内容でも、紙幅の都合で削ぎ落とした部分もある。たとえば一八八六年のアムステルダムでのレンテルヘムとエーデンの「精神療法」クリニックの標榜や、当時の精神療法＝催眠治療では八割が一回の治療で改善した事実。デュボワやデジュリヌの治療法や、シャルコーやジャネの視点が二〇世紀初頭のアメリカでどのように受け容れられ、第一次大戦以降の精神分析学の興隆までにいたったのかという話題。とくにモートン・プリンスやJ・J・パットナムら「ボストン学派」と呼ばれる人たちの活躍などである。さらにはシャルコーの「男性ヒステリー」理論も本文中言及するだけにとどまって詳細な内容には至らなかった。

もしそれらの部分に関心をもたれる読者がいるならば、以下の拙著に当たっていただければ幸いである。上記それぞれの話題へ至る道筋が記してある。

「心理療法の歴史をたどりなおす」村瀬嘉代子・青木省三編（2004）『すべてをこころの糧に』所収 pp.189-215 金剛出版（『病いは物語である——文化精神医学という問い』金剛出版 2019所収）

「精神療法とその治療理念のクロノロジー」精神医学史研究 9（1）：34-42（2005）

「New England と力動精神医学——Prince, Putnam とBoston School」臨床精神医学 31（6）：609-620（2002）

『シャルコー——力動精神医学と神経病学の歴史を遡る』勉誠出版（2007）

なおミッチェルについては本文中に示した文献の他に以下を参考にした。

Suzanne Poirier (1983) The Weir Mitchell rest cure: doctor and patients. Women's Studies, Vol.10, pp.15-40, 1983.

［初出］河合俊雄（編）『こころにおける身体／身体におけるこころ』所収、日本評論社、pp.9-49, 2008. に加筆をした。

第Ⅲ部

読書の軌跡——解説、書評、その他

「中井連峰」を遥かに望んで
『「伝える」ことと「伝わる」こと』解説

本書に収められているのは、中井久夫による長短二二編の論文でありエッセイである。正確に言うなら、それには対談やアンケートの回答記事も含まれている。初出の年代を追うと、一九七一年から二〇〇一年のものまであるが、(七〇年代に書かれた三編と、九〇年代、二〇〇〇年代に書かれた各一編を除く) 一七編のものは、すべて一九八〇年代に発表された論考ということになる。

私はひそかに、「奇跡の」という語を冠して中井の一九八〇年代の一連の著作をふり返ることがある。この時期の中井久夫の著書や翻訳は、その質・量ともに (ひとが一生かかっても到底紡ぎだせないような) 膨大なスケールのものになって現れている。それらはまた、精神医学の世界に棲まう者にとっての黄金の時を刻むものであった。つまりこの時期に臨床に携わった者は、その臨床知やふるまいの根底に、中井から贈りものとして差しだされた発想の多くをはぐくみながら、時に強烈な、あるいはゆるやかな、目に見えぬ力に突き動かされるようにその日常臨床を治療的なものへと変容させていったに違いない。そう思うからである。

本書は、その黄金の時の著作群からセレクトされたエッセンスなのである。

＊

「奇跡の」一九八〇年代と言っても、私の思い入れが勝った誇張表現にすぎないのではないかと疑う読者もいるだろう。そういう読者のために、かつて私は中井の著作の大要を紹介したことがあるが、くり返しになることを恐れず、著書や翻訳およびそれらの背景について触れておきたい。というのも、そうした「地」を背景にして、本書に収録された論文やエッセイの「図」が浮かび上がると思うからである。

まず中井の経歴から見るとき、一九八〇年代というのは、東大分院・青木病院時代（一九六七年～七五年）と、名古屋市立大学精神科で助教授を務めた時代（一九七五年～八〇年）に続く、神戸大学医学部精神神経科の教授に就任（一九八〇年）して以降の一〇年間ということになる。この神戸大学時代は、さらに九五年一月の阪神・淡路大震災をはさみ、一九九七年の退官まで続く。その後は、一九九七年から二〇〇四年までの甲南大学文学部で教鞭をとられた時期と、二〇〇四年以降四年間、兵庫県こころのケアセンターの所長を務めた時期へとつながっていく。

＊

中井の一九八〇年代の著作と翻訳書群は、それまでの名古屋市立大学精神科における教室を挙げての翻訳作業をまとめた、歴史的名著であるエレンベルガーの『無意識の発見』上下巻（木村敏との監訳、弘文堂、一九八〇年）の出版がその幕開けであった。

その二年後の一九八二年には、「微分回路」や「再建の倫理」という今日人口に膾炙したキータームの原典となる『分裂病と人類』（東京大学出版会）を著わす（これにはさらに詳細な図や写真が加わって『西欧精神医学背景史』（みすず書房）としてのちに一冊の書物となる長い一章が含まれている）。同年には、今もって精神医学領域における初学者の最良のガイダンスとしてその地位が揺らぐことがない『精神科治療の覚書』（日本評論社）が上梓されている。

翌一九八三年、シリーズ本の一巻『精神の科学8・治療と文化』（岩波書店）に、のちに文化精神医学の最高峰の著作である『治療文化論』のオリジナルとなる長文の一章「概説――文化精神医学と治療文化論」が登場する。

この年には、サリヴァン『精神医学の臨床研究』（みすず書房）の翻訳（共訳）が刊行され、さらに一九八五年と八八年にはペリーによる（これもまた熱烈な愛読者が多い）名著『サリヴァンの生涯』二巻の翻訳が、さらにその間の一九八六年には「アンテナ感覚」という訳語を広めた、サリヴァンの『精神医学的面接』（ともにみすず書房）が、翌一九八七年にはプレセットの『野口英世』（星和書店）（これも絶対にお薦めである）が、いずれも中井を中心とする翻訳グループ（共訳）によって刊行されるのである。

さらに加えるなら、一九八二年には、その三年前に開催された谷口財団主催のシンポジウムの英文プロシーディング"History of Psychiatry: Mental Illness and Its Treatments."（Saikon Publishing Co.）に、来日し参加したエランベルジェの論文とともに、中井の、のちに「アジアの一精神科医からみたヨーロッパの魔女狩り」（『徴候・記憶・外傷』〔みすず書房〕所収）となる論文の、英語版が掲載されている。

これらと並行して、一九八四年には精神看護学の教科書（のちに中井の未使用原稿を加えてまとめ直した『看護のための精神医学』〔医学書院〕として復刊され、今日第二版を数え、広い領域の読者に読み継がれている）の分担執筆が現れている。そして一九八四年と八五年には、七〇年代の主要論文のほぼすべてを継時的に網羅した『中井久夫著作集（第I期）』三巻（岩崎学術出版社）が刊行され、のちにはこれに八〇年代以降の論文が加わって、『著作集（第II期）』三巻と共著論文集一巻として一挙に刊行され（一九九一年）、全六巻、別巻二巻の大部のものになっている。

このように紹介しても、その濃密な、それでいて細部にいたるまできわめて繊細な議論が横溢《おういつ》した質感は伝わりにくいかもしれない。ためしに『無意識の発見』や『治療文化論』を手に取って、ランダムにそれらの一章を読んでいただきたい。そこに感じ取られる翻訳や著作の密度のものが、尋常ではない規模で、この時期に紡ぎだされていることが実感できるであろう。そしてこれらは、四半世紀を超えた今日でも愛読される、息の長い著作となっている。

＊

こうした一九八〇年代の圧倒的な著書・翻訳書群を背景にして、本書の論文やエッセイがある。ちくま学芸文庫の「中井久夫コレクション」のなかでも、この巻はとりわけヴァリエーションに富んだ多様なものが収録されている。もちろん中井が書いたり訳したりするものに凡庸なものはないから、どの一編から読み始めてもそのディープな世界に誘われ、予想もしない刺激を受けることになるだろう。

本書は以下のような四部構成になっている。

統合失調症を中心に、その発病過程、臨界期、回復過程論を含む、精神疾患全体への著者の独自な――その後急速にこの領域の「常識」と化して広く受容されていった――視点が前面に出されている第Ⅰ部。

サリヴァンの統合失調症論をベースに、描画を取り入れた治療論を携えて登場した著者の、統合失調症論、言語論、描画理論の治療的な裾野の広がりが紹介される第Ⅱ部。

看護やケア職を中心とするさらに広い読者を対象として、危機・禁煙・看護・ケア・笑い・災害などを多彩に論じ、震災後の神戸をめぐり磯崎新氏と都市論を談じた対談や、本書のタイトルである『「伝える」ことと「伝わる」こと』を含む第Ⅲ部（本書のタイトルにもなったこのエッセイでは、「作業療法は、多少いやいやながらやる、ということに意味があると筆者は思う」と記され、「あまり面白くないことをやる」能力に、成熟した（オトナになった）証拠を見ようとする、味わい深い考察（一八九頁）がさしはさまれている）。

そして以上の枠には収まらない、日本語の文章や翻訳、ヴェルヌやユングをめぐる読書経験を綴ったもの（なかでも「私の日本語作法」と「翻訳に日本語らしさを出すには――私見」の二編は、私が何度も立ち還って読んだもので、そのたび新たにヒントを与えられた珠玉のエッセイである）が収められた第Ⅳ部という構成になる。

＊

さて以下では、本書の中でかつて私が最も衝撃を受け、私の「中井体験」の原点ともなった論文をとり上げたい。それは「統合失調症者における『焦慮』と『余裕』」である（原著は一九七六年の『精神神経学雑誌』〔七八巻一号〕に掲載）。七六年といえば、すでに歴史的過去にあたり、この時代を思い起こす人も少なくなりつつある。

当時はいまだ学園闘争の熱気が冷めやらぬころで、精神科領域はその余熱が持続していた。一九七五年五月の精神神経学会総会には、当時の反精神医学の旗手であるクーパーとサズが招聘され「精神分裂病とは何か」というテーマのシンポジウムが組まれている（『精神神経学雑誌』一九七六年七八巻四号参照）。そんな時代であった。（なお私事を記して恐縮であるが、私は一九七七年に医学部を卒業した。それ以前から精神科に進むことを決めており、『分裂病の精神病理』〔東京大学出版会〕時代から中井の著作を愛読し、こうした精神神経学会にも参加していたことになる）。

学会では当時、多様な意見が交錯して紛糾し、開催が危ぶまれることまで生じた。こうした文脈の中で、先の『焦慮』と『余裕』論文は用意されたのである。結局学会開催が中止されたため、読み上げられることもなく学会誌掲載のみとなる。本書に収録されたこの論文の最後に記された補注（九〇頁）「原論文は熾烈な討論が予想される学会に提出される予定であった（学会自体が流会したけれども）」という短い一文は、中井の論文には珍しい、当時のこうした状況について記された注なのである。

この後本論文は、いくつかの論集に転載されることになった。私は、それらを読むたびに、この論考が、統合失調症者ばかりではなく、その時代の精神科医も対象に含みながら、その焦慮、あせり、切迫緊張感を論じたものではないのか、とくり返し自問することになった。

本書七四頁のサリヴァンの引用以降の部分は、そうした切迫状態にあって身動きのとれなくなった、時代や学会や臨床家、そして当時の血気に逸った学生であった「私」に対して、「このあせり（切迫焦燥感）は何にむかってのあせりだろう」と、ゆるやかに批判もまじえて問いかけ、いわば荒ぶる魂を鎮める気持ちを込めながら書かれたものに違いない。少なくとも当時の私はそうした文脈をもつものとして読んだのである。それは、（おそらく誤読であるかもしれないが）私の中にずっしりと効いていて、今日まで持続する「中井体験」の原点となっている。

＊

改めてこうした視点から見直すとき、本書に収められているような著作を、医師になって一〇年目までのもっとも臨床的アンテナが鋭敏なときに、文字どおり「同時代的」に読むことができたのは私にとって僥倖と呼べるものの一つであった。

当初はそれらの文献をコピーし、いろいろな色彩の書き込みをしながら二読三読し、「中井論文集」と大書したプラスチックホルダーに宝物のように保存したものだ。こうした傾向は増殖し、中井の書くものなら何でも読みたいという一種フリークの領域にまで達し、神戸大学精神神経科の医局員も忘れているようなさまざまなヴァージョンの中井作「精神保健いろは歌留多」や、神戸で開催された学会時に参加者用に中井が手ずから描いたホスピタリティ溢れる会場周辺の飲食店マップにいたるまで大切に手元に残っている。

逆にこの時期、中井の初期の統合失調症論をくり返し立ち戻って読まなかったなら、サリヴァンの一連の訳書を、発売日から数日というペースで耽読しなかったら、また、中井の記した臨床上の片言隻句を記憶の底から引き出しながら、「ああこれなんだ」という臨床的内言が生じなかったとしたら、さらに、病棟医に必要なものは農耕モードであるとか、ローカルな治療者であることがベストであると指摘された気にならなかったら、私の臨床経験など、豊かさや面白さのかけらもない、底の浅いものに留まり続けただろう。その事実に改めて思い至ると、正直慄然とするほどである。

かつて若い時期に中井の分担執筆した教科書を使って看護学校で教え、保健所デイケアの通所者の絵画療法のアドバイスまで厚かましくしていた私にとって、遥か彼方の存在であった著者が、その後、『無意識の発見』や『治療文化論』、さらには『エランベルジェ著作集』『ＰＴＳＤの医療人類学』など、しだいに私の棲息する文化精神医学や医療人類学の領域に接近してきたことも幸いであった。

＊

私のイメージの中には、とくに描画と統合失調症論をめぐる七〇年代の一連の議論が形成する「中井連峰」というものがある。本書の中では、先の『焦慮』と『余裕』」や「統合失調症者の言語と絵画」がその一部をなす。同時代の読者として、シリーズ『分裂病の精神病理』に収録された統合失調症をめぐる一連の論文と初めて遭遇した時、それらは眼前に屹立して威容を誇る畏怖する存在、ヒマラヤで言えば八〇〇〇メートル峰のごとくであった。いずれも凝縮した内容が記され、迷路のように議論が広がり、それぞれ謎めいた用語が溢れだし、加えて複雑な図表が示されている。それらが従来のものとはまったく違う発想から生み出されたものであることは感じられたが、これらを「踏破」するのは到底できないというのが率直な印象だった。それらを読むためには、読者側の臨床経験の時熟を、高度順化のように行きつ戻りつしながら形成することが必要になる。しかしそれらの「登頂」を目指していると、知らず知らずのうちに臨床感覚も鍛えられることになるのがわかる。初期の論文群は、その行間に漂う緊張感からしてすぐにそれと識別できるが、私にとっては、今もって八〇〇〇メートル級の山々であることにかわりはない（なお、私にとっての最高峰エベレストは、文化精神医学の関心が基点にあるので、依然として『治療文化論』であり続けている）。

そのような中井の発想は、読んですぐまねができるという種類のものではない。今日や明日に応用しようというマニュアル的なこととは無縁なものである。にもかかわらず私たちはそれを読む。しかもそれを愛読するにいたる。これはなぜだろうか。それらは私たちの身体の深い部分にヒットしているのであろう。ゆっくりと、時には何年もかけて効いて、知らず知らずのうちに臨床的視点に影響を与えるのだ。そして著者自身もそのように迂回路をとりながらやがて「常識」となるような読まれ方を望んでいるのだと思う。

＊

私には、私の中の「中井連峰」の「踏破」を目指した時期がある。しかし現在からふりかえると、阪神・淡路大震災の経験から解離や災害援助へと架橋がなされ、平易な言葉でさまざまな読者に語りかけることで、「中井連峰」の裾野は広がって、さまざまな登攀ルートがあることが見えてくる。

たとえば、『看護のための精神医学』や『こんなとき私はどうしてきたか』（医学書院）からゆるやかに入る方法。さらに最近の『臨床瑣談』正・続（みすず書房）から遡って遥か峰々を眺望する方法。あるいは『精神科治療の覚書』から次第に高度順化し、『統合失調症』1・2（みすず書房）のような七〇年代の「北壁」に挑む方法。あるいは逆に『徴候・記憶・外傷』に代表される、震災以降、二一世紀に入って新たに展開しているさまざまな思索や、解離やＰＴＳＤ関連の著作から入る方法など、さまざまなルートが開けている。

というより今日では、七〇年代の遥か彼方に聳え立つサミットへの「登頂」や「踏破」というイメージではなく、カイラス山の周囲を何回も巡るようにして「中井体験」を重ねることが大切なのかもしれないと考えるに至っている。

こういう視点から見ると、本書は、こうしたさまざまな体験を可能にし、臨床にとどまらない豊かな発想と霊感を吹き込む、もう一つの新しいルートを刻むものなのかもしれない。確かに、巨大な山塊を感じながら周囲を逍遥するだけでその全貌が次第に「伝わってくる」、いや十分に「伝わる」一冊なのである。

［初出］中井久夫『「伝える」ことと「伝わる」こと』ちくま学芸文庫、pp.401-412, 2012.

中井久夫先生を追想する

中井久夫先生（以下敬称略）の姿をはじめて見た時のことを覚えている。それは一九七八年一一月に開催された日本芸術療法学会、信濃町の野口記念会館であったと記憶する。中井はそれまで積み重ねた描画療法の発表をされた。その発表の内容については残念ながら思い出せないが、圧倒された感覚だけが長らく続いた。それと、些末なことだが、中井がその時、緑色の上下のコーデュロイのスーツを着ていたことが脳裏に焼き付いている。

自分のことを書くことを許していただきたいが、私はといえば、前年の一九七七年の四月に医学部を卒業し、医師免許書をとり、すぐに関西に移り、約一年半後に学術的目的ではじめて参加した学会であった。今と違って卒後研修医制度もなかったので、卒業してすぐに精神科医であると名乗り、見様見真似で仕事に就いた。当初は病棟の絵画療法の担当で、実際それは知れば知るほど面白く深い世界だった。なぜ急性期の統合失調症者の描画は溢れ出るように動的で近景化し、長い経過の患者のものは静的で遠景化するのかという単純な事実が不思議であった。看護スタッフと絵画療法チームを立ち上げ、週一回定期的にそうした描画の時間を設けていた。テーマを決めたり、自由画風に描いてもらったりして、その後感想を述べあうというゆるやかで楽しい雰囲気のものである。もちろん風景構成法や枠付法をはじめとする中井が開発した方法については知っていたが、学会で発表された縦横無尽にして高度な内容に接して、この領域ではなかなか太刀打ちできないなと嘆息したものである（卒後一年の若輩が非力を顧みず太刀打ちしようと思っていたのである)。

＊

私は東京大学医学部を一九七七年に卒業したが、その年には、中井はすでに東京を離れており、一九七五年からは名古屋市立大学精神医学教室の助教授職に就いていた。私は在学時代、ほとんど中井について知ることはなかった。中井が東大の分院神経科に在籍していたので、東大闘争後の本郷の混乱した精神科の状態のなかに理性の光がさすように忽然と登場したというイメージを持たれる方も多い。『日本の医者』(日本評論社 2010)のあとがきを読んだ読者はとくにそう思われるようで、何回かそのような文脈で問われることがあったが、おそらくそうではなかったと思う。「おそらく」と記したのは、私はきわめて感度の悪いスローラーナーであるので、自分の記憶や感覚は標準的なものからかけ離れ偏ったものと考えていることと、あまり詳述したくはないが、学生時代から精神科領域の「闘争」を支援しており、赤レンガと教室会議の対立に中立の立場ではなかったので、やはり自分の視点に抜き難いバイアスがかかっていると思うからである。

中井はこう記している。助手公選制の関連で当時赤レンガを訪れた際のことである。「うす暗い廊下で占拠組の一人と会った。当時は医局長をなぐった、なぐらぬの話題の人であった。私は辞退の旨を告げ、彼は私のペンネームを挙げて、楡林達夫を越えてみせると語り、私は『お手並み拝見』と言って立ち去った。彼はとうに故人である」(p.304)と。この部分を読むと、「占拠組」は卑小ならず者感がぬぐえない描写になっている。しかし故人(たち)の名誉のために書いておかねばならないが、皆まじめな精神科医であり、熟慮の末に運動に加わり、じつに知的で愉快な人も多かったのである。

本郷はこうした日々の闘争のさなかであったので、正直なところ中井の初期の統合失調症論や安永浩のファントム理論など、分院神経科から発信された議論は、名前は知ってはいたものの、学生の私にとってはどこか遠い場所から発せられたものであった。おそらく当時の若手精神科医にとっても同様だったと思う。

＊

この時期の日本の精神医学の雰囲気を現在の読者に伝えるのは難しい。一九七五年には日本精神神経学会が、『狂気の思想』（邦訳1970）を書いたサズ（Szasz）と『反精神医学』（邦訳1974）で有名なクーパー（Cooper）という反精神医学の代表的論客を招請してシンポジウムを組み、翌一九七六年の学会はさらに学会が紛糾して開催中止になった、そんな時代であった。学会後の夜半の講演会後、クーパーがほぼ泥酔状態であったことなどを覚えている人はもう少ないのかもしれない。それは反精神医学の全盛期であった。レイン（Laing）『引き裂かれた自己』（1971）やレインとエスターソン（Laing & Esterson）『狂気と家族』（1972）の翻訳が、広く一般の読者に読まれ、フーコー（Foucault）の『狂気の歴史』（1975）が刊行されて同じくベストセラーになり、その後ゴッフマン（Goffman）の『アサイラム』（1984）の翻訳が続くという時代である。しかもレインなどの著作は笠原嘉をはじめ当時の精神病理学の中心的人物がかかわって翻訳されていた。反精神医学は周縁的なものではなく、中心的な存在だったのである。

一九七二年に刊行が開始され、当時の精神科アカデミズムの叡智を結集して開催されたとされる『分裂病の精神病理』（東京大学出版会）の第一巻まえがきで、編者の（当時東大医学部保健学科精神衛生学教室教授で、後に一九七四年からは精神科教室の教授を兼任する）土居健郎はこう記している。「私たち志を同じくする何人かの者は、本年二月一〇日から一二日まで、某所に立てこもって、分裂病について語り合った」。日本の精神医学の中枢を担った大学精神医学講座の主任教授たちが「某所に立てこも」る、そのような心境にさせられた時代だったのである。当時、こうした危機感からアカデミズムの内部でも活発な相互討論が行われた。たとえば反精神医学をあくまで擁護する文化精神医学者荻野恒一の論考と、それに続く土居健郎と臺弘からの激しい批判的やりとりを読んで欲しい（『精神医学と疾病概念』東京大学出版会［1975］みすず書房［2010］）。私は長らく、荻野の立場であったら自分はどう答えるであろうかという練習問題としてこの部分をくり返し熟読したものである。

＊

こうした背景の中でサリヴァン（Sullivan）［中井久夫・山口隆訳］『現代精神医学の概念』（1976）が刊行される。レインの著作と同じ出版社（みすず書房）で、難解な用語と、米国の精神医学界においてマイノリティ感の漂うサリヴァンの著作（中井の「訳者あとがき」参照）を、こうした反精神医学の延長として読もうとした読者は少なくなかったと思う。そもそも、精神障害を含みこの世での生きやすさを追求するのが精神医学の目的ならば、そうした対人研究は最終的には社会構造や文化の探求に行きつくと結論部（邦訳p.327）で述べていたのはサリヴァン自身ではなかったろうか。

サリヴァンや中井を反精神医学の文脈で読むのは誤読だったのだろうか。おそらくそうなのかもしれない。後に刊行される中井によるレインの追悼文を読むと、私のような一九七〇年代に反精神医学の影響を受けながら精神科医になった者への揶揄のようなものが含まれている。しかし読み進むと、両価的な部分が強く感じられるだろう。中井はレインを「僚友」と呼び、誰しも精神科治療に携わるものの皮膚の下には、疾患を通してではない癒しのルートを志した部分があるだろうと記している（「R・D・レインの死」『中井久夫集3　1987-1991』みすず書房pp.182-196）。さらにレインの追悼の文章では、二〇〇〇年八月一五日の盆の時期に書かれたという背景もあるのだが、中井は『引き裂かれた自己』の供養＝施餓鬼をすると記し、「なぜレインは成仏しないのであろうか」「レインが成仏していないとはどういうことであろうか」（『中井久夫集8　2002-2004』みすず書房p.128）と問うている。レインの魂魄の一部はこの世に留まったままであるということなのであろう。

＊

さらに晩年の対話（『中井久夫の臨床作法』日本評論社［2015］）において、どの時期の出来事かは不明だが（東京時代であろうか）、中井は患者に自宅の住所と電話番号を教え、幻覚がはげしく寝られないという人物の家を訪ねて、熟睡してしまった患者の傍らでコートを着たまま夜明かしするという、有名なエピソードを記している。現在ではこうした方法はほぼ禁忌とされ、してはいけない部類の行為として教育されるであろう。こうした部分を見ると、精神科の既存の方法論とは異なる、人と人の関係で窮地を支えようとする、つまりこれは反精神医学的な部分と見えなくもない、そうした方法的回路が溢れ出ているのがわかる。

中井の描画療法への着目もこの延長のものではないか。中井は後日こう記している。「たまたま、私は四十数年間、診察に多く描画を併用してきた。ごく当たり前のことだが、絵画は言語と違って、病的か病的でないかの区別がない。これは治療の場における想像力を開放する。言語による治療と比べれば、単一の正解などないからである」（『私の日本語雑記』岩波書店 pp.284-285）。こう記した一方で、描画が否定や「因果関係」を表現できないという限界をもつことも忘れずに記している。中井が言語による通常の精神医学のルートとは異なる部分に重点を置いているのがわかるだろう。「言語的（verbal）精神療法というものはない。あるのは音声的（vocal）精神療法だけだ」という中井が好んで引用するサリヴァンの言葉や、参与観察という人類学的方法も、伝統的な精神医学が教えるものではない。これらを反精神医学の領域のものだと強弁しようとは思わないが、中井のサリヴァンを当時の反精神医学の延長として読むことは、そう一方的な誤読ではないものと思いたい。『引き裂かれた自己』の冒頭でレインは、本書の目的を、統合失調症者やスキゾイドとされる人たちの、狂気とそのプロセスを、現象学＝実存的な方法で了解可能にすることであると述べていたのではなかっただろうか。

＊

その後に私が中井の著作や翻訳から受けた圧倒的な影響については、紙幅の都合からここで記すことはできない。私が最後に先生に会ったのは、二〇一三年二月二四日日曜日であった。関西に用事があり、ちょうどその頃介護付老人ホームに入所されたという先生に会わないかと誘われ、みすず書房の守田省吾氏と、作家の最相葉月氏とともに神戸まで足をのばして訪問することになった。外出してお昼を共にし、ケーキ店に席を移して夕刻五時までおつきあいいただいたが、お別れする時はかなり肌寒く、中井先生はうまく歩けず、こちらの都合で大変消耗させてしまったことを申し訳なく思った。ホームへの帰り道、何とか腕を支えようとしてつかんだ太い毛糸で編んだセーターのことが記憶に残っている。私には、気のきいた話題を提供してインタビューの導入をする役割が期待されていたのだろうが、ほとんど言葉が出ず、帰りの新幹線で反省しきりだった。

＊

その後連絡もできずにいて、時々出る出版物でご無事な様子を確かめるだけであったが、二〇一九年七月に刊行された『中井久夫集11 2009-2012』（みすず書房・最終巻）の解説に、最相が書いた解説を読んで、私は少なからず動揺した。宗教のことに触れて記していいものかどうか私にはよくわからないが、あえて書くことにする。

そこには二〇一六年五月二九日日曜に、中井が被昇天の聖母カトリック垂水教会で、洗礼を受けたという出来事が記されていた。車椅子での洗礼だったようだが、その前後の車中で、本人に当日の参加者からさまざまな質問が寄せられたエピソードは読んでいてなかなか面白い。なぜ洗礼を受けるのかと問われて、「驕り（ヒュブリス）があるから」と答えたと記されている。（また上野千鶴子氏のように、お見舞いに行った際に「あなたにとって神って何ですか？」と問うと、「そうだね、便利なものだね」という答えが返り、敬虔な信仰告白を期待していた上野が、『謎』

を残して去った」と困惑を記した報告もある（『現代思想』50-15総特集中井久夫 pp.32-33）。おそらくこれを受けてのことなのであろう、「そのほうが便利なのだ」とさらりと語られたという話をブログで書いているものもある）。

先の解説部を記した最相は、それはミッションスクールを卒業し、毎日枕元で聖書を読んでいた中井の母親の影響ではないかと書いている。もちろんそうした影響も大きかったであろう。だが、私はおそらくそうではないと思っている。上野が書いた「便利なもの」もちがうだろう。

中井には師とあおぐ人物が二人いた。一人は『無意識の発見』の著者エランベルジェ（Ellenberger）である。余談だが、彼は二代にわたる宣教師の家系（それもスイス出身のフランス経由のプロテスタントで、南アフリカ近郊のレソトで布教活動を行った祖父母と父母の血を引くもの）であった。もう一人は土居健郎（1920～2009）である。中井は東大分院時代、「いつの間にか土居門下になって、土居先生の自宅で毎週開かれる水曜会に出席し」、土居を師としたことを記している。また東大精神科の人事で、中井を病棟医長にする話が出た際に、土居に「おまえ、なれよ」と言われたことを記している（『日本の医者』p.305）。これには別バージョンもありそこでは「仕方ないよ、やれよ」と言われたとされる（『中井久夫集11』p.112）。だいたいそのようなやりとりがあって、中井は分院の病棟医長職（講師）を引き受けたのである。

土居にもまた二人の師とされる人物がいる。一人は橋本寛敏（1890～1974）で、聖路加病院の内科医長、後に院長となり聖路加病院を今日のような国際的なレベルの総合病院に育成する土台を築いた人物である。もう一人は信仰上の師ホイヴェルス（Heuvers）神父（1890～1977）である。土居は二人について追悼文を記している（『「甘え」の思想』弘文堂［1995］）が、いずれも素直で正直な土居らしさがこぼれ出るような文章で心動かされる。橋本寛敏は、昭和二四（一九四九）年、戦後最初の米国視察旅行の直後、聖路加の内科での臨床をしていた若き土居を呼んで、精神科を専攻しないかと勧めた人物である。意思決定にまったく躊躇のない、竹を割ったような性格で、「クリスチャン特有の臭いがなく、天衣無縫、どこにも無理している風がなかった」（同書 p.266）と土居は回想している。

＊

話を、中井の洗礼に戻すことにする。土居健郎の追悼文集があるのをご存知であろうか（『土居健郎先生追悼文集——心だけは永遠』土居健郎先生追悼文集編集委員会編集 2010）。一〇〇名程による追悼文が収められていて、ところどころに中井の描いた花や船や人形などのスケッチが挿入されている、B5判二七〇頁ほどの部厚い追悼文集である。中井はこの中で「土居先生は時々私に語った」というタイトルの、忘れがたい一文を寄せている。「土居先生は、時々、精神医学以外のことを私に語られた。特に人との出会い、そして宗教との出会いである」という書出しから始まる二頁の文章である。土居の宗教的ルーツなど関連するエピソードを記した後、追悼文は以下のような文章で締めくくられている。そのまま引用することにする。

「思えば、大きな岐路に立った時の私は、先生における橋本先生よろしく土居先生に相談していたものである。ただ一つの例外は、『きみはほんとうはカトリックなのにそれに気づいていないのだ』とふっと仰った場合で、そんなことを仰っていいのですか、と言いたかった」。(p.130)

中井は「言いたかった」と記しているので、実際に口に出すことはなかったのだろう。不意のことで話の接ぎ穂が見つからなかったのかもしれない。土居もよく言ったものだと思う。「そんなことを仰っていいのですか」と私も言いたくなる。土居はもちろん書き言葉もすぐれているから多くのベストセラーを産み出したのだが、その圧倒的な魅力は話し言葉にある、と私はかねがね思っている。土居は語りの人なのだ。それもありありと存在する土居という人物に裏打ちされた語りなのである。ほんのちょっとした日常的な話題について驚くようなことをさらりと言われ、それは何年たってもずっと聴き手の心の底に残り続ける、そういう話し方というかふるまいをされるのである。そして土居は、あらゆる人間関係の中で師弟関係を、「昨今余りはやらない」としながらも、最も重要なものと考えた人物でもあった（「師弟関係の心理」『「甘え」の周辺』、弘文堂 pp.214-236［1987］）を参照されたい）。

もちろんこれは私の大いなる推測の域を出ないのだが、中井は晩年、亡き師土居健郎に、いくつかの大切な問いを投げかけたのだと思う。その時、先の追悼文集の最後に記された一言がありありと甦ったのではないか。私はそう考えている。

＊

最後になりますが、中井先生よりたまわった無償にして無尽蔵の学恩に改めてこころより感謝します。

［追記］文中、土居のいわばメンターとして橋本寛敏の名を挙げたが、橋本にも敬愛する師がいた。それは三浦謹之助であり、その経緯は、橋本による「先生の全盛期に教をうけた」に記されている（加藤豊次郎編『三浦謹之助先生』1964, pp.301-303）。三浦の師はシャルコーであり、こうした系譜が脈々と存在していたことがわかる（三浦については本書 p.38f. をお読みいただきたい）。

［初出］「臨床心理学」23(4), 125-129, 2023. に若干加筆した。

『土居健郎選集・第二巻』解説

書物のなかには、読者側のかかえたテーマや経験が積み重ならない限り、とうてい歯がたたず、読み込むことのできないものがある。土居健郎の著作、なかでも『方法としての面接』は私にとって長らくそうした本の一冊であった。『「甘え」の構造』や『表と裏』とならんで、これまで長い間多くの読者を刺激し続けているこの小さな著作は、臨床家に向けて書かれたものであり、今日でも卒業したての精神科医や心理療法家の必読文献として推薦されているのを見ることが多い。初版は、私が医学部を卒業した年、つまり一九七七年に出版されていて、もちろんその直後からくり返し読んだ経験が私にはあった。しかし私が、平易な日本語で書かれ、何の抵抗もなく読みうるこの本を、改めて精神医学の臨床＝方法のエッセンスが書かれた著作として読むようになったのは、精神科の仕事にたずさわり一五年の年月を経た後であった。土居がその前書きで記しているように、それは「年来の思いをかけて成った粒々辛苦の産物」であり、自らの到達点を示すものとしてこの時期にどうしても書かれなければならなかったものだったのである。こうした背景も含めて、腑に落ちるように納得することができたのは、九〇年代以降、つまり私が文化精神医学や医療人類学といった迂回路を経て、再び精神科臨床や精神療法の根拠にたどり着こうとしていた時なのである。

当時私は、ローカルで土着的な異文化の病像を記述することから参与観察者自身の文化への自己省察へと大きな転回点を迎えていた七〇年代以降の文化精神医学や、同じ頃北米で発展し、社会科学的視点を導入して病いの再定義を行おうとする医療人類学の発想や視点を、日本の精神医学におけるパラダイム変動と結びつけて考察するという作業にたずさわっていた（江口 1982）。それは北米の精神医学の診断基準であるＤＳＭ－Ⅲやその改訂版が登場し、世界的な規模で精神医学領域の知の再編が起こっていた頃であった。同時に、精神分析学の分野においてフロイトの記述した事例が発掘されて、歴史的、解釈学的視点から再解釈がなされており、さらには、文化精神医学や心理学においては文化相対主義や物語論、人類学ではポストモダンとされる民族誌が登場していた。私はこうしたものを読んでいくうちに、一種の既視感にとらわれるようになった。つまり、これらの議論をかつてどこかで読んだことがあるという感覚である。それが『方法としての面接』に収斂する土居の著作であった。私がこの著作の議論の圏内に初めて入り込むことができると思うようになったのは、文化と臨床をめぐる方法論として読むようになってからのことなのである。

土居健郎が、一九五〇年、まだ敗戦から日の浅い時期の留学体験を機に、日本人の精神分析的治療過程でしばしば観察される依存現象である「甘え」に目を向けるようになったことはよく知られている。「甘え」は、乳児が母親的対象に、依存的に一体化を求めて結びつこうとする「一次的欲動」に基づく感情やふるまいを指すものである。これは、欧米で自明とされるリビドー化した性愛と異なり、やさしく大切にされたいとする受動的な欲動として乳児期から生涯にわたり持続するものであると考えられた。このような依存現象は、バリント（Balint, 1952）の「受動的対象愛（passive object love）」の指摘を除いては、伝統的精神分析学ではほとんど取りあげられず、欧米の文献では病理現象として指摘されることが多かった。土居は印欧語に「甘え」に相当する語が見られないことに注目し、この日常用語を中心に据えた議論を徹底することで、精神分析学や精神病理学をはじめ、文化精神医学や社会科学に広範な影響を及ぼす理論を形成することになった。

土居自身が述べるように、土居の学問的な出発点は以下の三点であるとされている。つまり、精神療法過程への注目と、米国留学時の自身のカルチャーショック、そして欧米からの借り物でない日本語による学問の構想である。こうした枠組みは、「日本語の概念による精神病理学的研究」というタイトルの学位申請論文として提出された最初期の二つの論文に余すところなく表現されている。はじめの論文「神経質の精神病理」(1958)では、神経質はヒポコンデリー基調の「とらわれ」の病理であるとする森田正馬の理論が、欧米の神経質(Nervosität)との対比で批判的に検討されている。「とらわれ」は分析的治療過程では治療者への「こだわり」として出現し、その背景に「甘えたくとも甘えられない心」があることを土居は指摘する。治療者へのこだわりは「甘える心」の自覚によって解消する。この論文ではじめて論じられた「甘え」は、それが日常的共通感覚として了解される日本のような社会と、それが抑圧されている欧米社会という比較文化的視点から検討され、日本と欧米の神経質の治療的予後にも反映されると指摘されている。

二番目の「『自分』と『甘え』の精神病理」(1960)では、神経症者が治療後に「これまで自分がなかった」と述懐することが注目された。そこから土居は、分裂病者の自我障害を論じ、かつての「甘え」の経験の欠如(「甘え」の危機)から、自分を意識しながら「自分がない」とする独特な意識、自我障害の状態が生まれ持続することを導き出している。こうした「甘え」は、それが充たされない挫折や障害を経て多様に変化し、「すねる」、「ひがむ」、「ひねくれる」などの「甘え」から派生した独特な日本語で表わされる一群の特徴的心理に結びついて「甘え」の心理・社会的スペクトラムを形成すると展開された。

一九七〇年代に入って出版された『「甘え」の構造』(1971)やその後の『表と裏』(1985)では、「甘え」概念を中心に日本人のパーソナリティや行動特性を分析する「日本人論」的視点が示され、「甘え」理論はさらに一般の注目を浴びることになった。これは同時に欧米の研究者の関心を引き、今日では英語“amae”という鍵概念として定着している。

土居の「甘え」理論が、当時流行した「日本人論」を超えて深い影響を及ぼす議論に移行するのは、それが、土居自身の留学時のカルチャー・ショックを契機とし、欧米の伝統的精神分析理論に抗して形成され、さらには日本語の日常用語の翻訳不能性の自覚から出発しているという、一種の危機の理論だからであろう。そのために、日本語というローカルな言語に媒介されて形成されるストーリーが注目され、それによって欧米とは異なる過程を経て独特な心性や病態として分節化されるという、文化相対的（＝比較文化的）で、相互行為的であり、解釈学的（言語＝物語論的）視点を十二分に包含した議論を形成するにいたるのである。

今日広く流通するグローバル化し、クレオール化した世界という図式からすると、国民性や民族性、あるいは日本人論などの「〇〇人論」という枠組みはやや時代錯誤のものと受け取られかねない。しかしその枠組みは、文化について考える者がたえず立ち戻る基本的な問いを含んでいるはずである。ベイトソン（Bateson, 1972）は、その主著の一節で、情動や感情と結びついて形成される心性すなわちエートス（ethos）と、認知や知覚と結びつく文化的構造すなわちエイドス（eidos）を分け、それらがあまりにうまく事態を抽象しすぎることに警戒しながら、河と土手という巧みな比喩で表現している。「河は土手を形作り土手は河を導く。同じようにエートスは文化構造を築きあげ文化構造によって導かれる」。特定集団のパーソナリティや行動特性を見ようとする時、ベイトソンがここで示し、「分裂生成（schismogenesis）」という鍵概念に結びつく、文化のダイアレクティックな理解に突き当たるのではないか。相反する複数のものの動的な理解ではじめて「文化」的事象が姿を現わすという視点は、決して時代錯誤のものではない。土居は「甘え」ばかりか、その精神療法過程そのもののなかに、このダイアレクティックな文化的過程を見出そうとしたのだ。

土居の「甘え」理論は、このように幾重にも「迂回」した文化的な方法論的過程を経ることで、欧米の精神分析場面で中心を占め、自明なものとされた「転移」を、いわば「現地人（native）の視点から」（Geertz）再検討する結果になった。それが、従来の臨床的リアリティを脱構築する、スペンス（Spence, 1982）やリクール（Ricoeur, 1977）に代表される「解釈学的転回」後の精神分析学や、「ポストモダン」の人類学など、人文・社会科学のさまざまな領域が一九七〇年代以降対峙した問題へと直結する推進力になっている。土居の理論はこうして、今日の解釈学的、物語論的思考を十二分に射程に入れた議論を展開することになったのである。ジョンソン（Johnson, 1993）は土居の理論とポストモダンの人類学理論の関連性を適切に指摘し、熊倉（1993）は土居の方法を構成するダイアレクティックな論理を分析したが、こうした指摘のとおり、土居は、心的現象の再現＝表象（representation）の問題、記述とリアリティ構成の問題、それらの相互行為的・物語論的側面を、精神分析理論との関係で再考し、その当初から自らの思考の中心に据える議論を形成したのである。

今日臨床家の「日常語」になり「常識」と化している、「見立て」「ストーリーを読み」「面接を劇として考える」という、相互行為的で、解釈学的な思考こそ、土居の臨床＝方法の核心であり、「甘え」理論は、これらを背景にしてはじめて真価を発揮するものであろう。土居がスペンスやリクールを熟読した時期があることをある書物の断片で知った時、私はその理論の強靭さの根拠を見る思いがしたのである。

さて一方「甘え」理論に対していくつかの批判が寄せられている。それらは、欧米での観察や議論を拠り所にして、流行する日本人論への批判として論じられる場合が多いように思われる。一般に日本から欧米に渡りその地で発達したものを学び取ろうとする時、その研究対象に限局されない根本的な差異を経験する。それは研究対象をとりまく、歴史的、制度的、あるいは身体技法的な差異といってもよい。こうした時に、積極的に対象に同化するか、あるいは差異を意識し抵抗するかという二者選択を迫られる。彼地の研究の枠組みを取り入れ、彼地の語を使用して考えていくのもひとつの道である。土居は、西洋の精神分析の核心に向けた疑問を発しながら、差異化する道をたどろうとする。しかし通常の軌跡と異なるのは、こうした差異を自覚し、日本語の日常語の臨床が重要だということを礎石として据えた後で——だったら日本語で日本語を使用する読者を相手に書いていったらよいところを——土居はそれらを含めて再び英語でも書いていこうとするのである。

私は、その足どりそのものに、つまりいくつかの文化の間を縫うように行きつ戻りつし、その言語そのものに深く潜む文化的差異に焦点を当てながら、両者の間に大きな言説空間を広げていくという軌跡に、土居の文化精神医学者としての強靭な認識論的足跡が重ねられると考えている。それは私がくり返し「迂回」という言葉で示したものであるが、早急に「わかる」ことを拒み、変化しつづける理解の途上に留まりつづけようとすることである。土居はそれを、キーツ（Keats, J.）が「詩人に不可欠の能力」として挙げた“negative capability”という語で示そうとする。つまり、その「不確かさ、不思議さ、疑いの中にあって、早く事実や理由を掴もうとせず、そこに居続けられる能力」を重視するのである。

さてこうした土居の理論はどのようにしてはぐくまれたのであろうか。これはもっぱら私の推論の域を出ないが、土居の「キリスト教と私」（1990）という短いエッセイを読んで気がついた点がある。土居はそのなかで、幼少時からの信仰とのかかわりについて回想している。なかでも第二次大戦に突入する前後の、医学生時代の経験について記している。土居は信仰の篤い家庭に育つが、幼少時から通っていたメソジスト教会の牧師が、当時の皇国思想に対して異議も唱えず、来るべき戦争に何ら抵抗もしないことに深い疑問を抱いたという。それが原因となって結局教会を離れ、その後当時の多くの学生が依拠した矢内原忠雄の無教会運動の集会に通いはじめている。雪崩をうつように社会全体が戦争に向かう時代に、卒業して軍隊に召集される見通しで送る大学生活がどのようなものかを想像することは私には難しいが、それでも、ほとんど死を覚悟し、師に異議を唱えぬという厳格な規律のもとで、半ば非合法化した形で信仰者が結束し、尖鋭化していく過程は理解できないわけではない。しかし土居は数年後、矢内原個人にカリスマ性を集中するかのように見えるその運動にも疑問を呈し、そこをまた離れてしまうのである。それは昭和一五年、つまり日本が開戦に踏み切る前年のクリスマスと記されている。

私は、私自身が敬愛する臨床家や研究者の何人かが、こうした運動に強く支えられたことを知っている。この時代に信仰心を支えに過ごしたことが、彼らのその後の思想や生きる軌跡ばかりでなく、その臨床方法や研究の骨格形成にも強い影響を及ぼしていると私は考える。土居はこの時期に、自己の強烈な直感にしたがってこの集団からも離脱している。そしてその後にカトリックの門を叩く素地を形成するのである。その大いなる転換点が、大学の野外教練の野営の時に生じたとされている。重要なことは、皇国思想への反撥から生じた疑問が、教会や宗教の根拠への問いへと結びつき、国家と信仰の問題として問い直され、その結論らしきものが、この野営中につかみ出されたことなのである。

この戦争前後の信仰と国家をめぐる問いが、北米留学時の土居理論の形成に影響を与えてはいないだろうか。それは、ある時代や文化に支配的な一種の神話、つまり「優位観念（idée force）」を徹底して疑い、抵抗し、たえず脱神話化する思考法のことである。

土居の臨床＝方法とは、こうした一連の軌跡と重なるものではないか。「甘え」理論が、危機の理論だというのはそういう重層的な意味においてである。土居理論の寛容さは、この時期の野営地での孤立感と表裏をなすものなのであろう。ここでも独特な軌跡が見られ、臨床と直接関係のない一般の読者でも簡単に読みうる、平易な日常語で多くの一般向けの書物を記すことに土居はこだわった。難解な用語で武装し、難攻不落の詳細な理論を構築するのとは違って、簡潔な議論をするのである。精神医学の診断基準をめぐって当時の中心的精神科医が集った場面で提示された「わかる－わかられる」をもとにした簡単な診断論でも同様である（「診断と分類についての若干の考察」（1983））。なるほど「甘え」理論やそれに続いて流行した日本人論は、今日、誰でも批判的な言及が可能である。しかし唯一異なるのは、土居がくり返し漱石に立ち返って論じたように、その背景の文化的危機意識の有無なのである。土居の理論の基底に横たわる、柔軟な寛容さと強靭な批判力の間の往復運動には、このような強烈な危機意識が顔をのぞかせている。そういう意味で、自らの危機意識を通過していない日本人論と「甘え」理論は峻別されなければならない。

さて、東大の学園闘争の後に精神医学講座の長い教授不在が続き、土居が教授となって何年かぶりに講義が再開された時のことを、私は思い出すことがある。それは、分裂病圏、躁うつ病圏、神経症圏の患者の主治医になって、自殺を含め患者に死なれた時に、治療者としてどのように感じるのかということをめぐって話される講義であったように記憶する。それは先の、「わかる－わかられる」ことを指標に精神医学的病態を相互行為的に考えようとする土居の診断論の核心につながるものであった。当時すでに精神科に進むことを決めた学生であった私は、もっと体系的な講義を期待していた。土居の講義はしかし、上記の典型的な患者とのやり取りをじっくりと語るものであり、ノートには何も残らなかった。その情報量の少なさに少なからず当惑したのを覚えている。

後になって、つまり十数年後に、先に記したような過程でもう一度土居の著作の意図をつかみかけた時、不思議なことに、この講義で話されたことの断片もまたありありと浮かび上がるのであった。精神医学の知識の摂取に汲々となっていた学生時には、到底つかめなかったが、網羅的な教科書や既製のマニュアルを手渡されて精神科の臨床があるのではないこと。その仕事の中心は、臨床家が「もののやり方（art de faire）」や「技芸（métier）」、つまりはふるまいや言葉づかいを身につける中から、その人なりの仕方を探り出し、形成しなければならないということ。つまりは、治療者の主観を鉛錘として使用しながら、「語り－聴き取る」場の相互主観的な感覚に注意を傾けなければならないという高度な話を、臨床経験のない学生相手にストレートに投げかけられたものだったのである。「語り－聴き取る」という一見単純な相互行為のうちに、じつは精神科臨床のすべてが含まれている。そして、そのフィールドには、ほかの誰かの真似ではなく自分というものしかもっていけないのだということを述べられたのではないかと考えている。土居理論のしなやかな言語感覚と、しかしその場その場での話し言葉に凝集する即興性が厳しく問われる講義内容は、ちょうど事例をめぐってのスーパーヴァイズと同様の質をもつものだったのである。

北米の精神療法の歴史を批判的に論じた著書の中で、クッシュマン（Cushman, P., 1995）は、解釈学を経た後の精神療法の可能性を論じている。つまり簡潔に要約すれば、精神療法は、二者関係に限定されず、歴史的・文化的文脈に密接に結びつきながらに、「モラル・ディスコース」を形成するというものである。そして通常の方法とか技法ではない、「哲学であり、生き方であり、生きることをめぐる視点」を提示するものだというのである。冒頭で私は『方法としての面接』に触れ、それを精神医学の臨床＝方法を記した書物であると述べた。それは「面接の方法」ではない。そこで問いかけられているのは、面接場面の「語り－聴き取る」という相互行為に、すべての「生きることをめぐる視点」が凝縮されているということなのだ。

土居健郎の一連の著作は、平易な日常用語を使用しながら、時代の「優位観念」の支配に抵抗し、迂回し、横断し続ける、実践的で、理論的で、モラルな足跡をわれわれに示すものなのである。

［追記］二〇〇五年五月一八日の日本精神神経学会において、私が聴き手となり土居先生にインタビューをする機会があった。これは、ランチョン・ダイアローグ「メンターに聴く」という企画で、「土居ワールドを味わう」というタイトルで活字になっている（「精神神経学雑誌」108（1), 89-97, 2006)。のちに土居の『臨床精神医学の方法』岩崎学術出版社 pp.177-194, 2009. にも所収されている。土居の肉声が反映された語りになっているので、是非併せてお読みいただければと思う。

［初出］土居健郎著『土居健郎選集 第二巻』岩波書店、pp.297-308, 2000.

『臨床の記述と「義」――樽味伸論文集』解説

本書は樽味伸先生（以下、敬称は略す）によって書かれたほぼすべての論文を網羅した論集である。約五年の間に立て続けに発表され活字になったものが所収されているが、あらためて読み返すと、この短い期間に精神医学の広い領域を覆う豊かな思索が呈示されたことがわかる。この論集を読むだけでも、著者である樽味伸の魅力は読者に十分に伝わるだろう。しかし、「語られたものと書かれたもの（dits et écrits）」という視点があるなら、ここに集められたのは書かれたものに限られている。彼が発表し語る場面を直接知る者からすれば、それはその魅力のほんの片鱗に過ぎないのである。というのも、多くの者はまずはその「語られた」ものに魅了されたからだ。しかし、いずれの論文も書き出しの数行を読めばわかるように、そして細部をくり返し読めば読むだけ確信することになると思うが、粘り強く考え抜く思考と、細部《ディテイル》を漏らさずに描写する巧みな文体、そして、それに負けぬ柔らかな臨床感覚を備えた稀有な臨床家であり研究者であることが理解できるだろう。

私が樽味伸の印象に圧倒されたのは、二〇〇三年三月の多文化間精神医学会での発表を聞いた時であった。それは、「『対人恐怖』概念の変容に対する社会学的考察の試み」という長いタイトルの演題であり、使用されたスライドから論理展開まで今でも暗唱できるくらい私の脳裡に焼き付いている。樽味はまず、この領域に調査者という位置で入り、日本で伝統的に使われた診断枠である対人恐怖と、DSMで新たに形成された社会不安障害とを併置しながら、それらが別箇の「種」の対象を括りだすことを丹念に明らかにしていく。そして今日両者が共通の診断枠の下に融合されようとしている事態を指摘しながら、これらが同一のものと見なされるようになるためには、治療者の視線にいかなる変化が必要なのかを問うのである。樽味はこれを、森田正馬から、リーボヴィッツ、イアン・ハッキング、ネルソン・グッドマン、デイヴィッド・ヒーリー、そして中井久夫までを縦走するロジックで論じていく。

私が衝撃を受けたのはその卓抜な引用や洗練された議論ばかりではない。あくまで精神医学の「内側」の論理をたどりながら、精神医学（あるいは文化精神医学）自体が陥っている隘路を通り抜け、より広い人間科学や社会科学へ架橋していこうとする強烈な意志を感じたからだ。私は長い間、生物学的精神医学はもちろん、精神病理学や社会精神医学というアプローチであっても、文化的・社会的な領域には届かないと信じてきた。精神医学的方法からすれば「外側」からの、つまり医療人類学や文化精神医学などを介した批判的手法という迂回路をたどらなければならないと考えていたのである。近年では、「外部」ないしは「周縁」とされた文化精神医学でさえ、既存の医学的方法論を従順にたどることで事たれりとする議論が多いのである。もちろん、生物、心理、社会を結びつけるバイオ・サイコ・ソーシャル・アプローチというものもしばしば言及される。しかしこれも、よく検討すると、専門分化した生物学的、心理学的、社会的な各パーツがジグソーパズルのようには相互にぴったりと結びついてひとつの全体像を描き出すということはなく、それぞれを中心とする、異なった臨床リアリティを生み出し、それらのリアリティ間では相互矛盾が見られることも少なくないのである。

さて、私がひそかに精神医学における北西航路と呼んでいるものがある。北西航路とは、今から百年前にノルウェーの探検家アムンゼンが切り開いた、ヨーロッパを起点にカナダ北極圏の海域を通りぬけ東洋へと至る航路であり、ミッシェル・セール（Serres, 1980）によれば、精密科学と人文科学の間の隘路を切り開いて進む航路＝通路（passage）の隠喩である。そして、今日精神医学の北西航路を進むものに共通の視点があるとすれば、精神疾患を実在化せず、かといってそれを名づけのみによるものだともせずに、現在の変化に富む診断・治療行為そのものの仕組みに目を向け、扱おうとすることであろう。これは樽味の論文にも引用されている哲学者イアン・ハッキングが、ループ効果（looping effect）、あるいは動的唯名論（dynamic nominalism）という語で示そうとしたものである。つまり、診断や臨床をめぐって、「われわれの名づけるという実践が、われわれの名づけるモノそのものとの間でいかなる相互行為をおこなうか」（Hacking, 2002; p.2）という点をたえず意識化する視点である。あるいは、ウィトゲンシュタインが、哲学の役割として述べたものに重ねるならば、「われわれの言語という手段を介して、われわれの悟性をまどわしているものに挑む戦い」（Wittgenstein, 1953; 邦訳 p.99）と、言い換えることもできるであろうか。その部分こそわれわれが中井久夫の『治療文化論』（1990/2001）に読み取った、二一世紀初頭の精神医学における北西航路の海図なのである。

本題からややはずれるが、北西航路の比喩のついでに遠歩き《ランドネ》を許してほしい。アムンゼン率いるユア号は、一九〇三年六月にクリスチャニア（オスロ）を出航し、グリーンランドの南端を経て、複雑に入り組んだ海岸線で知られるカナダ北部ヴィクトリア海峡以降の海域に至り、その後三年をかけてちょうど今から百年前の一九〇六年八月、ベーリング海峡を抜けノーム岬にたどり着いている。『ユア号航海記』（Amundsen, 1908）を読むと、この航海は困難をきわめたものであったことがわかる。秋から翌年初夏にかけて、つまり一年の大半は船ごと凍結してしまい、陸上あるいは氷上の生活を強いられるからだ。しかしこの間に、現地人（「エスキモー」と記される）の生活習慣や食生活を積極的に取り入れ、その写真を含むふんだんな民族誌的資料を貯蔵し、犬橇を使って未踏の地域へと大胆に遠征しながら、初夏の解氷の時期を待つという期間がはさまれている。それは前進ばかりをめざすグローバルな探検ではなく、時に後退し、衣料品の手入れを含む日常的配慮を細心の注意でくり返すローカルな実践が支えるものであった。知の北西航路という隠喩を使ったのはセールであるが、重要なのは、異なった学問領域を横断して結びつけるという壮大な意図だけではなく、遠歩き《ランドネ》をくり返し、海とも陸とも氷河とも判別できない領域をたどることで探索者が半ば身につけることを強いられる、民族誌的で日常実践的な、低い視線の柔軟なふるまい方なのである。

さて別の文章（江口 2005）でも指摘したことだが、樽味の論文には大きくまとめると二つの系譜がある。ひとつは、治療的・精神療法的思索が中心に追求されたもの。もうひとつは社会的・文化的文脈、とくにＤＳＭ－Ⅲ以降の、診断枠も病像も大きく変容を遂げている領域に焦点を当てようとしたものである。前者は、『治療の聲』誌に掲載されたデビュー作の「慢性期の病者の『素の時間』」（以下「素の時間」と記す）と、それに続く「〈生きる意味〉と身体性、行為、文脈――ある『ひきこもり』症例から」（以下「生きる意味」と記す）を代表とするもので、後者は、「『対人恐怖症』概念の変容と文化拘束性に関する一考察――社会恐怖（社会不安障害）との比較において」（以下「対人恐怖症」と記す）と、「『物語』と『逸脱』そして『共犯の時間』――いわゆる〝神経症圏〟における」が中心になるもので、それに『社会精神医学』誌掲載の論考が加わる。このふたつの系譜は、いくつかの重要な点で相互に交錯しながら展開し、両者の通底する部分には中井の「治療文化」という視点が据えられているのである。

樽味は大胆にしてディープな理論家であったが、同時に含羞の思索者でもあった。それは「対人恐怖症」論文にも如実に反映されている。その前半部で、概観、調査、結果を手堅くまとめたあとで、それに倍する紙幅のじつにスリリングな考察が展開されている。その内容は、先のループ効果を真正面に据えたきわめて論争喚起的議論である。しかしこの考察の最後に、突然事例のインタビューの会話が挿入される。この記念碑的論文をハードな議論で終えることもできたであろう。もしかしたらそのほうが主張を明確に伝えられたかもしれない。しかし樽味はここで緩やかな会話をいれ、一人の事例の経験へと戻っていくのである。これは他の論文でも取り入れられている民族誌的《エスノグラフィック》な手法と見ることができる。診断をめぐるきわめて理論的内容であっても、樽味は、それを理論的なもので終らせず、日常臨床の「ザラザラとした大地」(Wittgenstein, 1953 邦訳p.98)、もう少しいえば身体性を喚起する部分に着地させるのだ。それはアクロバティックな行為でもある。しかしそうした方法こそ、樽味の、口述的な細部を大切なものとする美学であり、さらにいえばモラル・スタンスと呼べる部分である。だから読者は、目新しい概念を中心とする頭でっかちの理論ではなく、いずれの論文でも、それらをゆっくりと読むだけで日常臨床を豊かに掘り返し、オーガニックな土壌へと回帰する身体技法を身につけることになるのである。

本書に所収された一連の論文をゆっくりとたどっていただきたい。たくさんの独特な方法に気づくはずだ。まずは先に記した会話場面が挙げられる。時に九州弁を交えた会話が効果的にさしはさまれる。診断や治療という「科学的」で「普遍的」な問題を扱っているようであるが、実際の臨床はローカルな時間と空間に条件づけられることの強調であろうか。映像的手法も印象的である。「素の時間」論文における、病院の周囲のたたずまいから植え込みを経て、病棟へとゆっくりと俯瞰していく描写や、「生きる意味」論文における、モノクロのさびれた港の片隅に、青年の乗った自転車がゆるやかに滑り込んでいく描写などをもう一度想起されたい。これは「丸田」や「岩田」という独特な名づけや視覚的記述とともに、記号化し類型化した「普遍症候群」ではなく、あくまで「個人症候群」に戻っていこうとする意識的な方法論といえよう。これらは概念や診断枠へと向かいがちな精神医学的視線を根底から異化する。そして論文の長い題名や、括弧や句読点の多用も特徴として指摘できる。従来の概念との差異を強調し、あるいはそれへのためらいを示しつつ、同じ用語を使用しながら読者を概念の深みへと誘う仕掛けになっている。さらには、時に本文より長い紙幅で、別の話題へとパサージュのごとく入り込みながらその果てしのない外延を想起させる詳細な脚注などが挙げられよう。これらは樽味以外の誰もコピーできない方法的＝倫理的視点である。それらはさらに、「臨床の記述と『義』について」論文において、記述をめぐるモラル・スタンスを示すものとして展開されている。

最後にやや個人的な話題に立ち至るのを許していただきたい。

私ははじめて樽味本人に出会った後で「素の時間」の抜刷りをいただいた。そこには私が長らく考えあぐね、大きなテーマとして抱えていた難問へのひとつの解答が、名指しで示されていた［樽味 2006, p.40（注10後半部を参照）］。この部分をもう一度ゆっくりと読み直していただきたい。要約すれば、事例や治療関係の「representationをめぐる問題」であり、先のループ効果なども複雑に絡まる部分である。樽味の指摘は多様な「解」へのヒント以上のものを与えてくれる。それは北西航路を航行する際のさまざまな可能性を描きだすものであった。

その後、私は、先に記した「対人恐怖症」論文を掲載した多文化間精神医学会の学会誌の編集に携わっていたこともあって、樽味の投稿した原稿を誰より先に読むことになった。さらに、英文で書かれた対人恐怖症論文の査読の役割もマッギル大学経由で偶然にまわってきたのである。私にとって、この過程は他の何ものにも換えることのできない刺激的な経験であった。それは愉悦というものに近い感覚であった。樽味との間で、本当にゆっくりとしたキャッチボールをしていることが実感できたのである。

二〇〇五年六月、多文化間精神医学会が樽味の地元博多で開催され、この時の発表「抗うつ薬で自己を語る――苦悩の慣用表現はどのように変容するか」も、それを聴いた誰もが深く胸に刻んだ、深遠でしかもユーモラスな発表だった。その晩の学会懇親会で、今回の発表内容を含めた論文をまとめて投稿したいということを直接告げられた。加えて、先に書いた「対人恐怖症」論文のエッセンスを英文で書いて『Transcultural Psychiatry』誌に投稿する計画を聞いた。英文で発表された論文は統計データ中心のものを第一弾とし、今度の二弾目は診断論をめぐる本格的議論にしたいということだった。そのどちらも楽しみであった。とくに後者が現実のものとなる日を想像するだけで幸せな気持ちになった。日本語版の「対人恐怖症」論文は、この一〇年ほどの間の、日本ばかりが世界の文化精神医学の中でもっとも刺激的なものと信じるからである。

懇親会が終わって別れる際に、樽味の書いている一連の論考は、診断枠が変化し、医療者も患者も変化し、そして疾患自体も変化を遂げようとしている二一世紀初頭の精神医学の「場」を、緩やかに横断しながら、その核心となるシーンを鮮明に描き出す精神医学の同時代誌として結実するのではないかという私の印象を伝えた。その完成を楽しみにしていることを、学会会場前の交差点で話したのである。樽味は頭をかきながら、恥かしげに微笑んでいた。

共通の友人から樽味の訃報のメールを受け取ったのは、その一カ月後であった。訃報を受けた後、私はその事実を受けとめることができず、茫然として過ごしていた。そんな中、彼が亡くなった後で刊行された『統合失調症者への支持、に関する素描』を偶然のように書店で見つけ、その静謐な文章をくり返しくり返し読んだのである。そこには、臨床のさらに深部を掘り進んでいく樽味の新しい語り口が感じられた。

明らかに画期的なものになるはずの二つの予告されていた論文を残念ながらわれわれは読むことはできない。しかし、それを惜しむより、もう一度樽味の論文をこうしてゆっくり通して読みうることを喜びたいと思う。彼を直接知る者は、その声を重ねながら読むことができることをさらに幸せとしなければならないだろう。これは実際、私が夢にまで見た論集だからである。樽味の論文は、読むたびに変化し、霊感以上のものを読む者の想像力に吹き込み続けると思う。そういう意味でも一人でも多くの読者に届くことを願っている。なお、「樽味伸先生を語り残そう」という追悼の特集を組んだ『福岡行動医学雑誌』(第一二巻一号、二〇〇五年)には、先輩や同僚や友人の方々のあたたかく心のこもった思い出や記事が寄せられている、併せて読まれることを是非ともお薦めしたい。

さいごになるが、この論文集の実現にむけて力を注がれた九州大学精神科精神医学教室の諸先生に心より感謝したい。

この小文を樽味伸先生の思い出に捧げます。

二〇〇六年五月三一日

【初出】樽味伸『臨床の記述と「義」――樽味伸論文集』星和書店、pp.353-361, 2006. に若干の加筆をした。

地貌と流謫
大月康義『語りの底に』解題

はじめに

『語りの底に――臨床文化精神医学論考』は、大月康義の二冊目の論集である。はじめての論集『語る記憶――解離と語りの文化精神医学』が出版されたのが二〇一一年九月であるから、約八年目ぶりの続刊ということになる。本論集では、初期の、つまりオホーツクを望む北見（赤十字病院）の時代から、二〇〇一年に札幌市郊外南空知地方の岩見沢に移り、その地のクリニックで本格的に始動し、精神科臨床を根付かせたそれ以降の論考が中心になる。

著者紹介

著者については、前著の「解題」で詳細に紹介したが、本書を初めて手に取る読者もいることを考え、以下重複することをおそれずに記すことにする。

大月康義は、一九五二年三月旭川市に生まれた。父方の祖父と母方の曽祖父が、それぞれ開拓民として北海道に渡り、父方祖父は深川《ふかがわ》で、母方曽祖父は美深《びふか》で鍬を入れたという。大月自身は父親の仕事の関係で旭川と札幌の間を行き来するような幼少期を送り、学園闘争の盛んな頃函館の進学校に入学。そこから北海道大学に入学し、理系への進路をたどることになった。当初化学を専攻したが、本書最終章の岡潔への敬意に溢れた言及にもあらわれているように、最終的には数学に関心をもち数学科を卒業している。卒業後は理数系の能力を生かそうと一旦はコンピューター関連の大企業に就職するが、短期で離職している。その後、数学の大学院に進むことを考えた頃たまたま虫垂炎に罹患し、その療養期間に医学に関心が湧き、方向を転換して札幌医科大学に入学している。

医科大学卒業後は神経精神医学講座（高畑直彦教授）に入局。短期間神経内分泌の研究に関心を示して解剖学教室に移ることがあったが、再び神経精神医学教室に戻っている。当時教えを受けた高畑教授には、七田博文との共著『いむ』(1988) や、七田博文・内潟一郎との共著『憑依と精神病——精神病理学的・文化精神医学的検討』(1994) などの著作があり、また一九九六年の日本精神神経学会（札幌）の大会長を務められた際にはアーサー・クラインマンを記念講演に招請するなど、長年文化精神医学・医療人類学への造詣が深く、当時の札幌医大の神経精神医学教室は日本の文化精神医学のメッカのごとき活況を呈していた。そうした研究や臨床の環境も大月ののちの軌跡に大いに影響を与えていると思われる。

その後大月は、かつて卒業直後の二年間医局からの派遣で勤務した北見赤十字病院精神科に本格的に就職、約一二年勤務することになる。一九九九年からは、特別豪雪地帯に指定されている岩見沢のメンタルクリニックに移り、さらに世紀も変わった二〇〇一年四月からは大月クリニックを開設して現在に至っている。

文化精神医学という問い

ここで前著の解題でも投げかけておいた、文化精神医学とは何をする学問なのか、なぜ精神医学に文化という切り口が不可欠なのか、そして、一方では科学的根拠や国際診断基準に拘束されながら、どうしてそれに回収されずに、ローカルな知と日常世界の厚い記述からなる文化精神医学へと歩み出す者がいるのかということについて考えてみようと思う。というのも、前著や本書で著者の大月が委曲を尽くしながら論じようとしているのはこの問いをめぐってのことだからである。以下では、やや聞きなれないかもしれないが、「地貌《ちぼう》」と「流謫《るたく》」を二つのキー概念として紹介しようと思う。

地貌

俳人で国文学者でもある宮坂静生は「地貌季語」の提唱で有名であるが、こうした季語の発見に至る契機になった印象的な出来事を、著書『季語の誕生』（宮坂 2000）の冒頭に記している。それは二〇〇四年の五月のことだったという。北海道の稚内に近い浜頓別《はまとんべつ》に住む俳句作者から、歳時記についての質問が寄せられた。その内容を簡単に言えば、市販されている歳時記はどれも浜頓別の季節に合わない。歳時記の季節に合わせて（いわば想像を働かせて）俳句を作ってきたが、これ以上このようなことを続けていても意味がないのではないかと思うようになったという切実な疑問である。

この手紙に衝撃以上のものを受けた宮坂は、二つの点に改めて気づかされたという。一つ目は、自分たち（俳句作者）は実景ではなく歳時記によって俳句を作ってきたのではないかという点。二つ目は、市販の歳時記が日本のどこに住んでいても使えるものという前提で、収録されている季語への疑いをもっていなかったという点である。そこから宮坂は「実景と詠まれる世界とはどう関わるのか」ということと、季語がどの地域でも同じように用いられるとは限らない「歳時記の季語の特異性」という大きな問題に真正面から向き合うことになる。この出来事を契機にして、季語の誕生にまでさかのぼってその意味を洗い出そうとするのである。

　このような歳時記の季語のいわば普遍性をめぐる疑問は、どうやら最近のものではないらしい。宮坂は、正岡子規の明治期にすでに同様な問いが発せられていたことを紹介している。それは明治三二年のこと、盛岡の俳人から子規のもとに疑問が寄せられた事実がある。簡単に（現代語風に）言えば以下のような質問であった。（質問者の住む）盛岡は梅も桜も同時に咲く。桜が散らないうちから子規《ほととぎす》が啼き、卯の花の咲く最中に桃の花が咲き、菜の花も薔薇もすみれも一斉に開花する。こうした暮春と初夏が混じり合うありさまには閉口するほかはなく、この実景を詠もうとすると「春夏混雑の句」ができあがってしまうが、それでいいのだろうか、という主旨であった。この質問に対し子規はこう答えているという。「少しも差支なし。盛岡の人は盛岡の実景を詠むが第一なり」と。単刀直入、実景を第一とするべきであるという明快な回答である。そこにはあくまで写生を重視し、さらに晩年、病いで病床から起き上がることもできないなか、絵筆を握り、絵画への関心を深めていった子規らしさが横溢しているように思われる。

　こうしたエピソードを紹介したうえで宮坂は、「私はこの盛岡のようなふるさとを『地貌』と称している」と記す。地貌とはもともとは地理学の用語であるが、「『自然』と称して風景を一様に概念化してつかむのではなく、それぞれの地の個性をだいじに考える見方である。風土の上に展開される季節の推移やそれに基づく生活や文化まで包含することばとして私は地貌を用いてきた」（p.v）と、このことばの定義のようなものが示されている。つまり、雪・月・花のような、季節ごとのおきまりの「景物」の美しさをめでるのではなく、より広く対象に練り込まれた風土や文化にまで心を開くことで、季語そのものを蘇生させようとするものであると言えよう。

さらに著者の宮坂は、歳時記の季語のそもそもの淵源に二方向から向かおうとする。一つは共時的（synchro-nique）ともいえる方法。つまり通常の歳時記に記載されているような、季節を四季ととらえ、春・夏・秋・冬がほぼ等分に循環するのは、地球の一部の、北緯・南緯各々三〇度から四〇度の地域であり、日本列島でいえば北緯三〇度（鹿児島県の屋久島と中之島の間）から四〇度（秋田県男鹿半島から岩手県境の八幡平を結ぶ線上）の間にあたる領域に限られる。盛岡はこの範囲内だが北緯四〇度にぎりぎり近く、浜頓別は北緯四五度以北なので、四季が均等に循環せず、先のような切実な質問につながることになる。

そしてもう一つはいわば通時的（diachronique）な方法。つまり季語とは何かを、歴史をさかのぼりながら検討しようとすることである。宮坂は、和歌－連歌－俳諧の時代に分け、そうした歴史をたどることで、季語体系の根本には「主として京都を中心、ないしは畿内中心のもの」（山本健吉）という原理が据えられている点を指摘する。ここから宮坂は、日本の季語の源流やその後の結節点をたどる思考と併行しながら、雪・月・花などの定型化した「景物」から「季語の地貌化」への転回点を刻んだと考えられる出来事へと思考を巡らしている。そして、芭蕉の旅の出現に注目し、以降現代にいたる俳句の、その詠まれた地域を含めて文字通り地貌を味わう長い探訪の旅へと歩み出すのである（宮坂 2017）。

「実景」と尺度

地貌季語について長々と引用をしたのは、大月の臨床の場が、宮坂の著書の冒頭に記された浜頓別の質問者と同じく、歳時記の想定範囲から大きく外れる、それらの普遍性を疑わざるを得ない場で展開されてきたことと関連するからばかりではない。地貌季語の発見、さらには季語の再発見のエピソードと、（文化精神医学や医療人類学を基底に据えた）臨床文化精神医学や臨床民族誌と呼ばれるものとは、きわめて類似した問題を抱え、それを越えようとする思考過程をたどるからである。例えば先の地貌季語をめぐる挿話における、一般に流布している歳時記を、（ＩＣＤやＤＳＭを代表格とする）精神疾患のグローバルな診断基準に、一方それとはしばしばズレや齟齬を生み出す眼前のローカルな「実景」を臨床場面で出会う個々の患者や症例に置き換えてみると、わかりやすいだろう。

臨床の場が、極寒の地であろうと熱帯地方であろうと、経済的な背景がいかに違っていようと、あるいはどのようなローカルな方言で愁訴が語られたとしても、たとえば、米国の精神疾患の診断基準であるＤＳＭ－５でいえば、「毎日続く終日の抑うつ気分」といった九項目のうち、五つが同じ二週間に存在し、そのひとつは抑うつ気分や、興味や喜びの喪失であるといった条件を満たせば「うつ病（大うつ病性障害）」とするというようなものである。もちろんＤＳＭにおいても、生活史的背景を考慮するようにという注意事項が記されているが、逆にいえばそうした尺度《クライテリア》を満たさないものはうつ病とは見なさないということになってしまう。「実景」（「リアルな事例」）を詠もう（診よう）とするにもかかわらず、歳時記（診断基準）の当該季節の季語（尺度）に従ってしか、目の前のものを切り分けたり、理解したりすることができない。それを続けようとするとき、浜頓別の俳句作者が嘆いたように、そうすることの意味が大きく揺らぐことになる。「ことばには貌がある。そのことばには土地の貌が映し出されている」と、『季語体系の背景』のカバーのそでには記されているが、大月が本書第４部「治療言語論」で切り拓こうとした領域もこうしたものをめざすものではなかっただろうか。

おがみ小屋

大月は、前著に所収された論考「精神科臨床とダイアロジズム」において、文化精神医学の根幹に触れるような経験を記している。それは（再論を許していただきたいが）以下のような、娘に連れられ受診した七八歳の女性であった。

その女性は頭の右側の皮膚がだぶってくるという異様な感覚を訴える。「頭調子悪いのでかっちゃいたりしていた、頭の右側に皮がだぶってくる。かたまわりして、まただぶってくる。髪のはえてる皮がまわりまわって裏返しになったんではないか……」（大月 2011, p.120［強調点江口］）と独特なことばで述べるのである。当事者の置かれた苦痛や苦境を表現することばは、翻訳できないきわめてローカルなことばであることが多いが、この老女の場合それが際立っている。のちに判明するが、この医療機関への初診は、どうやら自分の兄の通夜を控えた本人の不安に満ちた時期に重なったときであったらしい。

そののちこの女性は数回の不規則な受診を経て、一年近く後に再び来院する。家が「ふくろ家」になっているので壊すと言い出し、同居の娘一家に「出て行ってくれ」と告げる。本人は、「家が鬼門だ」と言って一人で家を出てしまい、川向こうの物置に住んで、その窓から出入りしているという。そのため身体全体が汚れた姿で、憔悴した面持ちのまま、娘に連れてこられたのである。大月はその様子をみて、入院治療を勧めている。

入院後に改めて本人のライフストーリーを聴いていくと、その女性は北海道に移った開拓民の父母をもち、（北見市に近い）津別《つべつ》の二又《ふたまた》で生まれたという。きょうだいは七名（初診時に言及された兄は亡くなっている）。生まれた頃周囲はまだ原生林で、戸口にむしろをさげただけの「おがみ小屋」で育った。こうした環境でのけっして楽ではなかった生活を、その女性は滔々と話すのであった。二四歳で近隣の男性と結婚し、四人の子を順に出産。しかし三四歳のときに夫は心筋梗塞で急死し、その後苦労して子どもたちを育てたという。

大月は、かつて学生時代に間借りしていた家の七〇歳をこす大家のおばさんから「おがみ小屋」の話を聞いたことをありありと想い出している。それは丸太と丸太を互いにたてかけた実に粗末なものに、むしろをさげただけの（両手の指先を合わせて拝む形であるからこの名がついている）もので、冬にはなかで泥炭を燃やしたりしたが、風など入って寒かったという。大月はこうして、カミの声を代弁する訓子府《クンネップ》の拝み屋さんが話した、頭の皮のだぶつきと家屋の形状の符合についてこの女性が話をしていることに行き当たるのである。

このような聴き取りをしたのちのある日、大月は、網走川からケミチャップ川に沿って車を走らせ、津別、本岐から、陸別に向け、そしてこの老女がかつて畑を作っていたあたりへとたどりつく。それはいまだ厳冬のオホーツクの四月のことで、運転するにつれ次第に雪が舞いおり、さらに吹雪まじりとなり、目的地本岐《ほんき》あたりではうっすらと雪が降り積もった銀世界の中に打ち捨てられた白い畑の跡地をみるのであった。

今日ほとんどの精神科医であったら、空間失認を含めた加齢による脳の変性疾患を疑うか、あるいは器質疾患も関与した体感異常《セネストパチー》を疑って、神経画像や心理検査へとつなげるところであろう。あるいは十分な教育を受けていないと思われるこの女性の知的レベルの検査をすることで一応の納得に至るのではないか。ここでは大月の、一連の想像力を駆使した対話的展開、具体的なモノやリアルな地名への着地、そしてそれらを自らの経験と重ねながら聴き取り、事例の経験に重ねていく方法が縦横に駆使されている。というより、この老女の語りの力によって主治医の大月はケミチャップ川から本岐へと駆り出されているようにも見えるのである。これは、共感というレベルを越えて機能している文化精神医学的、臨床民族誌的方法論の核心部分と考えられる。

この女性の暮らしたほぼアイヌ語を語源とする地名の連続に加え、「ふくろ家」という独特な呼称が出てくる。柳田国男の『地名の研究』（2017）には「袋」がつく地名――たとえば池袋・沼袋・川袋――をめぐる考察があり、それらが川などに囲まれた、水に縁があって、廃川敷や水流の変わるところ指すものだという指摘がある。頭の皮のだぶつきと重なって語られる「ふくろ家」という聞きなれないことばからも、おそらく本人の記憶と身体がらみの地誌（文字通りの「地貌」）へと移行しうる入口が開いているのである。

流謫

本書を貫くものとして、「地貌」とならんでもうひとつ「流謫」というテーマがある。中井久夫による力動精神医学の源流をめぐる考察が、本書でも紹介されている。中井はエランベルジェの『無意識の発見』を翻訳する過程で、その主要登場人物たちが輩出したり活躍したりした場所を地図上にマッピングしながら、力動精神医学の起源を探究しようとした。

その結果、ヨーロッパのごく一部の地域からこうした動きが出現していることを突き止めている。例えば「ボーデン湖・ライン河流出口複合」に代表されるそれらの地帯は、「平野部が森あるいは山に移行するところ、あるいは湖と森のはざまである……ヨーロッパの辺境であって、キリスト教以前の伝説が残り、魔女狩りの盛んであった地帯である」（中井 2001 p.149）とされた。

今日広く受容されているこうしたヨーロッパにおける力動精神医学発祥地の地誌的定式化は、「地貌」と密接に結びつきながら、もうひとつ別の「流謫」というモチーフに繋がっているように思われる。

それは一九世紀半ばにハイネ（Heine: 1797～1856）が記した『流刑の神々』（1853/1980）の結びつくモチーフである。ハイネのこの書の基本的視点は、西暦四世紀のキリスト教の決定的な勝利の時代にさかのぼる。これによって古代の神々はかつての栄光の地位を追われ、屈辱的な敗走を重ね、ヨーロッパの辺地で身を隠しながらの生活を送ることになったというのである。そしてその多くは昔話の古層となって残った。たとえば光明の神アポロンは、南オーストリアで身をやつし牧童の暮らしを強いられ、メルクリウス神は小商人《こあきんど》の姿で目立たぬ日々を送っている。昔日の荘厳な神々は、このように地上の片隅に縛られ、いわば流謫（流刑）の日々を送ることになった。八世紀には、カール大帝によるザクセン人の制圧が行われ、勇猛なヴィデキント王は敗北する。これによってザクセン人は平定され、恭順の意を示す代償としてキリスト教を受容し、神聖ローマ帝国内へと取り込まれることになったといわれる。この敗走時に疲弊のあまり動けなくなり、生きながら埋められた老女がいたが、それらはグリム兄弟の『ドイツ伝記集』などの物語のなかで生きながらえることになった。

ハイネは、「キリスト教が世界を支配したときにギリシャ・ローマの神々が強いられた魔人《デーモン》への変身のことをのべてみよう」と記し、「古代の自然崇拝がサタンに奉仕するものとされ、異教の祭司の勤行《ごんぎょう》が魔法につくりかえられたこと、神々の悪魔化というテーマ」(p.125) と結びついたことを、たどってみせようとした。

こうしたハイネの試みは、かつてのヨーロッパの伝説や昔話の世界を形作っただけではなく、日本の民俗学にもしっかりと継承されている。柳田国男が、欧州におけるフオクロアの成長を述べる際に、本書『諸神流竄記《りゅうざんき》』を「我々が青年時代の愛読書」として挙げたことはよく知られている（『不幸なる芸術』『青年と学問』終章参照）。キリスト教以前の歴史が数世紀にわたって堆積し、それが時に容易に人々の日常生活に顔を出すばかりか、新たな社会の動向もこうした古層のものに影響されて動いていることを示して、民俗学的視点のひとつの重要な要素に据えたのである（岩波文庫のハイネ『流刑の神々・精霊物語』の訳者小沢俊夫が、民俗学の系譜をもつ、我国の昔話研究者の第一人者であることはよく知られている。したがって文庫版の解説では、『遠野物語』をはじめ、日本民俗学とのつながりが十二分に強調されている）。

精神医学における二つの潮流

地貌と流謫という、二つのテーマをたどってきたが、それでは、私たちは精神科の面接場面において、あるいは診断過程において、その時代時代で流通する診断基準（いわば標準的歳時記）をすっかり手放してしまったらいいのだろうか。どうもそれほど単純なものでもないらしい。

実はグローバルとされる診断基準も、一皮むけば、歴史的なさまざまな知見が変貌を遂げながら織りこまれて基本的骨格を形成しているからである。精神科の専門用語を見ても、日本でその統一が図られたのは一九三七年前後のことである。この頃、「神経精神病学用語統一委員会試案」というものが提出され、それに対し石川貞吉が「試案読後感」（精神神経学雑誌 42: 440-445, 1938）を書き、それに応答する林道倫の「精神病学用語統一試案に関する覚書」（同誌 42: 446-457, 1938）が発表された。それらを見ると当時大学間で訳語も違っており、たとえば「Schizophrenie」の訳語が、「精神分裂症」（東大）、「精神分離症」（京大）、「精神乖離症」（東北大）であったり、「Psychiatrie」の訳語も「精神病学」から「精神医学」への変更が提案されていたりしている。石川は、「精神医学」という用語への違和感で言葉を失ったと率直な感想を記している。「精神医学」という名称の正式使用からまだ一世紀を経てもいない事実を私たちは知っておくべきだろう。これは用語の翻訳レベルの問題ではあるが、やはりある程度の診断枠や用語の統一は必要なのである。

今日、ＤＳＭやＩＣＤなどの国際診断基準が普遍的な真理を示すものだと考える臨床家は逆に少なくなっていると思う。それは何年かごとの大掛かりな改訂を経て、たとえばＤＳＭ－Ⅲ（一九八〇）では「新クレペリン主義」と称せられ、各疾患はそれぞれ明確な実体をもつ輪郭鮮明なものと考えられた発想――いわゆる「区分的(categorical)」な分類――から、ＤＳＭ－５（二〇一三）に至ると、正反対の、統合失調症スペクトラム障害や自閉スペクトラム障害に代表される、「次元的（dimensional）」な分類に置き換えられている。後者の発想を「ウェルニッケ主義」と呼んでもよいかもしれない。つまり各用語の変化にとどまらず、その基礎にある視点も（方法論的な議論はほとんど紹介されないまま）一八〇度ともいえる大幅な変化がもたらされている。

中井久夫は、『治療文化論』のなかで、ヨーロッパにおける精神医学の二つの伝統、「正統」精神医学と「力動」精神医学とを対比して検討している。それぞれの出自を「平野の啓蒙主義的文化」と「森のロマン主義的文化」として描き出し、そのうえで先の中井＝エランベルジェの記述に至るのである（中井 2001, p.149）。大学や大精神病院を中心に展開した、（対象への）距離のある観察・個別症状と統計的結論・症状（記述）・形式面の重視……を特徴とする前者と、精神科以外の科出身の開業医が心理療法家のオフィスで展開した、関与的観察・生活史・内容面（解釈）・無意識的動因重視……を特徴とする後者とが対比されている。

こうして大月の本書第三部の「個人症候群再考」でも論じられる「エランベルジェの逆理」が浮かび上がってくる。これは『無意識の発見』を貫いて問われている大きなテーマでもある。先の対比でいえば、精神医学の進むべき道は、前者の科学的医学に収斂する「ひとつのもの」にするべきなのか、あるいは後者の力動精神医学諸流派が並存する相矛盾さえする「多様性」に開くものにするのか。いったいどうしたらいいのか……。このジレンマの前でエランベルジェは明確な答えを出せないと述べた。これは、どちらか一つに割り切ることができそうもない問いなのである。もう少し言えば、割り切ってはならないような問いなのであろう。

さいごに

文化精神医学とは、事例のローカルな現実《リアリティ》の強度をくり返し経験することによって、精神疾患や精神障害のグローバルな普遍性という信念にもはや戻れなくなった者の方法論なのかもしれない。その強烈な契機とは、おがみ小屋であり、憑依であり、翻訳不能な方言で語られる身体言語であったりする。

本書は、第1部「序論」にはクラインマンが据えられ、第2部ではサリヴァンの精神療法論が論じられる。第3部「治療文化論」では、中井久夫やエランベルジェが、さらには荻野恒一や香港の文化精神医学者ヤップ、さらにはジャネが登場する。第4部「治療言語論」ではハイデガー、そして第5部では岡潔が論じられる。第三部までの主要登場人物の著作は、文化精神医学や医療人類学に関心をもつ者なら必ず一度は、我を忘れて読むことになる必読の書物といえる。それは目的の山頂に至るための一種のベースキャンプである。著者の丁寧な案内に従いながら、あるいはそれを批判的に読みこみながら、高地順化を果たしつつ、さらに進んでいただきたい。それ以降の登攀ルートは読者それぞれの経験と創意にゆだねられているのである。

[初出] 大月康義『語りの底に――臨床文化精神医学』金剛出版、pp.291-306, 2019.

本を読むとき(書評)

『抗うつ薬の功罪――SSRI論争と訴訟』

デイヴィッド・ヒーリー著、田島治監修、谷垣暁美訳、みすず書房、2005年

本書は、『プロザックを食べたらいいじゃないの(Let Them Eat Prozac)』という過激な原題をもつ、二〇〇三年に刊行された著作の邦訳である。内容を要約するならば、今日抗うつ薬として広く使用されているSSRI(選択的セロトニン再取り込み阻害薬)――プロザックやパキシルなどに代表される薬剤――が、時にうつ病とされる患者の自殺衝動を増強する副作用をもつことをめぐる、訴訟を含む一連の出来事を記したものである。

従来の三環系や四環系抗うつ薬に代わって一九九〇年代に欧米で導入されたSSRIは、副作用も少なく効果もすぐれた夢の抗うつ薬として宣伝された。約一〇年発売の遅れた日本においても、厚生労働省やメディアを中心にうつ病対策キャンペーンがおこなわれるなか、第一選択の薬剤として推奨され、急激に処方量を伸ばして現在に至っている。さらにSSRIは、合衆国におけるプロザックのように、「better than well」な状態をもたらす薬剤として一種の流行現象を引き起こした。こうした背景もあって、世界の抗うつ薬の売上げは年々右肩上がりに上昇し、二〇〇五年には二〇三億ドル、つまり二兆円を超え、抗精神病薬の一四一億ドルをはるかに超える巨大市場へと膨れあがっている。その売上げはほぼSSRIによるものなのである。

＊

このような現象に早くから警鐘を鳴らしてきたのが、カーディフ大学で精神科教授をつとめる、この本の著者デイヴィッド・ヒーリーである。ヒーリーは、一九九八年の“The Antidepressant Era”、二〇〇二年の“The Creation of Psychopharmacology”という二冊の著作でも明確にその傾向を危険視している。前者は『抗うつ薬の時代』（二〇〇四年、星和書店）としてすでに邦訳があるが、私は一九九九年秋、米国滞在時にこの原著と出合った。原著はハーバード大学出版から刊行され、副題もない地味な装丁で、同大学の前の大学出版直営店で平積みにされていた。この平凡な題名で何が書かれているのかと立ち読みをはじめ、たちまちその内容に引き込まれ、翌日もその翌日も夕刻にその書店を訪れては続きを読んでしまうことになった。店員からはもう数日で廉価版のペーパーバックスが出ると教えられたが、結局待てずにハードカバーを買ってしまったのである。

＊

何がそれほど面白かったのか。それは、診断し、投薬し、治療するというきわめて日常的な精神科の臨床行為を、まったく別の視角から見直すことを教えられたからである。その視角とは、グローバル化した巨大製薬会社によるマーケット化という切り口である。

大企業が製薬市場で営利を追求することがよくないわけではない。現代は市場社会の世の中である。企業はもとより大学や病院でさえ、経営戦略抜きには存続できない現状がある。こうした背景を十分知りつつも、私を含め多くの臨床医は、自分の臨床知が市場原理に影響されない学問的領域の側にあると思っている。しかし、ヒーリーの議論は、こうした個人の主観を超えて、今日の精神医学の屋台骨そのものがマーケット原理と緊密に連動して形成されていることを明らかにする。それは欧米の主要医学雑誌に掲載される精神薬理学的知見から、その科学性を支えるＲＣＴやＥＢＭ、そこから導かれる治療アルゴリズム、さらにはＤＳＭ－Ⅲ以降の診断基準の変遷にまで及んでいる。今日の精神医療や医学はどういう社会的な「場」に置かれているのか、ヒーリーの著作ははじめてそれを指摘したものなのである。

＊

本書『抗うつ薬の功罪』では、さらに『抗うつ薬の時代』以降に著者が巻込まれて展開した一連の事態が描写されている。プロザック以前の抗うつ薬の歴史からはじまり、著者が関与したＳＳＲＩ訴訟の苛酷なまでの現状（激しい個人攻撃を含む情け容赦のない内容）、高名な精神科医の果たす政治的役割、精神薬理学論文とゴーストライティングの問題、それらを指摘することでヒーリー自身に降りかかった「トロント事件」（ヒーリーが二〇〇〇年にトロント大学の教授に任命されたが、それが「外圧」で突然取り消された問題）、ＳＳＲＩを使用した「実験」、そして、二〇〇四年英米やＥＵ諸国における児童の自殺をめぐっての一部ＳＳＲＩの使用禁忌や注意勧告までの動きが活写されている（なお「事件」の原因になった二〇〇一年のトロント講演「精神薬理学と自己管理」は『みすず』二〇〇四年一一月号、pp.18-32に邦訳がある）。

＊

原著の副題は「製薬産業とうつ病との不健康な関係」である。ここでは抗うつ薬やＳＳＲＩの開発と市場化の歴史、製薬企業の市場戦略の詳細が、さらに眼前に明らかにされる。

読者はその内容をにわかに信じられないかもしれない。実際北米には精神医療や薬物療法すべてを否定するグループもいるから、そうした流れの著作ではないかと疑いたくもなる。しかし、本書が製薬企業や向精神薬を単に告発する本ではないという点を銘記してほしい。私が共感したのは、著者自身がＳＳＲＩを処方する精神科医であり、その安全性を疑う事例に出会って臨床の足場が大きく崩れるような経験から出発している点である。

さらに、ヒーリーは英国精神薬理学会の事務局長を長年務め、数多くの製薬企業の薬剤開発や治験にかかわった経歴をもつ。産官学にまたがるこの領域に彼以上に精通した人物はいない。これに加えて、精神薬理学の開拓者たちへの文字どおりグローバルなインタビュー集である、大部3巻におよぶ "Psychopharmacologists" の著者であり、医師、看護師から服用者までを対象とした向精神薬の最良のマニュアルで、二〇〇五年第四版が出された "Psychiatric Drugs Explained" の著者でもある。そうした文脈から精神医学全般へ深い洞察がなされているのである。

そして現在の、うつ病から強迫性障害（ＯＣＤ）や社会不安障害（ＳＡＤ）などへのＳＳＲＩキャンペーンのシフトをみると、ヒーリーの予言は、確実に現実化していることがわかるだろう。ＳＳＲＩをめぐる具体的な公判記録もネット上で公開されている（www.healyprozac.com）。

今日の精神医学や精神科臨床はどうあるべきなのか。製薬企業の論理と安全で効果的な薬剤の供給という倫理の接点はどこにあるのか。広告のはじまりは薬の宣伝だったというが、その長い歴史をもつ分野で、精神医療は製薬産業との「健康な関係」を取り戻せるのか……。読者はあらためて深く考えさせられることになるだろう。

＊

やや固い紹介になってしまったが、ＳＳＲＩを使用した実験や具体的な裁判経過のくだりは、スリリングな展開で並のサスペンスより面白く、途中でやめることができない。いわゆるpage-turnerな著書とはこういう本のことを指すのであろう。

ところで、今日ではさらに、疾患や障害の枠組みそのものが市場戦略と一体となって形成され、変容し、流布する事態に注目が集まっている。グローバル化した製薬企業は、今日その製品である薬剤のみでなく、疾患自身の枠組みを広げ、新たな疾患を作り出しながら販路を拡大する、いわゆる「病気の売り込み（disease mongering）」という重要な機能を果たしている（この話題に関しては、open access online 雑誌である『PLoS Medicine』Vol.3, Issue.4（www.plosmedicine.org）2006 に特集があり、双極性障害をめぐるヒーリーの論文も掲載されている）。

私たちはとても複雑な時代を生きている。精神科の理論も臨床も、込み入った要因で成立していることがわかってくる。その根底の、これまで誰も言及しなかった領域を本書は垣間見せてくれる。この薬剤はこれほど有効であるという内容の論文は精神科の雑誌にうんざりするほど掲載されている一方で、問題点や危険性を指摘した論文は驚くほど少ない。

ヒーリーの著書はさらにそれを超えて、この時代の精神医療がどういうものか、これから先どうあるべきなのかというディープな問いへと読者をいざなう。そういう意味で、この著書は、二一世紀初頭の精神医学シーンを描き出した記念碑的な名著であると思う。うつ病やその治療、向精神薬やＳＳＲＩ、さらには精神医療の歴史と将来に関心をもたれる方に何より薦めたい一冊である。

［初出］「精神看護」9（4）：120-121, 2006.

〈ズワズラ〉考
菅原和孝の「原野の想像力」

私はこれまで、菅原和孝先生（以下敬称略）の一連の著作に測り知れない刺激を与えられてきた。それらは、野村雅一先生のご厚意でかつて長年国立民族学博物館の研究員にしていただき、その定期的な研究会でご一緒し、その発表を聞いてきたことのおかげである。私の未知の領域である霊長類学へ目を開く契機になったのは言うまでもない。しかし当初私は、失礼ながら、ニホンザル研究から人間の相互行為へと視点を大きく転換させつつあった菅原の一連の発表を聞いて、それが勝算のありそうなアプローチとは正直感じられなかった。しかしその後私の浅見は、ものの見事に裏切られていくのである。つまりその研究会を通した長い期間中も、後になってやっと分かるのだが、菅原の視線のある部分はずっとカラハリ・サンの人びとの生活世界に注がれていて、それに接近するありとあらゆる手段を、それこそ手探りで求め、磨き込んでいたことが浮かび上がってくる。

＊

私は長年精神科の病院に勤め、現在まで拙い臨床を続ける精神科医である。日常臨床を人類学的な、あるいは人間科学的な知に何とか結びつけたいというのが積年のテーマであった。こうした経歴もあって、それだからこそ一層、菅原のフィールドワークが提示するものに際限なく惹きつけられるのであろう。

私が出だしから驚かされたのは、菅原の記述するサン（ブッシュマン）を代表とする狩猟採取民と呼ばれる人々が、ふりかえれば『群衆と権力』（Canetti, 1960）や『分裂病と人類』（中井 2013）に取り上げられているように、地表に残された動物の微かな足取りの痕跡を見て、その対象の世界に入り込み、その現在の位置や、経過時間を割出していく能力、つまり動物への「変身」や「微分回路」をもつ代表的人々であり、この能力こそ（中井の言う）統合失調症の「徴候空間優位」な思考パターンの原型ではないかという（精神医学領域での）漠然とした共通意識にかかわる。なるほど菅原の著作には、いたる所でこうした狩猟民的なエピソードが描かれている。しかし、統合失調症のある部分の原型とされた彼ら／彼女らは、折あらば身を寄せ合って、いわばぎゅう詰めの状態で座り、しかもその際に身体の一部を必ず他者と接触、ないし重ねるようにしながら、滔滔と語りあう談話の世界をもっている。しかもそれは会話の中途で他者が割り込み、複数の話が重畳するように展開する、饒舌な世界なのである、という描写に出会う。私の中で、孤高で、独我論的存在の代表格のように勝手にイメージされていた人々は、あくまで平等主義的で独特な身体感覚で他者とつながっている人々であるという事実によって、ものの見事に私の先入観は覆されていく。

＊

さて、それぞれ語り口もテーマも異なる菅原の多くの刺激的な著作の中で、私が精神医学や心理学や看護学の同僚や友人にまず一番に薦めてきたのは、一九九八年に出版された姉妹編の二冊『語る身体の民族誌』と『会話の人類学』（ともに京都大学学術出版会）であった（もちろんこれら以外のいずれのものも思考の深い部分を励起する傑作群であることは疑いないのだが……）。結果的に言って私が推薦したこの二冊を読んで、面白くなかったという人に出会ったことはない。いずれの者もその読後感を述べようとするのだが、自分がどの部分に揺り動かされたのか正確に突き止められずに、たどたどしく感動を伝えようとするのである。その言葉にしにくい部分を、私はいつも頷きながら共感して受け止めている。あえて言えば、その根幹をなすのは、インタビューや会話のトランスクリプト部分を読んでいくにしたがって、次第に現われてくる他者世界の圧倒的な重層性であろう。おそらくこうした部分を詳しく解説するために『会話の人類学』という一冊が書かれたといってよい。

会話をテープに取り、文字のないその言葉を文字に起こす独自の方法を開発し、それを逐語的に文字に変換し、さらにひとつひとつの単語の重層的な意味や連関を取り入れて一続きの文章にし、さらには著者自身の解釈や説明を加えてひとかたまりの会話（談話）セッションのようなものが提示される。そしてそれらのキータームは、数年後に偶然のように別の意味連関で使用されているのが発見され、再び原テキスト自身に新たな解釈・改変が加えられるという進み行きになる。したがって読者は、現地の人たちすらおそらくは考えていないような複雑で多重な層が、菅原によって丹念に、縫うように再現される有様を見て、そこに示される細部やその世界の総体に考えを広げて圧倒されてしまうのであろう。そして重要なことは、それがもしかしたら、私たちが何の疑問もなく日々交わしている日常会話でも生じているかもしれないということなのである。

＊

こうした一連の論考の最後に、私をとらえて離さない、〈ズワズラ〉をめぐる章が据えられている（『語る身体の民族誌』の第六章「日常会話の背後に」の「狂う人」を参照）。ズワズラとは簡単に言えば「発狂する」ことである。菅原はある時、例のごとく車座になって盛り上がっている会話に耳を傾けている。その内容を要約すると、ある女性が意味不明の言葉を吐きながら、棍棒をもって周囲の人を叩き、常軌を逸した状態になった時のエピソードである。それを二人の青年が猟犬の恰好で巧みに吠えかかり、追い立てながら家の中に封じこめる。その女性はいわば軟禁状態で怯え、ひどく震えだし、その後に眠ってしまい、結局翌朝皆が寝込んでいる間に荷物を担いでいなくなってしまう。その時最後に、犬の糞と煙草を混ぜ合わせてあげるという不可思議な言葉を残して立ち去った顚末を、皆で思い出し話しているという場面なのである。

この奇妙なエピソードの深層が、その後次第に掘り進められていく。まずはその数週間後に、菅原らが各個人の家々をめぐって何を所持しているのかを問ういわゆる「財産目録調査」においてである。その際に部屋の隅の袋の中から一〇センチ程の木の枝が出てくる。それは何かと問うと、ズワズラの人の治療に使う治療薬「ギェーカム」だ、と説明をされる。

そこで、そもそも時々口にされるズワズラとはいったい何なのかという問いを菅原は投げかけている。それは回答する青年によれば、ガマという（神であり悪魔であるような）存在が人間の身体の中に入りこんで、その人の心を「取り替える」のだという。そして一旦ズワズラになると、しばらく黙りこんだ期間を経て、突然立ち上がって周囲の者を襲い、槍で刺したりするというのである。それは先の木の枝（ギェーカム）の燃えさしを首筋に押し付けることで治療可能なのだ、と説明される。

＊

さてさらに十年近くの年月を経て、菅原は別の老人からの聴き取りの際に、もう一人のズワズラの青年の話を聴きだしている。この老人はこう説明する。おそらくその青年は、眠って夢を見ている間にガマ（神）たちがやってきたのであろう。そして（ガマは）「おまえこのことを行なえ」といったのだろう、あるいは死者と出会って怖れおののいたのであろう、と。菅原はここで使用されている「行なう」の原語の「ツィー」という語は、「ダンス」「術をかける」「巧みだ」というきわめて多義的な語であると注釈を加えている。夢の中に出てきたガマが「おまえ、踊れよ」といったのかもしれないというのである。

菅原は、さらに先のズワズラの女性が、なぜ犬を真似る二人の青年に吠えかけられながら、「くぎづけに」なり、小屋に追い込まれのかという一節を後になって理解することになる。それはかつて犬の声を巧みに真似て果実をとるという遊びに興じる青年の声に、その女性が驚き、真剣におびえたという共通の記憶から由来しているのである。青年たちはその記憶をもとに猟犬と化して吠えつき、その女性を誘導しているのである。日常会話のほんの一部分を理解するのに要した膨大な時間をふり返って、菅原は、その人びとの「信念」の理解などは到底できそうもないと記している。だが、かつて犬を真似た青年たちが、相手が狂気の時に、再びその場面に戻って吠えたてる――それを菅原は巧みに「原野の想像力」と記しているが――そうした関係は理解できる気がする、と。

＊

時間や空間が複雑に錯綜し、謎めいて、魅惑的でもあるこの部分を、私の拙い要約でまとめざるを得ない。もしかしたらとんでもない誤解が介在しているかもしれないことに躊躇をおぼえるが、そもそもリニアで、整合的な物語など成立しようもない領域である。

この何重にも翻訳不能な、「信念」の世界、その多義的な言葉の連なり、そこからほそいルートを通して――かろうじて連想されるというレベルかもしれないが――導かれる独特な世界観、愛情や嫉妬、怖れ、夢、他界、神や悪魔、そしてズワズラの病因論が、本当に地引網を引き上げた時のように、すべてまとめてここに切り出され、広げられているのである。これらを前に充分な言葉があるようには思えない。そして、先にも記したように、私たちの当然のことと考えている日常生活や日常会話も、こうした話し手‐聴き手自身も気がつかないような「背後」を有するのかもしれないということに理解が及んでくるのである。

菅原の膨大なフィールドワークが、私を、そしてわれわれを魅了するのは、こうした根源の部分へと多層的に広がり、結びついている開口部を、たえずわれわれに意識させずにはおかないからなのである。

［初出］ 佐藤知久・比嘉夏子・梶丸岳（編）『世界の手触り――フィールド哲学入門』（菅原和孝氏京都大学定年退職記念論文集）所収、ナカニシヤ出版、pp.193-196, 2015. に若干の加筆をした。

村瀬嘉代子先生に教えられたこと

村瀬嘉代子先生（以下、敬称略）という存在をあらためて知るようになったのは、十数年前に当時の同僚の臨床心理士からいただいた一冊の本『心理臨床の実践』（村瀬編 1990）によってである。「つなぐこと、支えること、さまざまな工夫、共に育つ」というその長い副題は、都立病院や都立の施設に勤務する四名の症例報告者の論文タイトルからとられたもので、村瀬はこの臨床心理の研究会のスーパーバイザーを長年されていた。私の当時の同僚（佐保紀子さん）も一章を書いているその著作を読んでいる時、巻末に付録のように加えられた「研究会に寄せて」という部分に目がとまった。短いエッセイ風のものでありながら、治療者とクライエントの機微を等しく描き出す村瀬の視線が刻まれたような文章に出合うことになったのである。

それらの文章には、「われ以外、皆わが師」や「ひそやかな宝」や「これからの課題」というゆるやかなタイトルがつけられている。いくつかの美しい本に実を結ぶ村瀬のその後の一連のエッセイも同様だが、このような題名にひきよせられて読みはじめると、とてつもなく重い内容が書かれていて驚かされることがある。この時も、心理療法ばかりか臨床の根源や、治療者や援助職の基本スタンスまで含めた視点に刺激されて深く考えさせられたのである。

とくに三番目のものは「余人をもって替え難い存在とは」という副題がついている。臨床心理士は、多くの場合思いどおりには能力を発揮できない現場、通常は一般病院や精神科施設に単身で勤め、雑多な業務を消化することを期待される。そうした環境に置かれた時の心構えというか、もっと言えば覚悟のようなものが記されているように思えた。どのような境遇であってもその土壌になじみ、臨床の基本に沿いながらも場面場面で即興性溢れる想像力を発揮して、周囲に影響を与えうるような生活者たれというメッセージがこめられた小文であった。読みようによっては、遙か異郷に何らかの使命を帯びて旅立つ者へのはなむけの言葉のようにも思えたが、わがことのように読んだのを覚えている。

その後、私は、自分が本当に心理療法家ないしは精神療法家なのだろうか、日々おこなっていることが治療的な何物かに結びついているのだろうかと迷う時に、(これは時が経つにつれてますます密度と頻度を増し、時に高波のように押し寄せては足元の砂ごと全身を海底に引き込むような強さで迫ってくる問いなのだが)、この小文にいくどとなく立ち戻ることになった。

さて私にはもうひとつ座右の銘のように大切にしている言葉があって、毎年年が改まると新しい手帳のはじめのページに書きつけることにしている。それは、土居健郎が、良寛の言葉といわれる「すべて言葉をしみじみといふべし」という一節に続けて記されたもので、「言葉をこころのアリバイにしてはいけない」にはじまる文章である。「心がそこにないのにあるかのごとく言葉を発してはいけない。心を真にそこに託して言葉を発することが、しみじみと言うことなのである……」と続く(土居 2000, p.208)。要約すれば、自分にも他人にも正直であれ、そのために言葉を磨けということだが、これもまた臨床においても日常生活においてもいざ実行しようとすると至難の業である。村瀬の言う、どのような環境でも一粒の種子のようにそこで力を発揮するようにというのも、それに負けず劣らず大変なことである。これらは、私にとっていわば極北地点を示す標識であるが、先の自問が芽生えてくる時にたえず立ち戻るテクストなのである。

さまざまな外被をはぎとられた、いやそういう外被が形成されてすらいない相手を、かけがえのない存在とみなし、それに付き添おうとする姿勢。言語・非言語を越えた即興的なアプローチ。それらが生き生きと展開される臨床場面。村瀬の症例記述から浮かび上がるこうした特徴は、治療者の姿勢や生活の軌跡、さらに言えばモラル・スタンスと分かちがたく結びついていて、当初はほとんど模倣することのできないもののように感じた。「かけがえのない存在」としてのクライエントと、「余人をもって替え難い存在」としての治療者という言葉も、村瀬にとっては、何のレトリックも介在しない、ありのままの表現であることがうかがえたのである。

ところでその数年後、直接面識がない村瀬先生本人から突然お電話をいただくことがあった。私が書いたひとつの論文がとても面白いといわれるのである。当時闘病生活を送られていた孝雄先生も喜んでおられるとのことで、一度その話をしにおいで願えないかとのお誘いであった。私はもちろん光栄に思い、ご自宅にうかがうことになった。その論文はただただ力まかせに書いたもので、周囲からの評価は惨憺たるものであり、文章は書かないほうがいいぞと忠告する人はいても、読んで面白かったという人は皆無だった。私の家からもそう遠くない先生のお宅にうかがい、緊張しながらも長々と話した記憶があるが、孝雄先生のご身体に障ったのではないかと今でもふりかえると不安になる。

師と呼びうる人や同学の友人をもつことの大きな喜びのひとつは、その人の書いたものが単なる活字ではなく、独特の語りとともに再現されることにあるのではないか。「現前」とはそういうことなのだろう。テクストはさらに一段と身近かなものになる。このようにしてもう一歩身近に村瀬の著作を読むことになったちょうどその頃から、『子どもと大人の心の架け橋』(1995) を皮切りに、一連の論集が次々と上梓されるようになっていった。村瀬の、玉手箱を開けたように溢れだす発想の深みや治療の多様性がさらに明らかになったのである。しかもそうした柔軟な発想の萌芽は、大学卒業直後の家庭裁判所調査官と留学後の児童精神科病棟という環境で培われ、開花している点が重要であると思う。法律と医療というハードな枠組であり、見方によれば臨床的感覚が磨耗こそすれ培養されることは少ないと思われる環境である。それらをブルーナーら (Amsterdam and Bruner, 2000) の言葉を使えば「マインディング（minding）」する、つまりこころの通ったものに作り変えているのである。強調しなければならないのは、村瀬心理療法は二者関係のやさしさで成立しているのではなく、こうした一見ハードな環境に血液を行きわたらせる作業のなかで展開されている事実である。ひとりの生活者として、必ずしも治療的とはいえない環境であっても、「余人をもって替え難い存在」になろうとすることなしにものごとは始まらないという指摘は、こうしたご自身の経験や文脈から引き出されたものなのであろう。村瀬の著書を読んでいると、召命＝天職《ベルーフ》に導かれるままに歩みはじめ、この領野をまっすぐに横断してゆく姿が思い浮かぶが、そうした印象をいだくのは私だけではないと思う。

さてその後私は、治療者としての成長の度合いを試されるようにして、毎年のように大正大学の研究会やゼミの夏合宿に呼ばれて発表する機会を与えられた。その中でターミナル患者のケアをめぐるふたつの論文をまとめ『カウンセリング研究所紀要』に掲載していただいたが（江口 1995, 1996）、自分の中でもっとも日常的な臨床的姿勢に近い部分が引き出されて活字になったものである。これにいたる刺激は先生のコメントやカウンセリング研究所やゼミの皆さんのお陰によるものと感謝している。

今日、臨床心理士の資格制度や専門性が形成されて心理学的な枠組みが大きく流布する時代になっている。しかし、そのぶんかえって心理療法家であることは難しいのではないか。心理学化が極端に進めば、逆説的だが、心理とか精神とかの言葉で表わされるものが実際にはかえって希薄な、治療的に機能しないようなものになると思うのは私の杞憂であろうか。エランベルジェはその主著『無意識の発見』（Ellenberger, 1970）のなかで、通奏低音のごとく「無意識の神話産生機能」について述べている。それは、一般に連想されるような、人間の自動症的で創造的な、あるいは治療的な肯定的部分をロマン主義的に意味するだけの言葉ではない。それは魔女裁判の流行や虚言、さらには治療者の理論枠組にあわせて患者やクライエントの無意識がまったく疑う余地もないほど完璧にその姿を現わしてしまうという複雑な相互過程を示す批判的キーワードでもある。心理学化はこうしたネガティヴな方向にも水路を延ばしてしまうのではないか。今日心理療法家や精神療法家であることは、自分が心理療法家ではないのではないか、自分のどこが治療的なのかと問う時に、逆説的だがはじめてぼんやりと姿を現すようなものではないか、と私は考えている。

しかし、こうした逆説や迷いとは別の次元で、村瀬の著書には、心理療法の世界に強烈に読者をいざなう力がある。一見平易な言葉で、しかし読むにしたがって持ち重りのする困難な内容が次第に明らかになりながら、それでいてなお、村瀬の著作には、その言葉を借りれば「ピノキオに付き添うこおろぎ」であり続けたいと読者を思わせる何ものかがある。どのような時でも、そのページを開くと、「しみじみとした」言葉づかいで、ダヴィンチの絵画の登場人物がしばしば行うようなしぐさで、心理療法と心理臨床の原点が、そして人が生きるということの基点が、静かに力強く指さされているのである。

［初出］村瀬嘉代子他著、滝川一廣・青木省三（編）『心理臨床という営み――生きるということと病むということ』所収、金剛出版、pp.156-160, 2006. に若干の加筆をした。

村瀬嘉代子の三編について

村瀬嘉代子（以下敬称略）の自薦（他薦）三編へのコメントということである。評者は、まずその著作群の中から一冊を手に取って読まれるなら、自薦論文を含む、新保幸洋編・村瀬嘉代子著『統合的心理療法の事例研究』（金剛出版 2012）を一番に推す。本書は村瀬の代表論文一三編に加え、著者自身が書いた短い解題が付き、さらにその「統合的心理療法」をめぐる編者新保の（渾身のと形容してもよい）解説と、主要著作の（これまた文字通り委曲を尽くした）時代背景の年表が付いた、いわばベストアルバムだからである。その上で読者の関心の広がりに従って各著作に当たられるのが王道であろう。

さらにこれはあくまで評者の個人的見解だが、村瀬の一連の著作を、「統合的心理療法」という確立した方法を簡単に得るためのハウツーもののように、つまりそうすることで著者村瀬の心理療法のスタイルやエッセンスを技法として吸収できると思って読むとしたら、お門違いもはなはだしい気がする。それは土居健郎の『方法としての面接』を、面接の方法を書いたものとして求めるのに似ている。村瀬の心理臨床は、逆説的だが、そのように技法をコピーしたり、どこかの部分を切り取って使用してみたりすることがそもそもできないということを強烈に自覚した者のみに次第に開かれていく方法だからである。

評者ははなから村瀬の臨床のエッセンスはコピー不能なものだと思っていた。評者の村瀬心理臨床との出会いは、かつての職場の同僚だった臨床心理士佐保紀子の紹介による。当時佐保らは都立病院や施設で働く心理職の事例研究会を続けていて、そのスーパーバイズに村瀬が携わっていた。『心理臨床の実践』（村瀬編 1990）という一冊として刊行されたその報告集を、評者はその同僚からいただいたのである。地味な装丁の本を開くと、事例検討の後に村瀬のエッセイが掲載されていて、そこには以下のような内容が記されていた。心理臨床の原則を体得したら、どのような環境に置かれようとも（そこには「心理療法」とは程遠い場面であろうともというニュアンスが含まれているが）、技巧や技術の駆使ということではなく、「気負いやてらいなく」その環境に根付き、「余人をもって替え難い存在になること」が心理職の課題なのである、と（pp.150-151）。当時この（苛烈と感じた）一文を、雷に打たれたような思いでくり返し読んだ記憶がある。これでは教育やスーパーバイズにならないではないかと思われるかもしれないが、この壁＝課題を何とか越えようとする時に、（その過程を経ることで初めて）こちら側にゆっくり沁み出して、内部から育ってくる何かが確かにある気がする。

評者のイメージで言えば、村瀬の「統合的心理療法」には、上記の例のように、未踏の荒野を難所を選ぶようにして突っ切っていく、強靭な姿勢が垣間見える。司法を含むさまざまな領域との連携や越境、重複聴覚障害者へのアプローチなどはこの面目躍如たる部分である。それは初期の論文に時々登場する“Wagnis”という語にも通じる部分だろう。それでいながらあくまで温かく率直な（村瀬孝雄先生の言葉を借りれば“sunao”ということになる）核心が貫かれていることを、評者はその都度発見し、少しあとでいつも自分の襟を正すことになるのだった。

二〇〇八年春に大学を退官される少し前、「ひとりのおばあちゃんとして、これからフィールドワークのようなことをはじめるんですよ」と、本当に嬉しそうに語られたのを思い出す。「いやそんなフィールドワークなんて」とか、「ひとりのおばあちゃんじゃないでしょう」とかの言葉が、まるでボッティチェリの描く変身するフローラの口元からこぼれ出る若葉のごとく、評者の口から溢れそうになって、それを飲み込むのであった。ふり返れば直接お話をうかがう時はずっとこういう経験の連続だったのを思い出したからだ。先生はにっこり微笑みながら、不退転の足取りでまっすぐに進んでいく人なのである。

ここで示された論文を手始めに、一連の著作群を、想像力の翼を広げながらゆっくりと読むことを薦める。それらは各自の心理臨床の原動力にもなりうるし、時間を経てもなお熾火のような余熱効果をあたえて日常臨床を厳しくも温かいものにしてくれるからである。

［追記］二〇二五年一月、この原稿の校正をしている折に、村瀬先生の訃報が届いた。先生は、数多くの心理療法家や精神科医に影響を与えられたばかりでなく、公認心理師制度の実現と継続にむけて、長い間重責を荷われた。心よりご冥福をお祈りするとともに、長きにわたって、尽きることなく賜った学恩に改めて感謝します。

［初出］原田誠一・精神療法編集部（編）『先達から学ぶ精神療法の世界』（「精神療法」増刊第1号）所収、金剛出版、pp.156-157, 2014.

狂気について
白川静とドゥヴルーの著作を読みながら

はじめに

一九六〇年から七〇年代にかけての出来事なので、すでにその背景などは忘却の淵に沈みかけているが、狂気の復権というようなことが叫ばれたことがある。おそらくは反精神医学の、たとえばレインの『引き裂かれた自己』やフーコーの『狂気の歴史』の影響が大きかったのであろう。管理され、疾患として封じ込められた狂気ではなく、その本来の姿の開花が人間解放につながるといった趣旨であった。そういう主張はけっこう一般に根強く支持されていて、中井久夫は『精神科治療の覚書』のなかで、「狂気」と急性精神病を一緒に扱ってはいけないと、わざわざ釘をさしたほどであった。確かに精神病でもない者が、安全なところに立って狂気の復権を云々するのは越権というか、出過ぎた行為と叱責されてもしかたがない。しかし一方で、人間科学寄りの、つまり医療領域にはいない論者が、狂気について肯定的な議論をするのは、単にロマンティシズムだけではない、理由のあることなのだと私は考えるようになった。

私は長年、精神科臨床と併行して文化精神医学や精神医学史という領域に関心を抱いてきた。おもにこうした視点からこの短いエッセイでは、白川静とドゥヴルーの関連書を読みながら「狂気」について再考してみたいと思う。

一

「狂」の本来の意味に遡《さかのぼ》って、その肯定的側面を力説した人物としてまず思いつくのは、漢字学・文字学の泰斗である白川静（1910-2006）であろう。白川は字書三部作が有名だが、その他にも膨大な著作を残した。なかでも画期的な著書である『孔子伝』（白川 2003）では、孔子を漂泊する巫祝者（シャーマン）の系譜とする視点を前面に押し出し、従来の「温厚で慎ましやか」な儒教の祖というイメージを一八〇度くつがえした。白川が本書を書いたのは、大学の学園闘争や中国の文化大革命を背景とした混沌《こんとん》とした時代であった。そうした文脈から、紀元前の中国の春秋末期、覇権を争ってさまざまな国家が乱立する時代を政治的な敗北者として生きた孔子の、改革者としての実像を浮かび上がらせようとしたのである。白川は孔子の生き方そのものを「狂」だとした。さらにその後に「狂字論」（白川 1996）という「狂」をめぐるさまざまな思索が込められた刺激的なエッセイを書くのである。

その中で白川はこう述べている。「先秦の思想家の中で、狂について発言した最初の人は孔子であった」（p.25）、「少なくとも孔子は、もっともよく狂を解する、最初の思想家であったといえるのではないかと思う」（p.31）。さらには梅原猛との対談集『呪の世界』（白川・梅原 2011）においては、孔子＝『論語』の世界をまとめて、「狂」の一字で示すことまでしている。

さらに白川の『常用字解・第二版』（2012）の「狂」の項を開いてみよう。「狂」のつくりの、もと字「王」は、王位の象徴である儀器である鉞《まさかり》の刃の部分を下にして置く形である。その上に足を置いた形であるとされ、こう解説されている。「王の命令で遠く使いの用をするときには、使者はこの神聖な鉞の上に足を乗せる儀式をし、その霊の力を授かって出発したのである。……何らかの霊の力によって異常な力を得て「くるう」ことを狂という。」(p.135)

この延長に、『論語』(子路)にある「中行(中庸)」の人(正しくて、行き過ぎや不足のない人)が一番だがそういう人物を求められないときは、次には「狂狷《きょうけん》」の人が良い、と孔子が述べた有名なくだりが示される。「狂者は進みて取り、狷者は為さざる所有るなり(狂者は理想が高くて意欲的であるし、狷者は節操がかたく悪いことはしない)」という理由からである。さらには孔子が自らのもとに集まる弟子たちを「狂簡」という言葉で記した一節も『論語』(公冶長《こうやちょう》)にはある。

つまり「狂」という文字には、日常性という枠組みからはみ出して、非日常的な力を積極的に得るという意味がある。わが身ひとつで既存の境界や困難な限界を超えていかなくてはならないと思い立つときを想像すれば、このような「狂」のポジティヴな境位も理解できそうである。これはたとえば、『無意識の発見』でエレンベルガーが述べた「創造の病い」や「無意識の神話産生機能」というものにもかなり重なる概念といえるだろう。

二

さて、ここからはトランスカルチュラル(transcultural)精神医学の話題に移る。もともとこれは複数の異なった文化を横断(trans-)するという意味で、日本では多文化間精神医学と訳されている。私が長らく所属し活動しているのはこの多文化間精神医学会という学会である。この「トランスカルチュラル」という用語を最初に使用したのは、人類学者にして心理療法家（心理学者）であったジョルジュ・ドゥヴルー（Georges Devereux：1908-1985）であった。ドゥヴルー（英語読みだとデヴェロー）について簡単に紹介しておく。彼は複数言語を使用するハンガリー（現在ルーマニア）に生まれ、パリで物理学と人類学を学び、アジアで人類学的調査をし、アメリカにわたって精神分析を身につけ、再びパリに戻ってエスノ精神医学（ethnopsychiatrie）を提唱した人物である。

こうした紹介より、昨年（二〇一五年）の春に日本でも短い期間上映された映画『ジミーとジョルジュ――心の欠片《かけら》を探して』（アルノー・デプレシャン監督、二〇一三年）の、ジュルジュの実際のモデルだと言ったほうが分かりやすいかもしれない。この映画は、朝鮮戦争帰還兵でさまざまな精神・身体症状を示す、三〇歳代の純血のアメリカ先住民（ブラックフット族）の男性ジミー・ピカードが、パリからやってきた人類学者でもある文化精神医学者ドゥヴルーに、米国トピカにあるメニンガー・クリニックで出会い、症状の原因を探索する治療セッションやそれを超えた対話的交流を重ねるという展開のものである。この原作になったのは、ドゥヴルーのデビュー作ともいえる『現実と夢（Reality and Dream）――平地インディアンの精神療法』（Devereux, 1969）という著作である。この著作は六〇〇頁を超える大部のものだが、三〇回余りの面接のトランスクリプトがそのまま二五〇頁にわたって採録され、さらに心理検査の結果が七〇頁余り続くという面接記録そのもののような体裁をもつ。この中からほぼ忠実に台詞が選ばれ、先の映画の脚本は構成されていると考えてよい。

残念なことに、この映画でドゥヴルーは、思い込みの強い、精神分析には素人の、ややエキセントリックな人物として終始描かれている。のちにパリに戻り、おもにアフリカからの移民の心理的治療をする彼の名を冠した施設（ジョルジュ・ドゥヴルー・センター）が開設され、現在に至るまでエスノ精神医学の実践的・理論的拠点となっていることなどについては映画を観る限り想像もできないだろう。

三

このドゥヴルーの業績は、ほとんどこれまで紹介されていないが、精神科臨床に関わる数々の斬新な着想を提示して驚かせてくれる人物なのである。なかでもとくに私が興味を持つのは、一九五〇年代に彼のまとめたエスノ精神医学の原点ともいえる独特な統合失調症論である。誤解を恐れずに単純化して言うと、以下のようなことになる。つまり世界のさまざまなエスニック集団は、それぞれ独自の民族神経症（ethnic neurosis）を有している。それは「狂気の時にいかにふるまうか（how to act when crazy）」というコードを含んだものである。つまり、さまざまな文化集団は、「狂気におちいってはいけないが、もしそうなる時にはこのようにふるまえ」という例外項目をそれぞれ独自に保持しているというのである。

たとえばアメリカ先住民のある部族では、死者の名前を皆のいる場で公然と口にすることがそうした行為の典型とされる。この延長で言えば、日本の明治期や江戸時代以前ならば、急にふらふらと山に入って出てこなくなるとか、あるいは柳田国男が『山の人生』で描いた、（狐《きつね》憑きの特徴である）小豆飯・油揚げなどを大食したり、独特な手つきや目つきや物憂いしぐさをしたりするようになり、さらには大昔の誰も知らない合戦の詳細を語りだすといった、周囲の人が奇妙と思う行為が出たあとで、「自分は何山の稲荷であるぞ」と狐憑きであることをみずから堂々と名乗り出る行為が思い浮かぶ。

ドゥヴルーは、このように「狂気の時の適切なふるまい方（proper way of being insane）」があると論じた。彼はこうした文化の型に関わる「民族的（ethnic）障害」とは別に、特定の社会構造に固有の欠陥の産物で、その典型像に結びついた「典型的（type）障害」があるとした。これは簡単に言えば、近代西洋社会が、組織的にスキゾイド・モデルを人々に教え込むというものである。それによって、民族的障害ではなく典型的障害が析出するというのが、ドゥヴルーの統合失調症理論なのである。こうした視点をさらに発展させて、長期化し慢性化するとされる統合失調症の、正面の（治療困難な）典型的障害部分を治しにかかるのではなく、これとは違う民族神経症の部分を治療では扱わなければならないと述べた。さらにドゥヴルーは、ある時代の民族神経症／精神病（ethnic neurosis / psychosis）が、ヒステリーや急性錯乱のような一過性のものの時と、統合失調症のような長期化・慢性化するものに典型化する時代が、歴史的に見ると交替－拮抗的に出現するのではないかと示唆した。これらは、彼がベトナムやニューギニアにおける病いの治療儀礼を人類学者として調査し、さらに米国で先住民を対象にフィールドワークをした結果、抗精神病薬が登場して間もない時期に生み出された視点なのである。

こうして狂気の時にいかにふるまうかを、人類学でいう一種の「身体技法」（Mauss, 1968）として捉えることで、独特な統合失調症論（「涙なしの統合失調症」論とドゥヴルーは呼んだ）が展開されているのがわかる。ここでいう「身体技法」とは、いわば共同社会に開かれた「苦悩の慣用表現」（Nichter, 1982）であり、そこにはそれに対する周囲の人の理解や対処手段というものも含み込まれている。このようにしてドゥヴルーの「社会因性の統合失調症」論は形成されている。

私がドゥヴルーの議論をはじめて読んだのは、その英語版論集が出た一九八〇年代だった（『エスノ精神医学の基本問題（Basic Problems of Ethnopsychiatry）』）。当時は、典型的障害が統合失調症の時代だったので、これらの視点はやや荒っぽい議論に思えた。しかしその後、統合失調症やうつ病の軽症化が叫ばれる時代になり、かつての統合失調症も、発達障害や自閉症スペクトラム障害、さらにはレビー小体病を含む認知症研究の展開で、細分化というか緩やかに解体され、どちらかというと軽度の気分障害や解離が典型的障害として前景化する時代を迎えた。現在という時点から改めて考えると、ドゥヴルーの指摘は重要な核心に触れる議論ではないかと思えてくるのである。

四

精神医学領域の議論としては、百年以上前（一九〇九年）に呉秀三が、精神疾患関連の専門用語に「癲《てん》」や「狂」などの、世間の人に際立った印象を与える語の使用を避けようではないかと提案したことが知られている（呉 1909）。これはおそらく現在の反スティグマ運動の先駆となるものであろう。こうしてこれらの漢字自身も現在では使用が回避される文字になりつつある。白川は先の「狂字論」で、日本語の「狂（くるふ）」は、「もののけ」の憑いた「ものぐるひ」を示すネガティヴな意味合いをもつものになっていったと述べている。それが精神医学の術語に大幅に取り入れられることになって、先の呉の指摘につながっていったのであろう。

こうした病名や術語をめぐる用語の適正化による反スティグマ活動は重要なものである、と私も思う。しかし精神障害や精神疾患が、自分とは関係のない「他者」のものではなく、いくつかの状況が重なったり加わったりすれば、誰でもその状態に移行しうる、いわば地続きの状態にあることを基本にしない限り、「狂気」と「正気」の乖離、スティグマの溝は埋まらないのではないか。それは「身体技法」的なものが根絶やしになっている現在、学校教育や精神保健領域で広く力説したい事柄である。改訂されたDSM－5では、かつて「新クレペリン主義」と呼ばれた、輪郭のはっきりしたカテゴリー的な診断から、自閉症スペクトラム障害や統合失調症スペクトラム障害に見られる、広がりのあるディメンジョナルな視点が取り入れられている。これは今回の改訂の中の数少ないグッドニュースであろう。この外延をさらにたどると「正気」の領域にまで広がっていく可能性があるからである。

新進の人類学者である松嶋健は、脱施設化したイタリア精神医学をめぐる画期的なエスノグラフィー『プシコナウティカ――イタリア精神医療の人類学』（松嶋 2014）を上梓した。その表紙に掲げられたのは、彼の地の精神保健のモットーのひとつである「近づいてみれば誰一人まともの人はいない」という意味のイタリア語である。かつて中井は『治療文化論』(2001) の中で、「○○さん病」としか言いようのない、個々人のパーソナルなレベルの「病い」や「失調」と、お互いによく知った関係 (熟知性) の中で生じる治療に焦点を当て、(「普遍症候群」「文化依存症候群」の二大症候群に加え)「個人症候群」と名付けることをした。こうした次元も取り込んだものとして「治療文化」を見直すとき、白川やドゥヴルーの主張するような、人間の広がりとしての「狂」もまた復活するように思えるのである。

【初出】「統合失調症のひろば」2016春：114-118. に加筆した。

［講演］慢性の病いとケアの諸相
子規の病牀記を読む

一　はじめに——子規との出会い

本日は皆さま、遠方よりこの病院（東京武蔵野病院）においでいただきありがとうございます。このような貴重な講演時間をいただき感謝しております。私はここの病院に二一年あまり勤務している精神科医で江口と申します。東京北区滝野川に生まれ育ち、一九七七年に医学部を卒業し、約一〇年間関西で臨床をして、再び生家に戻る形で現在に至っています。本来は、人間科学寄りの文化精神医学や医療人類学、さらには精神医学史に関心がありまして、関連書の翻訳もしていますが、半分以上はこうした領域にかかわるものです。ローカルで「土着的」な臨床をしたいと思い、地元に近い当院に長く勤務しています。

本日は、正岡子規とケアをめぐる話をしますが、なぜ歌人でも俳人でも文学者でもない私が松山（伊予）出身の文学者の話をするのか不思議に思われる方がおられるでしょう。それは簡単に言えば、私は年季の入った熱烈な子規ファンだからです。かつて広島に出張があれば仕事が済むとすぐに高速フェリーで道後温泉に向かい、子規記念博物館を訪れました。書斎の机上には子規の句めくりカレンダーがつねに置かれ、家の至る所に子規の俳句や短歌のたんざくのレプリカが飾られています。また折に触れ家から歩いてもいける田端大龍寺の子規の墓参をし、さらに根岸まで足を延ばして子規庵を訪れることもあります。

この病院に勤めて長いことは先ほどお話ししましたが、就職して一〇年目の自分へのご褒美に迷わずに買い求めたのが、講談社版『子規全集』全二五巻でした。横積みにすると一三〇センチほどにもなる大部ですが、この全集の編纂に関わった人たちの執念に似た熱意がこぼれ出てくるような（詳しくは司馬遼太郎『ひとびとの跫音』をお読みください）、私にとって何にも替え難い貴重な宝物です。とはいえ、たくさんおられる子規の研究家や関係者からすれば、あくまでシロウトのファンにすぎませんし、そういうことで大きな誤解もあると恐れるのですが、どうかやさしい気持ちで聞いていただけたらと思います。

本日の講演の結論部分をまずお話ししておきましょう。先に触れたように、私は文化精神医学や医療人類学というものに関心があります。私がこの領域に深く関心を持つようになったのは、最良でも緩やかな下降の経過しかたどることができない治癒しない慢性疾患を抱えたり、末期の状態で苦しんでいたりする患者さんとどのように接したらいいのか迷っていたことに原点があります。そのような時に、精神科医で台湾をフィールドに人類学的研究をしたアーサー・クラインマンの『病いの語り』という本に出合って、限りないインスピレーションを与えられました。診断し治療しやがて治癒に至るという、教科書的な疾患だけがあるのではなく、失意や落胆と結びつき、治らない、その人や周囲の人生を巻き込んで展開する慢性の病いとなる場合も多く、それをどのようにケアするのかは、医療の周縁的な問題ではなく、実は核心的な問題なのだということをその本は述べていました。当時の医局の同僚とこの原著を読み、非力な英語力も顧みずに翻訳までしました。詳しくはご紹介できませんが、私が臨床に関わる視点の土台は、クラインマンらの臨床人類学を通して学んだものです。

ところがある時、子規の晩年の闘病記ともいえる三大随筆を読み、子規を取り巻く家族や友人のふるまいを知るようになると、そこには『病いの語り』で提起されていた、慢性的な病いやケアや援助をめぐる数々の重要な問題が、もっと大胆に言ってしまえば、ケアと援助を越えて、生きること、死を迎えること、苦しむこと、楽しむことをめぐる「すべて」が存在していることを発見することになりました。そういう意味で、子規の随筆やそれにかかわる者の書簡や記録は、ケアの意味を学び直すための、さらには苦境にある人へ手を差し伸べるためのモラルレッスンになるのではないかと考えています。そのような内容につなげてお話ししていけたらと思います。

二　正岡子規という人物

正岡子規（一八六七～一九〇二）といって何を連想されるでしょうか。文学的に言えば、明治期に俳句や短歌の刷新運動をした人物ということになるでしょう。「柿くへば鐘が鳴るなり法隆寺」や「くれないの二尺伸びたる薔薇の芽の針やはらかに春雨のふる」という句や歌を思い出すかもしれません。私にとって子規は不思議な魅力に溢れた人物で、知れば知るほどその魅力が増してくる対象です。その第一のものは、今日的な眼から見たら反時代的な人物に映る点にあります。子規は生前に自分の「墓碑銘」（現在墓の横に飾られている）書きましたが、そこには文学の「ぶ」の字も出てきません。来歴と俸給が書かれただけの簡素なものです（図1）。

そして同じ仕事をするのなら少ない給料で働く人が偉いと断言しました。それを自分にも周囲にも薦めた。そうした人物でした。子規は若くして結核（脊椎カリエス）に罹患し、三五歳で亡くなりました。その短い人生の後半は、ほとんど身動きもできない「病牀六尺」の世界に閉じ込められ、次第に進行する疾患との闘病生活に明け暮れるのですが、その間に信じられないくらいの数の人たちと交流を持ち、深い影響を周囲の人たちに及ぼしました。それは短歌や俳句の世界でその名をあげたというレベルを越えて、独特な人間的魅力があったからだと思います。そこには、彼の率直さ、正直さ、そして慢性の病いを抱える人生とは一見相矛盾することですが、向日的な精神的健康さがあるように私には見えます。

個人的に些末なことを言えば、子規も私も卯年であり、生まれ育った同じ北区内に子規とその家族の墓地があり、さらに子規は明治二七年鳴雪と不折とともに滝野川を訪れ「王子紀行」という短い紀行文を書いている。そういう意味での親近感があるのかもしれません。

さて子規は、現在でも折に触れ新聞に登場します。たとえば一一歳の時に編集した雑誌『櫻亭雑誌』が公開される（二〇一一年八月二七日）、子規が編集主幹だった『小日本』廃刊時の直筆書簡が発見された（二〇一四年三月39日）、漱石の子規宛の新たな手紙が発見された（二〇一四年八月一三日いずれも朝日新聞）。また漱石の特集には必ず子規の名が出てくる（二〇一五年九月三〇日）。先にご紹介した講談社版『子規全集』の他にもさまざまな選集

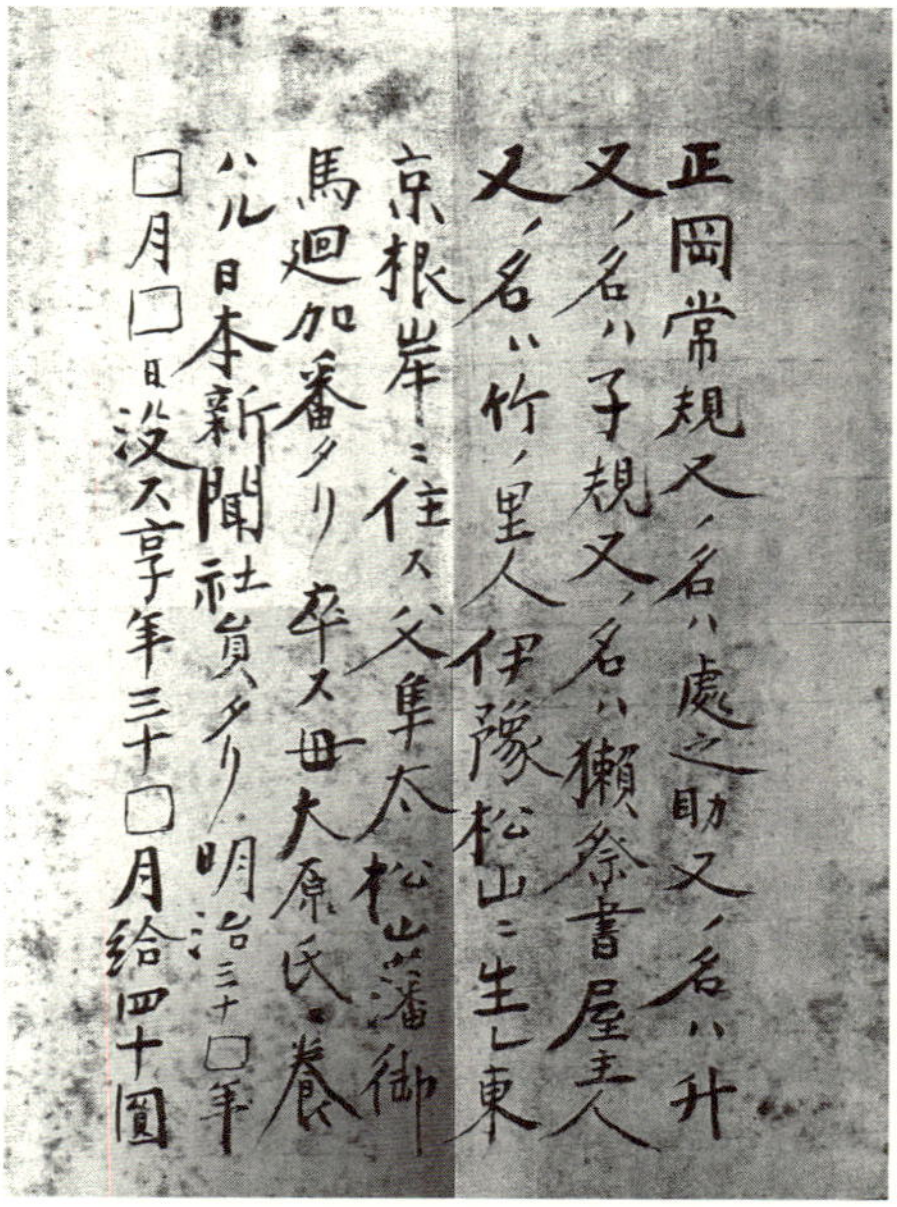
正岡常規又ノ名ハ處之助又ノ名ハ升
又ノ名ハ子規又ノ名ハ獺祭書屋主人
又ノ名ハ竹ノ里人伊豫松山ニ生レ東
京根岸ニ住ス父隼太松山藩御
馬廻加番タリ卒ス母大原氏ニ養
ハル日本新聞社員タリ明治三十□年
□月□日没ス享年三十□月給四十圓

図1　子規墓碑銘講談社版「子規全集」別巻2付録

がこれまで出されています。岩波文庫に限っても、子規の著書は、書簡集・句集・歌集も含め一〇冊以上が出ている。時々岩波文庫のベストテンのような読者アンケートが行われますが、子規と漱石の作品は必ずそこに入っている。大学の友人で交流の深かったこの二名の著作が、百年たってもともに日本で愛され、読み継がれているというのは本当に奇跡的と言わざるを得ません。さらに数多くの子規論、子規関連書籍（それには遺墨や絵画までもが含まれる）が今日でもなお刊行されています。

松山の子規記念博物館（通称「子規博」）にいくとたくさんの関連書籍やたんざくのレプリカなどがあり、子どもの俳句はもちろん糸瓜《へちま》の品評会のような楽しい関連行事まで行われています。また根岸の子規庵を訪問すると保存会の人がいて、あたかも百数十年前のその土地にタイムスリップしたかのように往時の周囲の様子をありありと説明してくれたりします。

さらに、多くの文学者が心血を注ぐようにして、いずれも一冊の本になるような力作として子規論を書いています。それらはいずれも傑作です。大江健三郎『子規はわれらの同時代人』（1981）、司馬遼太郎『ひとびとの跫音』（1995）……最近では関川夏央『子規、最後の八年』（2011）やドナルド・キーン『正岡子規』（2012）といった分厚い評伝が出ているのをご存じの方もいると思います。また『子規の一生』和田克司編（2003）という、子規のほぼ一生涯の記録と上京後の毎日の天候を再現したもの（正岡家の年譜、雅号一覧、生存中の東京の全天候が含まれている）もあります。子規には読者を熱くさせ、夢中にさせる何かがあるのです。

新潮日本文学アルバム（1986）『正岡子規』や坪内稔典著『正岡子規』岩波新書（2010）をまとめる形で、簡単な年譜を以下に記しておきます。（以下明治の年号＝子規の年齢）（表１）

表1　子規年表

慶応三年卯年	一八六七	九月一七日（陽暦一〇月一四日）伊予国温泉郡藤原新町に生まれる。父正岡隼太常尚、母八重。本名は常規（ツネノリ）、幼名は処之助、のちに升（ノボル）と改める。
明治二年	一八六九	元年に移転した湊町の家（生家跡の碑）が全焼
明治三年	一八七〇	一〇月妹律（リツ）誕生
明治五年	一八七二	父常尚死去（享年四〇歳）
明治六年	一八七三	祖父大原観山（明治八年没）に素読を習う。末広学校から明治八年勝山学校に転校
明治一一年	一八七八	漢詩「聞子規」を作る
明治一二年	一八七九	一二月勝山学校卒業、回覧雑誌『櫻亭雑誌』を創刊
明治一三年	一八八〇	三月松山中学に入学。友人と漢詩集回覧
明治一五年	一八八二	政治演説に関心を寄せる
明治一六年	一八八三	六月松山中学を退学、上京する
明治一七年	一八八四	「筆まかせ」書く、九月東京大学予備門入学
明治一八年	一八八五	哲学を志望、学年末試験に落第。夏に帰京して秋山真之と親交。和歌を学び、俳句を作りはじめる
明治一九年	一八八六	ベースボールに夢中になる。升（ノボル）＝野球～能球（ノ・ボール）という雅号に。現在、上野恩賜公園野球場（東京文化会館すぐ裏）は正岡子規記念野球場という名がついている。
明治二一年	一八八八	七月第一高等中学校予科を卒業。『七艸集』執筆。八月鎌倉で吐血。九月第一高等中学校本科一部（文学）に進学。常盤会寄宿舎に入る。この頃スペンサーの哲学に影響を受ける
明治二二年	一八八九	一月夏目漱石を知る。五月九日喀血、時鳥の句を作り、子規と号す。夏に帰省して静養、碧梧桐にベースボールを指南。秋、五百木（イオキ）瓢亭らと句作。内藤鳴雪らと言志会を作り漢詩等創作。一一月大磯に遊び、一二月帰省。（この年二月、陸羯南、新聞『日本』を創刊。）
明治二三年	一八九〇	七月第一高等中学校卒業。九月帝国大学文科大学哲学科入学
明治二四年	一八九一	二月哲学科から国文科に転科。学年試験放棄。旅行。一一月武蔵野を旅して俳句に開眼。俳句分類、甲乙の後丙号に着手
明治二五年	一八九二	二月陸羯南の西隣（下谷区上根岸）に転居。六月「獺祭書屋俳話」を『日本』で連載。七月漱石と京都見物。学年末試験の落第～帝国大学退学を決意。一一月母八重と妹律東京着。一二月日本新聞社に入社、月給一五円。
明治二六年	一八九三	『日本』に俳句欄、一月より月給二〇円。三月帝国大学文科大学を中退する。芭蕉の足跡を追って東北旅行、一一月「芭蕉雑談」を『日本』で連載（芭蕉二百年忌）。芭蕉の句を月並俳句と批判する。

明治二七年	一八九四	二月創刊の『小日本』の編集主任（七月廃刊）。小説『月の都』連載する。羯南の東隣に転居。不折より写生の肝要なることを知る。月給三〇円。（八月日清戦争始まる）
明治二八年	一八九五	四月日清戦争従軍記者として宇品港から大連へ。鷗外と出合い交流。金州で従弟藤野古白の自殺を知る。五月帰還の船中で大喀血し入院（神戸→須磨。八月帰郷、松山の漱石の下宿「愚陀仏庵」で同居。一〇月『俳諧大要』を『日本』に連載。帰京時、広島・須磨・大阪・奈良を回遊。この時「柿くへば鐘が鳴るなり法隆寺」の句が生まれる。帰京後虚子に後継を打診。
明治二九年	一八九六	一月子規庵句会（鷗外、漱石ら参加。二月腰痛ひどく臥床の身となる。三月カリエスの手術。四月『松蘿玉液』を『日本』で連載。九月新体詩人の会に出席。この年俳句会多く、一年に三、〇三八句を作り句集『寒山落木』五冊になる。
明治三〇年	一八九七	一月「明治二九年の俳句界」、四月「俳人蕪村」を『日本』に連載。三月四月に腰部手術。五月病状悪化し一時重態に。八月「病牀手記」執筆を開始。一二月第一回の蕪村忌を子規庵で開催する。
明治三一年	一八八九	月給四〇円に。二月『歌よみに与ふる書』を『日本』で連載開始。七月墓碑銘を製作。三月、一年ぶりに人力車で根岸界隈を散歩。七月には上野・浅草・神田界隈に人力車で。一〇月『ホトトギス』東京で創刊（虚子の編集）

明治三二年	一八九九	短歌会を定期的に開催。中村不折にもらった絵具・画帖で絵を描くようになる。一月『俳諧大要』刊行。一二月二四日蕪村忌「風呂吹の一きれづつや四十人」
明治三三年	一九〇〇	八月従軍時以来の大量喀血。衰弱著明。八月漱石・寅彦と面会（漱石最後の面会：九月に英国留学のため）。興津への転居を考える。九月文章をもち寄る「山会」開催。一一月末療養のため子規庵での俳句や短歌の会は中止に。一二月二四日有名な横顔の写真を撮影する。
明治三四年	一九〇一	一月『墨汁一滴』を『日本』で連載開始。九月『仰臥漫録』の執筆を開始し、死の半月前まで継続する。麻痺剤多用。一〇月苦痛のあまり自殺を考え「古白日来」と記し、千枚通し・小刀の図を描く。
明治三五年	一九〇二	一月病状悪化。虚子、左千夫、碧梧桐らが看護に詰める。五月『病牀六尺』を『日本』で連載開始。六月『果物帖』、八月不折から預かった一帖を『草花帖』として写生をする。九月一七日『病牀六尺』一二七回目が掲載。一八日一一時絶筆糸瓜三句を記す。麻痺剤から昏睡へ。一九日午前一時頃永眠。享年三四歳。二一日葬儀、田端の大龍寺に埋葬される。 　辞世句「糸瓜咲て痰のつまりし仏かな」「痰一斗糸瓜の水も間にあはず」「をとゝひのへちまの水も取らざりき」、子規の命日九月一九日を「糸瓜忌」といい、雅号の一つから「獺祭忌」とも呼ばれる。

こうしてたどると、慶応三年（一八六七年）に生まれ明治三五年（一九〇二年）三四歳で没する、濃厚な生涯だったことがわかります。そして先に見たように、死後一一〇年を経ても漱石とともにいまだに話題になっています。しかし一方、改めて子規を紹介するとなると難しい面がある。それは子規を知る人と知らない人の思い入れの差が大きすぎるからかもしれません。

子規の著作は確かにすばらしいものです。しかしたんに読み物として面白いかというと答えは難しいです。それは『墨汁一滴』や『病牀六尺』といった主著が闘病日記と種々雑多なことを論じた新聞記事だからでしょう。日記である『仰臥漫録』には、庭の草花のスケッチや、俳句・短歌、訪問客、天候、便通や体温や包帯交換、食事のメニューの記録が混じり、『病牀六尺』には、銃猟の話、寒牡丹の話題、オランダ人の風景画、そこに当然俳句の話題や写生文とは何かという思索が入ってくる内容です。しかし、著作、句集、歌集、書画といった多彩な表現手段で示されたものを少しずつ併行して読みながら、子規の世界というか小宇宙に触れ、その思考過程や人柄を知り、交友関係を想像していくと、ある時点で、子規という人物をたまらなく好きになる「転回点」が訪れます。読者の中で子規という人物が活き活きと語り出す瞬間が出現するのです。

私にとっての子規の汲めども尽きない魅力の源泉は、彼の圧倒的な率直さ、表裏のない外向的な人柄と、一方で若くして病いを抱え、闘病や「介抱」や苦しみ（煩悶・逆上）の日常に限局され、次第に六尺の空間に仰臥するだけという世界と切っても切れない、圧倒的に「弱い」存在との対比的な在り様によってです。「子規」＝ホトトギスという号がそもそも喉の赤い鳥、肺結核の「病い」のイコンと一体となった自己イメージなのですが、それを引き受けることから子規の文学活動がはじまっているのです。

三　病いのナラティヴ

子規は明治二二年五月九日夜半に吐血し、翌日肺病と診断されました。九月には「卯の花の散るまで咲くか子規」（『啼血始末』）という句を読みました。こうして二二歳の五月一〇日文学者「子規」が誕生します。明治三〇年には雑誌『ほととぎす』が松山で創刊されます。子規の著作は相互に結びついて小宇宙を形成しています。だから晩年の三大随筆から読み始めても、読者の関心は自ずと句集や歌論、そして書簡や書画にまで広がるようになっていきます。鶏頭や糸瓜や柿を見ただけで子規の名が連想され、季節の変化を子規の折々の句とともに感じるようになるのです。

しかしやはり子規の世界への導入部を挙げるとすれば、最晩年の随筆の『病牀六尺《びょうしょうろくしゃく》』と、それと重なる時期の闘病記録『仰臥漫録《ぎょうがまんろく》』でしょう。前者は、子規が明治三四年九月に三四歳で亡くなる日の二日前まで、一二〇回あまり続いた新聞連載であり、後者は死の直前までの一年間さまざまなことを書き綴った日記のようなものです。

「病床六尺、これが我世界である。しかもこの六尺の病床が余には広過ぎるのである。僅かに手を延ばして畳に触れる事はあるが、蒲団の外へまで足を延ばして体をくつろぐ事も出来ない。甚だしい時は極端の苦痛に苦しめられて五分も一寸も体の動けない事がある。苦痛、煩悶、号泣、麻痺剤、僅かに一条の活路を死路の内に求めて少しの安楽を貪る果敢《はか》なさ……」（『病牀六尺』1：明治三五年五月五日）

全編を貫くのは、元来精神的に闊達な人である子規の思索や想像力が、限りなく遠くに飛翔しようとしながら、結核（脊椎カリエス）という当時治ることのない病い、一畳の病床の世界、激痛や煩悶を伴った「身体性」にたえず送り戻される部分でしょう。『病牀六尺』には、さらに有名な一節があります。少し長いですが引用してみます。

「……この頃のやうに、身動きが出来なくなつては、精神の煩悶を起して、殆ど毎日気違のやうな苦しみをする。この苦しみを受けまいと思ふて、色々に工夫して、あるいは動かぬ体を無理に動かして見る。いよいよ煩悶する。頭がムシヤムシヤとなる。もはやたまらんので、こらへにこらへた袋の緒は切れて、遂に破裂する。もうかうなると駄目である。絶叫。号泣。ますます絶叫する、ますます号泣する。その苦その痛何とも形容することは出来ない。むしろ真の狂人となってしまえば楽であろうと思ふけれどもそれも出来ぬ。……寝起ほど苦しい時はないのである。誰かこの苦を助けてくれるものはあるまいか。誰かこの苦を助けてくれるものはあるまいか」。（『病牀六尺』39：同年六月二〇日）

子規は独特の反復する言い回しを使って、文字通り病いと苦悩の語り、呻吟と絶叫でしか表出できない境位を表現しています。これは新聞連載の記事ですが、こうした苦しみが絶えず押し寄せては記事の合間に顔をのぞかせています。

亡くなる前年の一〇月、このあたりは苦しみのピークともいえる表現が続く時期です。

「前日来痛かりし腸骨下の痛みいよいよ烈しく堪られず　この日繃帯とりかへのとき号泣多事、いふ腐敗したる部分の皮がガーゼに附著したるなりと　背の下の穴も痛みあり　体をどちらへ向けても痛くてたまらず」
（『仰臥漫録』明治三四年一〇月七日）

「この日宮本医来診のとき繃帯を除いて新しき口及び背中尻の様子を示す　暫くぶりのことなり　医の驚き

と話とを余所ながら聞いて余も驚く　病勢思ひの外に進み居るらし」（同一〇月九日）

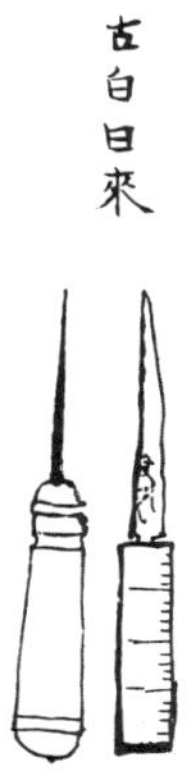

図2　子規の描いた千枚通しと小刀
『仰臥漫録』10月13日

子規は、「たまらんたまたんどうしやうどうしやう」と連呼するしかなく、逆上と絶叫と号泣をくり返し、弟子に向け「キテクレネギシ」の電報を打ちに母親を出した折に、辛さのあまり自殺を思いたつ顛末が『仰臥漫録』には率直に綴られています。子規はこの苦悶と逆上を紙が尽きるまで書き続け、巣鴨病院入院後の明治二八年にピストル自殺した従弟藤野古白が自分を呼ぶ声を聴き、その「古白曰来（コハクイワクキタレ）」の文字とともに枕頭にある（これで自殺をと考えた）小刀と千枚通しの錐の絵を克明に描きながら「自殺熱」に耐えるのでした。図2（長いので引用できませんが是非岩波文庫版『仰臥漫録』一〇月一三日改版一〇八～一一一頁をお読みください）。

こうした文字どおりの「病いの語り」が、子規の作品の底には流れています。改善のみこみのまったくないコースをたどる病勢、ぽっかり体表に口をあけた複数の膿瘍、そこから浸出する膿汁、寝返りもできない激痛、腫れて「仁王の足」となった下肢、激しい煩悶、死の主題、そして僅かな希望……連日の包帯の交換とモルヒネの服用の間にこれらまさに鬼気迫る「病いの語り」を記すことになります。

四　妹律への罵言と子規のケア論＝「介抱」論

こうした日々の激しい苦悶は、いやがうえにも直接看病に当たる身内に向かっての罵詈雑言として噴出してきます。子規は上京後、母と妹を呼び寄せ同居しますが、晩年は包帯の交換などの日常的なケアは妹の律が唯一人担うことになります。律は結核になった兄を助けるため離婚して上京し根岸に同居しています。連日の日常的なケアを頼む自らの生命線であるはずの人物、妹の律への呵責のない罵言を子規は書き連ねています。

「律は理窟づめの女なり　同感同情のなき木石の如き女なり　義務的に病人を介抱することはすれども同情的に病人を慰むることなし　病人の命ずることは何にてもすれども婉曲に諷したることなどは少しも分らず例えば「団子が食ひたいな」と病人は連呼すれども彼はそれを聞きながら何とも感ぜぬなり　病人が食ひたいといへばもし同情のある者ならば直に買ふて来て食はしむべし」（『仰臥漫録』九月二〇日）。

「律は強情なり　人間に向つて冷淡なり……（中略）……彼は癇癪持なり　強情なり　気が利かぬなり　人に物問ふことが嫌ひなり　指さきの仕事は極めて不器用なり　一度きまつた事を改良することが出来ぬなり　彼の欠点は枚挙に遑あらず　余は時として彼を殺さんと思ふほどに腹立つことあり　されどその実彼が精神的不具者であるだけ一層彼を可愛く思ふ情に堪へず」（同九月二一日）

子規は、律に向かって、カナリアなどと話してないで、もっと病人の気持ちを汲んで細かい部分にまで気を利かせて看病しろと言うのです。彼の「癇癪」の鉾先はもっぱら妹に向かい止まりません。このあたりの記述を読むと律さんへ同情的になりますが、病人が「団子が食べたいな」と連呼したらぼんやりと聞き流していないで、はやく買ってこいと子どものようなことを言っています。子規の不満は続き、病人の看護と庭の掃除とどちらが急務か考えろ。病人の脇に黙って坐っていないでどうしたら病苦を慰められるか工夫しろ。話題がなければ新聞を読めるようにしろ……等々と展開していきます（『病牀六尺』65）。

こうして子規は、苦悶・激昂の果てに、一種のケア論＝「介抱」論にたどり着いています。読者も慢性的な病いのケアとは何かという問いに逢着することになります。子規は、新聞記事（『病牀六尺』65以降）で、病床に就いて七年目、いよいよ前年から「精神的煩悶」を伴う介護度の高い病者になって、「病人の苦楽に関係する問題は家族の問題である」それは即ち「介抱の問題」なのだと言い切っています。それは取りも直さず「無教育の家族」をめぐる問題に連なり、「教育は女子に必要である」「女子の教育が病気の介抱に必要である」という議論へと展開していくのです。

さらに、この議論に磨きをかけ（『病牀六尺』69）、「精神的な介抱」と「形式的な介抱」の二様にわける独特な「介抱」論＝ケア論を展開していきます。前者は同情をもってケアすること、後者は服薬や包帯交換、按摩・浣腸・沐浴など「病人をうまく取扱う事」つまり技術的なケアといったらいいでしょう（なお大江健三郎はこの「同情」を「想像力」という言葉で読みかえるよう促しています）。子規はこう述べます。どちらも必要だがどちらかと言えば前者が必要である、それは「病人を介抱すると言うのは畢竟病人を慰めるのにほかならんのであるから」です。技術的には多少穴があっても、思いやりや気づきに満ちた介護は、その穴を埋めて余りあるものであることが強調されます。「精神の煩悶」を慰めるのが介抱の核心ということになるのでしょう。一家に病人が出るということは一国に戦争が勃発したようなものだが、日常的にそれに備えておくわけにはいかない。看護者の細かい気づきが大切なのだという話になるのです。それはつまりは女子教育の問題なのだという話につながっていきます。子規はこの延長で、今日の介護用の宅配弁当を先取った「炊飯会社」の構想（『病牀六尺』73）についても述べています。

五　子規周囲の「介抱」の達人たち

家族の他にさまざまな知己、友人、弟子が周囲にいて子規を「介抱」しました。根岸の子規庵で年末開催される蕪村忌の写真が残っていますが、手狭な庭にぎっしり集う俳句を志す若者が写されています。明治三二年蕪村忌の「風呂吹の一切づつや四十人」という句があるので、参加者は四〇名にもなったのでしょう。それくらい俳句を学ぶ熱心な人たちが押し寄せたのです。

さらに子規の周囲には精神的「介抱」の達人、天才といってもいい人々がたくさんいました。知り合った時からほぼ宿痾を抱えた（いわば期限付きの重症患者である）子規と全身で接せざるを得ず、おのずと周囲の者のこうした能力は洗練され磨かれていったに違いありません。その何人かを紹介しましょう（さらに多様な人物との交流については、和田茂樹編『子規と周囲の人々・増補版』をご参照ください）。

まずは寒川鼠骨《さむかわそこつ》（一八七五〜一九五四）。松山生まれの俳人です。子規に、「病気の介抱は鼠骨一番上手なり」（『仰臥漫録』一〇月一〇日）といわせた人物で、群を抜いていました。鼠骨はユーモラスな話し上手で、子規は体調が不快な時でも思わず笑いに誘われてしまい逆上を忘れたと記しています。鼠骨は、人形の入ったガラス球や地球儀、凶ばかりの御籤の入った缶などを子規に贈って喜ばせました。鼠骨は上京し、子規の教えの通り月給の一番安い所を選んで入社し、二五歳のころに筆禍事件で服役。子規の没後、一旦は全焼した根岸の子規庵を再建し守り続けた人物でもあります。ケア＝「介抱」にとって語りと笑いがキーワードになることを鼠骨は教えてくれます。

つぎに中村不折《なかむらふせつ》（一八六六〜一九四三）です。洋画家として出発し、子規とともに日清戦争の従軍記者として中国にわたり、彼の地の書に大いに感激し蒐集して帰国。その多くは、現在の根岸の子規庵の正面にある書道博物館（旧不折邸）の母胎になりました。子規の亡くなる明治三五年はパリに留学中でした。明治二八年大量吐血して療養中の子規に帰京時の奈良行きを勧め、法隆寺の「柿食へば」の句をつくるお膳立てをしたのは不折ですし、子規に絵具を贈り、晩年次第に絵筆をとり写生をする動機づけをしたのも彼だと言われています。現在では書家として有名で、自宅跡の先の台東区立書道博物館、日本酒「真澄」や「新宿中村屋」などのロゴ、森鷗外の墓碑銘、『吾輩は猫である』の挿絵といった幅広い領域での活躍の跡が残っています。子規の「王子紀行」も鳴雪と不折を同伴したもので、不折の画力に自分の作句の力が及ばなかったことを子規は率直に認めています。

子規の就職した新聞『日本』の社主で、雇主でもあった陸羯南《くがかつなん》（一八五七〜一九〇七）も欠くことができない支援者です。子規の叔父と同窓生で交流があり、子規と出会いました。明治二二年陸羯南は新聞『日本』を創刊。時の政府を支持した報知新聞と論戦をした気骨あるジャーナリストです。明治二五年一二月子規を雇い『日本』紙上に俳壇欄を設け、刷新運動を支援しました。子規が家族を呼んで居を構えたのは羯南の家のすぐ近く（後に隣家）でした。子規の喀血後の療養も陸の一貫した庇護のもとであり、子規の看病でも呼ばれればいつでも駆けつける雇用主でした。最後まで子規の連載を支え、子規の墓の「子規居士之墓」の字は羯南の筆によるものです。陸自身『近時政論考』（岩波文庫）や全集などもある、筋金入りの思想家でした。

そして、長年の友人であった夏目漱石（一八六七〜一九一六）をさいごに挙げます。子規と同年生まれで、同期に大学予備門（第一高等中学）に入学し、この頃から二人は交友を深めました。明治二八年吐血した子規が、須磨から、松山の漱石の住まう愚陀仏庵に転がり込んで療養したことはよく知られています。明治三三年七月漱石はロンドンに留学し、その際に子規との別れを覚悟していたと思われます。漱石は「倫敦消息」などを雑誌『ホトトギス』に寄稿。彼の地で子規の訃報を聞いて「手向くべき線香もなくて暮の秋」など五句を読みました。漱石の「介抱」の才も半端なものではありませんでした。『漱石・子規往復書簡集』（岩波文庫）を開いてみます。本書は子規や漱石の著作にも劣らないすばらしい書簡集です。そこには明治二二年から三四年の間の、漱石八九通、子規四八通の手紙が紹介されています。なかでも子規から漱石に寄せられた手紙、明治三三年二月一二日付けの書留「例の愚痴談だからヒマナ時に読んでくれ玉へ。人に見せては困ル、二度読マレテハ困ル。……」ではじまる長い手紙。あるいは翌三四年一一月六日ロンドン留学中の漱石に宛てた、子規最後の有名な書簡があります。

「僕ハモーダメニナッテシマッタ、毎日訳モナク号泣シテ居ルヨウナ次第ダ、ソレダカラ新聞雑誌ヘモ少シモ書カヌ。手紙ハ一切廃止。ソレダカラ御無沙汰シテスマヌ。今夜ハフト思イツイテ特別ニ手紙ヲカク。イツカヨコシテクレタ君ノ手紙ハ非常ニ面白カッタ。近来僕ヲ喜バセタ者ノ随一ダ。僕ガ昔カラ西洋ヲ見タガッテ居タノハ君モ知ッテルダロー。ソレガ病人ニナッテシマッタノダカラ残念デタマラナイノダガ、君ノ手紙ヲ見テ西洋ヘ往《いつ》タヨウナ気ニナッテ愉快デタマラヌ。モシ書ケルナラ僕ノ目ノ明イテル内ニ今一便ヨコシテクレヌカ（無理ナ注文ダガ）。……（中略）……僕ハトテモ君ニ再会スルコトハ出来ヌト思ウ。万一出来タトシテモソノ時ハ話モ出来ナクナッテルデアロー。実ハ僕ハ生キテイルノガ苦シイノダ。僕ノ日記ニハ「古白曰来《こはくいわくきたれと》」ノ四字ガ特書シテアル処ガアル。書キタイコトハ多イガ苦シイカラ許シテクレ玉エ。」（明治三四年一一月六日『漱石・子規往復書簡集』四一一—四一二頁）

これらを是非一度実際に読んでいただきたい。もし私たちが、治癒することのない病気を抱えて苦しむ、二度と会えない遠方の友人から、病床での呻吟を綿々と綴ったこうした手紙を受け取ったとします。どのような返事を書くでしょうか。くれぐれもご自愛をとか、何か力づける言葉を書き連ねるでしょうか。こうした場面を想定することは、精神的「介抱」＝ケアをめぐるモラルレッスンと呼んでもいいものでしょう。その点漱石のロンドンからの手紙は感動的なものです。子規の病苦には一切触れておらず、新奇なものへの好奇心溢れる子規の想像力を羽ばたかせるような当地の描写で埋められています。漱石は精神的「介抱」の面でもやはり非凡な才能を持っていたように思われます。

このような鼠骨、不折、羯南、漱石がおり、さらには高浜虚子や河東碧梧桐といったすぐに駆け付ける友人や弟子たちがいました。彼らと比較されたら母も妹の律さんもたまったものではないでしょう。ただし先のように罵詈雑言をぶつけられることを、母親も妹の律さんも深く悩んではいなかったのではないかと私は思います。彼女らは、本当に当然のことのように、休日も日曜もなく、一日も欠かさず自分がするべきことをしただけなのでしょう。自分たちの食費は最低限に抑え、昔から弱虫ですぐに泣いた正岡家の家長が病気なのだから仕方ないと考えたのでしょう。

ただし子規にはこんな句もあることを記しておきたいと思います。「いもうとの帰り遅さよ五日月」「母と二人いもうとを待つ夜寒かな」（『仰臥漫録』九月一七日）。なお妹の律は子規の死後養子をとって正岡家を絶やさないようにし、さらには学校に通い直し、裁縫の教師として職を得ました。そしてこの三人は現在田端大龍寺に仲睦まじく並んで葬られています。

六　クラインマンの“On Caregiving”にふれて

さてここではじめのあたりで触れた、私の関心を寄せた医療人類学の話に少し戻ります。私がこうした領域に強く惹かれた原因の一つが、治癒することのない慢性の病いを抱えた人をどのように支援するのかという点でした。クラインマンの『病いの語り』を当時の同僚と訳したのはそういう背景があるのです。クラインマンはバイロン・グッドらとともに、「疾患と病いの二分法」や、「説明モデル」といった簡潔な概念を使用して、患う者の主観的な世界に入り、意気消沈して立て直しようのない部分に変化をもたらすことに心を砕き、それを医学生や臨床家の基本的な視点に組み入れようと腐心しました。

さてその原著の出版（Kleinman, 1988）からすでに四半世紀を経て、クラインマンのケア論はその後どのように展開しているのかという点に私は大いに関心を持っていました。クラインマンは次第に、狭義の疾患に限定されないさまざまな社会的・歴史的・政治的苦悩を抱いた人たちの語りに関心を広げて、刺激的な議論をしていたからです。邦訳のある、『他者の苦しみへの責任』（1997）や『八つの人生の物語』（2006）はその過程で産み出されたものです。私は二〇世紀の最後の四カ月を、クラインマンが当時学科長を務めていたハーバード医科大学社会医学科で過ごしました。その際にお世話になったクラインマン先生の奥さまジョーンさんが神経疾患を患い、長い闘病生活の末に（東日本大震災の前後に）亡くなったことを彼の地の友人から聞いていました。クラインマン自身もその間のケアについて雑誌『ランセット（The Lancet）』の短いエッセイで折に触れて書いていました。そうした経験を経ることで、クラインマン先生の視点に変化がもたらされたのか、そうであったとしたらどういうものなのかということをぜひ知りたいと思っていました。

そのチャンスが二〇一四年の三月に訪れることになります。京都大学の皆藤章先生（『八つの人生の物語』の監訳者）と私が企画し、京都と東京でクラインマン先生の講演会を開催する機会を得ることになったのです。三月一八日の東京での講演は、この東京武蔵野病院で開催され、当院創設七〇周年記念行事として開催され、当日は事前申し込みの参加者が北海道や沖縄からも来られました。そしてこの東京講演のタイトルを「ケアをすることについて（On Caregiving）」ということでお願いしたのです（司会李創鎬、通訳ヤニス・ガイタニディス）。この時の京都と東京の講演、さらには関連する『ランセット』誌掲載のエッセイは、この私の講演後に翻訳され『ケアをすることの意味』誠信書房として出版されています。詳細はその本の講演の個所を読んでいただくのが一番正確ですが、私は以下のような強烈なメッセージを受け取ったような気がしました。

クラインマンは「ケア」を再定義し、ケアが医療からますます乖離しつつある現状を描きだします。それは多くの場合、職階層では低い、家族や友人、とくに女性によって担われてきた歴史と現実がある。さらにケアにはさまざまなことが要請されるが、実際になすことがなく、希望そのものが失われるような場合でも、存在としてその場にいること——クラインマンはそれを「現前性《プレゼンス》」という言葉で表現しましたが——が大切だというのです。これらは美辞麗句では決して片づけられないものですが、それは人間が無垢のまま向き合わざるをえない、成熟への一種のモラルレッスンでもあるのだ、ということを私は聴き取った気になりました。かつては宗教的回心によって人間が「二度生まれ（twice born）」によって成熟する契機を、今日ではケアが与えることになるのではと考えるようになったのです。

その講演の後、記録を起こしていると、子規の闘病や病いの経験、さらには友人たちや家族の絶えることのないかかわりと重ねるようにして聴き取っている自分に気付いたのです。現在の米国と百年以上前の日本という、大きく異なる歴史的・文化的背景がありながら、しかもそれぞれ異質な医療制度や福祉的支援が加わっていますが、ケアの本質的な部分、病んだり苦しんだりする人とともにいるという部分には、大きく共通するものがあることに改めて気が付きました。子規の闘病生活とそのケア（介抱）に、それらの核心がすべて含まれていることを再発見したのです。

七　「理想」と「写生」と——子規の写生論

もうひとつ関連で触れておきたい点に、子規の写生論があります。子規は俳人にして歌人であり、新聞記者にして文学者でした。しかし彼の一貫したテーマが、表現をめぐる問題でありました。もちろん明治のこの時期、それまでの文語体からの大きな変化のうねりが現れた時であるということも関連しますが、子規はそうした部分に敏感でした。それが端的に表現されたのが彼の「写生」論ではないかと思います。それは表現論や描写論と呼んでもいいものです。

子規は、文章にしても画を描くにしても、「写生」が重要だと述べました。この反対概念は「理想」です。「写生」とは、天然を写すことであり、平淡であるかわりに、仕損ないはない。その平淡の中に深い味わいの出るものである、というのです。一方の「理想」とは、人間の考えを表すものであり、よほど非常な奇才でない限り、どうしても類似や陳腐の型に行き着いてしまう。これは「一呼吸に屋根の上に飛び上らうとしてかへつて池の中に落ち込むようなことが多い」のだと言います（『病牀六尺』45：六月二六日）。写生論はさらに展開されます。

「肝腎な目的物を写す処は何処までも精密に書かねば面白くない。……目的物を写すのには、自分の経験をそのまま客観的に写さねばならぬという事も……論じたことがある。（……写生的に書こうとしながら概念的な記事文を書く人がいて、これは無論面白くない）。……例を言へば、米国にある支那飯屋といふのを書くつもりならば、自分がその支那飯屋へ往《いつ》た時の有様をなるべく精密に書けば、それでよいのである。しかるにその方は精密に書かずにかへつて支那飯屋はどういふ性質のものであるといふやうな概念的の記事を長々と書くのは雑報としてはよいけれども、美文としては少しも面白くない」。（『病牀六尺』47：明治三五年六月二八日）

先に少し紹介した「王子紀行」（明治二七年）で、子規は、同行する不折に、その一日を絵と俳句で表現する腕くらべをしようと持ちかけています。そして不折の写生画の見事さに自らの敗北を認めました。それは晩年、文字を書くことから、絵筆を執って枕頭のものや、庭の草花を丹念に写生することに精力を傾けるようになることに連なっていきます。実際病牀日記である『仰臥漫録』には、さまざまな自筆の描画が挿入されていますが、これも子規の表現論、写生論の延長なのでしょう。私は、子規の「写生」と「理想」の対比を、クラインマンやグッドが説いた、「病い」と「疾患」の対比に似たものと考えています。「病いの経験」を、専門職の医学モデルに従って、いわばわ「外側から」教科書的に再構成するものが「疾患（disease）」とするならば、患う患者や家族などの当事者によっていわば「内側から」経験されたものが「病い（illness）」ということになります。一般に医学教育や臨床場面では、前者の重要性ばかりが強調されますが、実際の生身の人間が経験する苦悩や葛藤をどう理解し、どう接近するのか。それには医学モデルから人間科学モデルに発想を切り替えてアプローチすることが重要であるということなのです。子規の写生論は、先の介抱論とともに、外的世界や他者理解をめぐる重要な点に連なっていくように思われます。

さいごに

子規の著作とその人物の一端を紹介しました。子規という人物の圧倒的魅力、旺盛で濃厚で外向的な精神と、それを内側から規制する「有限性」「弱さ」を孕んだ身体との激しい軋みのようなものを見てきました。そして、当時の不治の病い、結核＝脊椎カリエスを抱えた彼の日常の闘病生活の記載には、その後百年余りを経ても変わらないケア＝介抱の諸相が詳細に描かれていることを見ました。

クラインマンは、ケアをする者（caregiver）は、多くの場合家族や親しい周囲の友人たち、とくに医療の職階層では高くない、おもに女性によって担われているという指摘をしました。家族だけが末期まで診るということがあり得ない今日、医療・看護者や心理職、介護者は、専門的ケアギヴァーとしてふるまうのと別に（あるいはこれと併行して）「形式的な介抱」だけではなく「精神的な介抱」を心掛けなければならないことを、子規は渾身の力を込めて訴えているようです。その際に、私たちは、ある時は、距離のある友人たちに近く、また別の時は、本人の日常生活に喰い込む妹律や母八重の立場（家族）に立つことになります。つまり本人が唯一、精神の煩悶や日々の苦痛を吐き出すことのできる、言葉を換えれば、名指しで罵詈雑言や苦しみの限りを投げつけられ、吐き出される立場に置かれることになるということなのです。

鼠骨、不折、羯南、漱石、そして虚子や碧梧桐のふるまい。言葉は発しないが、律や母八重のかかわり（ないしは「現前性」）は、私たちに具体的なケアを深化し豊かにするための無尽蔵のヒントを与えてくれるものといえるでしょう。

幼年から表現する者だった子規が、言葉ではない絵画、「理想」や「概念」ではない、対象そのものに素直に向き合う「写生」の世界にゆっくりと惹かれていったのは興味深いことです。慢性の病いの経験、それをケアすることは、絶望や無力感といったさまざまな否定的感情が伴う世界でもあります。しかし、それはクラインマンが指摘するように、今日の世界において稀な、さまざまなものを削ぎ落としてなお重要な人間の成熟の機会を与えるモラルレッスンでもありうるということなのでしょう。病いのイコンを背負って生きた子規という人物、そしてその著作、さまざまな作品、それを支えた人たちから、これらすべてを私たちは学び取ることができるのではないでしょうか。

拙い話で失礼しました。ご清聴ありがとうございました。

（本稿は日本病院ライブラリー協会二〇一五年度第2回研修会の講演に加筆修正したものである。なお文中に触れたクラインマンのケア論は、その後『ケアのたましい――夫として、医師としての人間性の涵養』（福村出版、二〇二一年）として邦訳されている）。

[初出]「ほすぴたる らいぶらりあん」41(1)：2-13, 2016. に加筆した。

文　献

A

American Psychiatric Association (APA)（1980) Diagnostic and Statistical Manual of Mental Disorders. 3rd edition. APA Press, Washington DC.（高橋三郎ほか訳（1982)『DSM－Ⅲ精神障害の分類と診断の手引』医学書院）

Amsterdam, A.G. and Bruner, J. (2000) Minding the Law. Harvard University Press, Cambridge.

Amundsen, R. (1908) The North West Passage. Archibald Constable & Co, London（長もも子訳（1982)『探検家アムンゼンのユア号航海記』フジ出版社.〔(2002)『ユア号航海記――北極西廻り航路を求めて』中央公論新社〕）

B

Bakhtin, M. (1981) Discourse in the Novel. In. M. Holquist (ed.) The Dialogic Imagination. University of Texas Press, Austin. pp.293ff.

Balint, M. (1952) Primary Love and Psycho-Analytic Technique. Hogarth Press, London.（中井久夫・森茂起・枡矢和子訳（1999)『一次愛と精神分析技法』みすず書房）

Bateson, G., Mead, M. (1942) Balinese Character. New York Academy of Science, New York.（外山昇訳（2001)『バリ島人の性格』国文社）

Bateson, G.（1972) Steps to an Ecology of Mind. The University of Chicago Press, Chicago.（佐藤良明訳（2023)『精神の生態学へ・上中下』岩波書店）

Berger, P.L., Luckmann, T. (1966) The Social Construction of Reality. Anchor Books, New York.（山口節郎訳（2003)『現実の社会的構成――知識社会学論考』新曜社）

Bernheim, H. (1886) De la suggestion et de ses applications a la thérapeutique. Octave Doin, Paris.

Bernheim, H. (1891/1995) Hypnotisme, suggestion, psychothérapie. Octave Doin, Paris. nouvelle édition, Fayard, Paris.

Binet, A. et Féré, C. (1887) Le magnétisme animal. Félix Alcan, Paris.

Blankenburg, W. (1972/1978) 飯田眞・市川潤・大橋正和訳「妄想の人間学的諸問題」Schulte, W., Tölle, R. ed, Wahn『妄想』、医学書院、pp. 57-73.

Boyd, T.P. (1909) The How and Why of the Emmanuel Movement: A hand-book on psycho-therapeutics. The Whitaker & Rap Company, San Francisco.

Braid, J. (1843/1960) Neurypnology or the Rationale of Nervous Sleep. reed. In. Braid on Hypnotism. The Julian Press, New York.

Brill, A.A. (1909) Freud's Method of Psychoanalysis. Parker ed. Psychotherapy Vol.II, No.4, pp.36-49.

Browne, W.A.F. (1991 /1837) What Asylums Were, Are, and Ought to Be. Lecture II. In. Andrew Scull (ed.) The Asylums as Utopia. Routledge, London.

Bruner, J. (1986) Actual Minds, Possible Worlds. Harvard University Press, Cambridge. (田中一彦訳 (1998)『可能世界の心理』みすず書房)

Bulhof, I. (1981) From Psychotherapy to Psychoanalysis. Journal of the History of the Behavioral Sciences, 17: 209-221.

C

Cabot, R.C. (1908) The American Type of Psychotherapy. Parker ed. Psychotherapy. Vol.I, No.1, pp.5-16.

Cabot, R.C. (1909) The Literature of Psychotherapy. Parker ed. Psychotherapy. Vol.III, No.4, pp.18-27.

Canetti, E. (1960) Masse und Macht. Claassen Verlag, Hamburg. (岩田行一訳 (1971)『群衆と権力』下・法政大学出版局)

Caplan, E. (1998) Mind Games: American culture and the birth of psychotherapy. chap. 4-6, University of California Press, Berkeley.

Certeau, M. de (1970) La possession de Loudun. Gallimard/ Julliard, Paris. (矢橋透訳 (2008)『ルーダンの憑依』みすず書房)

Certeau, M. de (1990) L'invention du quotidien. 1. arts de faire. Union Générale d'Editions, Paris. (山田登世子訳 (2021)『日常的実践のポイエティーク』ちくま学芸文庫)

Charcot, J.-M., Richer, P. (1887) Les démoniaques dans l'art. In. Fedida, P., Didi-Huberman, G. (présentaion) (1984) Les démoniaques dans l'art. Paris, Macula.

Charcot, J.-M. (1867) Oeuvres complètes: Maladies des vieillards: goute et rhumatisme, Vol.7. (trans. by William Tuke (1881) Clinical Lectures on Senile and Chronic Diseases. The New Sydenham Society, London)

Charon, R. (2006) Narrative Medicine. Oxford University Press, Oxford. (斎藤清二・岸本寛史・宮田靖志・山本和利訳 (2011)『ナラティブ・メディスン――物語能力が医療を変える』医学書院)

Chastenet de Puységur, A.M.D. de (1786/2003) Mémoires pour servir à histoire et a l'établissement du magnétisme animal. rééd. par Didier Michaux, Imago, Paris.

Choudhury, S., Kirmayer, L.J. (2009) Cultural Neuroscience and Psychopathology: Prospects for cultural psychiatry. In. Chiao, J. ed.: Cultural Neuroscience: Cultural Influences on Brain Function. Elsevier, pp.263-283.

Crapanzano, V. (1980) Tuhami: Portrait of a Moroccan. The University of Chicago Press, Chicago.（大塚和夫、渡部重行訳（1991）『精霊と結婚した男』紀伊國屋書店）

Cushman, P. (1995) Constructing the Self, Constructing America: A Cultural History of Psychotherapy. Addison-Wesley, Boston. p.302ff..

D

Dejerine, J., Gauckler, E. (1911) Les manifestations fonctionelles des psychonévroses, leur traitement par la psychothérapie. Masson, Paris.

Dejerine, J., Gauckler, E. (1913) (trans.) Jelliffe S.E. The Psychoneuroses and their Treatment by Psychotherapy. Lippincott, Philadelphia.

Denzin, N.K. (1989) Interpretive Interactionism. Sage Publications. Thousand Oaks.（関西現象学的社会学研究会編訳（1992）『エピファニーの社会学』マグロウヒル）

Desjarlais, R., Eisenberg, L., Good, B. and Kleinman, A. eds. (1995) World Mental Health: Problems and Priorities in Low-Income Countries. Oxford University Press, Oxford.

Devereux, G. (1969) Reality and Dream : Psychotherapy of a Plains Indian. New York University Press, New York.

Devereux, G. (Gulati, B. M. and Devereux G. trans.) (1980) Basic Problems of Ethnopsychiatry. The University of Chicago Press, Chicago.

Didi-Huberman, G. (1982) Invention de l'hysterie. Macula, Paris.（谷川多佳子・和田ゆりえ訳（2014）『ヒステリーの発明――シャルコーとサルペトリエール写真図像集』下．みすず書房）

Dodds E.R. (1951) The Greeks and the Irrational. University of California Press, Berkeley（岩田靖夫・水野一訳（1972）『ギリシア人と非理性』みすず書房）

Dubois, P. (1904) Les psychonévroses et leur traitement moral. Masson, Paris.

Dubois P. (1905) (trans.) Jelliffe, S.E. & White, W.A. (1905) The Psychic Treatment of Nervous Disorders: The Psychoneuroses and Their Moral Treatment. Funk & Wagnalls, NewYork.Dubois, P. (1909) The method of persuasion- I〜IV. Parker ed. Psychotherapy. Vol.II, No.3, pp.5-16, Vol.II, No.4, pp.22-35, Vol.III, No.1, pp.33-49, Vol.III, No.2, pp.31-43.

Duclos, V. (2009) When Anthropology Meets Science: An interview with Allan Young. Altérités, Vol.6 no.1: 110-118.

土居健郎（1970）「キリスト教と私」『信仰と「甘え」』春秋社、pp.169-199.

土居健郎（1971）『「甘え」の構造』弘文堂.

土居健郎（1992）『新訂・方法としての面接――臨床家のために』医学書院.

土居健郎（2000）「すべて言葉をしみじみといふべし」『土居健郎選集6　心とことば』岩波書店、pp.205-208.

E

Eguchi, S. (1991) Between Folk Concepts of Illness and Psychiatric Diagnosis: Kitsunetsuki (Fox Possession) in a Mountain Village of Western Japan. Culture, Medicine and Psychiatry. 15 (4)：421-451.

Eisenberg, L., Kleinman, A. (1981) Clinical Social Science. In: Eisenberg and Kleinman eds. The Relevance of Social Science for Medicine. D. Reidel, Dordrecht. pp.1-23.

Ellenberger, H.F. (1963) Les mouvements de libération mythique.Critique. no.190: 248-267.（中井久夫訳（2000）「神話的解放運動」『エランベルジェ著作集3』みすず書房，pp.99-127.）

Ellenberger, H.F. (1970) The Discovery of the Unconscious: The History and Evolution of Dynamic Psychiatry. Basic Books, New York.（木村敏・中井久夫監訳（1980）『無意識の発見――力動精神医学発達史，上下』弘文堂）

Esquirol, J.E.D. (1834) De la démonomanie. In. Esquirol: Des maladies mentales. Tome I. Baillière, Paris. pp.482-525.

Esquirol, J.E.D. (1838) Mémoire sur cette question: Existe-t-il de nos jours un plus grand nombre de fous qu'il n'en existait il y a quarante ans? In. Des maladies mentales, Tome II. Baillière, Paris, p.723-742.

Evans-Prichard EE (1937)：Witchcraft, Oracles and Magic among the Zande. Clarendon Press, Oxford（向井元子訳（2000）『アザンデ人の世界――妖術・託宣・呪術』みすず書房）

江口重幸，下地明友（2006）「統合失調症とその社会的・文化的コンテクスト」精神科8（4）：294-299.

江口重幸（1982）「語られることと書きとめられること――精神医学における臨床的現実をめぐって」波平恵美子編『人類学と医療』弘文堂，pp.120-151.

江口重幸（1987）「滋賀県湖東一山村における狐憑きの生成と変容：憑依表現の社会－宗教的，臨床的文脈」国立民族学博物館研究報告12（4）:1113-1179.

江口重幸（1993a）「〔解説〕エスキロールとフランス精神医学の黄金時代」In. Ripa, Y. (1986) la ronde des folles. Aubier.（和田ゆりえ・谷川多佳子訳（1993）『女性と狂気』平凡社，pp.277-305.）

江口重幸（1993b）「「非定型精神病」の小民族誌――病いはいかに語られ，いかに聞き取られるか」精神科治療学，8（11）：1320-1328. 江口（2019）『病いは物語である』に所収.

江口重幸（1995）「病いの経験とライフヒストリー：精神科コンサルテーションにおける末期患者の聞き取りから（I）」大正大学カウンセリング研究所紀要18, p.32-42.〔江口『病いは物語である』所収〕

江口重幸（1996）「病いの経験とライフヒストリーII.」大正大学カウンセリング研究所紀要，19：43-54.

江口重幸（1998）「医療人類学と精神医学」高畑直彦・三田俊夫編『臨床精神医学講座23・多文化間精神医学』pp.259-279.

江口重幸（2000）「病いの語りと人生の変容：「慢性分裂病」への臨床民族誌的アプローチ」やまだようこ編『人生を物語る――生成のライフストーリー』ミネルヴァ書房、pp.39-75.
江口重幸（2001）「精神科臨床になぜエスノグラフィーが必要なのか」酒井明夫、下地明友、宮西照夫ほか編『文化精神医学序説――病い・物語・民族誌』金剛出版、p.19-43.
江口重幸（2002）「New England と力動精神医学――Prince, Putnam と Boston School」臨床精神医学31（6）：609-620.
江口重幸（2003）「病の自然過程とその物語的構成――精神科臨床における民族誌的アプローチ」新宮一成編『病の自然過程と精神療法』中山書店、pp.37-68.
江口重幸（2004）「心理療法の歴史をたどりなおす」村瀬嘉代子・青木省三編『すべてを心の糧に』金剛出版、p.189-215.（江口重幸（2019）『病いは物語である』p.79-97）
江口重幸（2005a）「精神療法とその治療理念のクロノロジー」精神医学史研究9（1）：34-42.
江口重幸（2005b）「樽味伸先生の思い出に」福岡行動医学雑誌、第12巻1号（特集樽味伸先生を語り残そう）pp.50-53.
江口重幸（2007a）「Janetと解離」精神科治療学22（4）：415-421．In. 江口重幸（2019）『病いは物語である』金剛出版．pp.207-217.
江口重幸（2007b）『シャルコー――力動精神医学と神経病学の歴史を遡る』とくに2章〜4章、勉誠出版．
江口重幸（2008a）「シャルコーの大ヒステリー理論とミッチェルの休息療法からみた身体と心的領域」河合俊雄編『こころにおける身体／身体におけるこころ』日本評論社、pp.9-49.
江口重幸（2008b）「精神療法の歴史から――その治療理念のクロノロジー」多賀茂・三脇康生編『医療環境を変える』京都大学学術出版会．pp.329-345.
江口重幸（2009a）「CharcotとJanetにみられるヒステリーおよび解離の理論」岡野憲一郎編『精神科臨床リュミエール20、解離性障害』中山書店、pp.20-32.
江口重幸（2009b）「「統合失調症と人類学」をめぐる断想：DevereuxとHackingの視点をもとに」MARTA Vol.7, No.1: 11-16.
江口重幸（2009c）「シャルコーの大ヒステリー理論とミッチェルの休息療法からみた身体と心的領域」河合俊雄編『こころにおける身体／身体におけるこころ』日本評論社、p.9-49.
江口重幸（2009d）「臨床の記述と語り」臨床心理学増刊第1号：54-59．江口（2019）に所収．
江口重幸（2012）「再び病いの経験を聴く」N（ナラティヴとケア）第3号：43-50.
江口重幸（2013）「文化精神医学が問うもの――医療人類学の視点から」精神神経雑誌115（電子ジャーナル版）SS166-175.
江口重幸（2015）「クラインマンから学んだいくつかのこと」皆藤章編『ケアをすることの意味』誠信書房、pp. 154-184.
江口重幸（2016）「文化と病いの経験」In：鈴木晃仁・北中淳子編『精神医学の歴史と人類学』東京大学出版会．pp.134-160.
江口重幸（2017）「「大きな物語の終焉」以降の精神医学・医療の現在」臨床心理学17（3）：267-272.

江口重幸（2018a）「文化を掘り下げる：土居健郎の著作を再読する」こころと文化17（2）：149-157.
江口重幸（2018b）「臨床なぜ「文化」という視点が必要なのか：文化精神医学再考」日本社会精神医学会雑誌27: 316-322.
江口重幸（2019a）「病いのリアリティ：民俗学的架橋の試み」N：ナラティヴとケア第10号：2-10.
江口重幸（2019b）『病いは物語である――文化精神医学という問い』金剛出版.
江口重幸（2020）「ヒステリーから変換症（転換性障害）へ」精神科治療学35（9）：955-959.

F

Fanon, F.（1952）Peau noire, masques blancs. Seuil, Paris.（海老坂武、加藤晴久訳（1970）『黒い皮膚・白い仮面』みすず書房）
Farmer, P., Kim, J.M., Kleinman, A. and Basilico M. eds.（2013）Reimagining Global Health: An introduction. University of California Press, Berkeley.
Foucault, M.（1989）Le pouvoir psychiatrique. In. Resume des cours 1970-1982. Julliard, pp.55-69.（慎改康之訳（2006）「講義要旨」『精神医学の権力』筑摩書房、pp.421-435）
Frank, J.D., Frank, J.B.（1991）Persuasion and Healing: A Comparative Study of Psychotherapy. 3rd ed. Baltimore: The Johns Hopkins University Press, Baltimore.（杉原保史訳（2007）『説得と治療――心理療法の共通要因』金剛出版）
Freedheim, D. ed.（1992）History of Psychotherapy: A Century of Change. American Psychological Association, Washington, DC.
Fulford, K.W.M., Davies, M., Gipps, R.G.T., et al. eds.（2013）The Oxford Handbook of Philosophy and Psychiatry. Oxford University Press, Oxford.
藤森英之（1998）『精神分裂病と妄想――精神科臨床と病床日誌から』金剛出版.

G

Gauld, A.A.（1992）A History of Hypnotism. Cambridge University Press, Cambridge. p.478.
Geertz, C.（1973）The Interpretation of Cultures. Basic Books, New York.（吉田禎吾・柳川啓一・中牧弘允・板橋作美訳（1987）「ディープ・プレイ：バリの闘鶏に関する覚書き」『文化の解釈学Ⅱ』岩波書店、pp.389-461）
Geertz, C.（1983a）Local Knowledge. Basic Books, New York.（梶原景昭・小泉潤二・山下晋司・山下淑美訳（1991）『ローカル・ノレッジ』岩波書店）
Geertz, C.（1983b）"From the Native's Point of View"：On the Nature of Anthropological Understanding. In. Local Knowledge. Basic Books,

New York. pp.55-70.（「「住民の視点から」――人類学的理解の性質について」『ローカル・ノレッジ』岩波書店，pp.97-124.）

Geertz, C. (1983c) Local Knowledge : Fact and Law in Comparative Perspective. In. Local knowledge. Basic Books, New York, pp.167-234.（「ローカル・ノレッジ――比較論的視点からの事実と法」『ローカル・ノレッジ』岩波書店，pp.289-412）

Geertz, C. (2000) Anti anti-relativism. In. Available Light: Anthropological Reflections on Philosophical Topics. Princeton University Press, Princeton, p.42-67.（鏡味治也・中林伸浩・荷西本洋一訳（2009）『現代社会を照らす光――人類学的な省察』青木書店，pp.57-87.）

Ghaemi, S.N. (2007) The Concepts of Psychiatry: A Pluralistic Approach to the Mind and Mental Illness. The Johns Hopkins University Press, Baltimore（村井俊哉訳（2009）『現代精神医学原論』みすず書房）

Gibbon, S., Novas, C. eds. (2008) Biosocialities, Genetics and the Social Sciences: Making Biologies and Identities. Routledge, Abingdon.

Gifford, G.E. (1978) Psychoanalysis, Psychotherapy, and the New England Medical Scene 1894-1944. Science History Publications, New York.

Gifford, S. (1997) The Emmanuel Movement (Boston, 1904-1929) : The origins of group treatment and the assault on lay psychotherapy. The Francis Countway Library of Medicine, Boston.

Gilles de la Tourette, G. (1884) Jumping, Latah, Myriachit. Archives de Neurologie 8: 68-74.

Ginzburg, C. (1993)（竹山博英訳）「ヨーロッパ人，シャーマンを（再）発見する」『思想』826号，pp.43-59.

Goetz, C.G., Bonduelle, M., Gelfand T. (1995) Charcot: Constructing Neurology. Oxford University Press, Oxford.

Good, B.J., Herrera, H., Good, M.J.D. and Cooper, J. (1985) Reflexivity, Countertransference and Clinical Ethnography: A Case from a Psychiatric Cultural Consultation Clinic. In. Harn, R.A., Gaines, A.D. eds. Physicians of Western Medicine. D. Reidel, Dordrecht, pp.193-221.

Good, B.J. (1994) Medicine, Rationality, and Experience. Cambridge University Press, Cambridge.（江口重幸・五木田紳・下地明友・大月康義・三脇康生訳（2001）『医療・合理性・経験――バイロン・グッドの医療人類学講義』誠信書房）

Good, B. (1992) Culture and Psychopathology: Directions for Psychiatric Anthropology. In. T. Schwartz, G.M. White, C.A. Lutz (eds.) New Directions in Psychological Anthropology. Cambridge University Press, Cambridge, pp.181-205.

Greenblatt, S. (1991) Marvelous Possessions. Oxford University Press, Oxford.（荒木正純訳（1994）『驚異と占有――新世界の驚き』みすず書房）

H

Hacking, I. (1995) Rewriting the Soul: Multiple personality and the sciences of memory. Princeton University Press, Princeton. p.44.（北沢格訳（1998）『記憶を書きかえる』早川書房）

Hacking, I. (1998) Mad Travelers: Reflection of the Reality of Transient Mental Illness. The University of Virginia Press, Charlottesville.（江口

重幸・大前晋・下地明友ほか訳（2017）『マッド・トラベラーズ――ある精神疾患の誕生と消滅』岩波書店）

Hacking, I. (1999) The Social Construction of What? (chap. 4. Madness: Biological or Constructed ?) Harvard University Press, Cambridge（出口康夫・久米暁訳（2006）『何が社会的に構成されるのか』第4章「狂気」岩波書店）

Hacking, I. (2002) Historical Ontology. Harvard University Press, Cambridge.（出口康夫・大西琢朗・渡辺一弘訳（2012）『知の歴史学』岩波書店）

Hacking, I. (2010) Pathological withdrawal of refugee children seeking asylum in Sweden. Studies in History and Philosophy of Biological and Biomedical Sciences, 41: 309-319.

Hale, N.G. ed. (1971) James Jackson Putnum and Psychoanalysis. Harvard University Press, Cambridge.

Hammersley, M. and Atkinson, P. (1995) Ethnography. second edition. Routledge. London.

Hinkle B.M. (1909) The Methods of Psychotherapy. In. Parker, W.B. (ed.) Psychotherapy, Vol.2. No.1, pp.5-14, Center Publishing, New York)

星野弘（1996）『分裂病を耕す』星和書店.

I

Insel, T.R. (2009) Disruptive insights in psychiatry: Transforming a clinical discipline. The Journal of Clinical Investigation. Vol.119, No.4: 700-705.

生田孝（2011）『語り・妄想・スキゾフレニア――精神病理学的観点から』金剛出版.

今西久穂（1992）『子規のことなど――糸瓜の家のめぐりに』六法出版社.

岩田誠（1995）「三浦謹之助からシャルコーへの二通の手紙」科学医学資料研究（野間科学医学研究資料館）251号, pp.8-11.

J

Jackson, S.W. (1999) Care of the Psyche: A History of Psychological Healing. Yale University Press, New Heaven.

James, W. (1901-1902) The Varieties of Religious Experience: A Study in Human Nature. Longmans, Green, and Co.（桝田啓三郎訳（1969, 1970）『宗教的経験の諸相上下』岩波書店［岩波文庫］）

Janet, P. (1887) L'anesthésie systématisée et la dissociation des phénomènes psychologiques. Revue Philosophique, 23 mai, 449-472.（松本雅彦訳（2011）「リュシーの再発：系統的感覚麻痺・心理現象の解離」『解離の病歴』みすず書房pp.143-180.）

Janet, P. (1889) L'automatisme psychologique. Félix Alcan, Paris.（松本雅彦訳（2013）『心理学的自動症』みすず書房）

Janet, P. (1906) The Major Symptoms of Hysteria. Macmillan, New York.
Janet, P. (1911) L' état mental des hystériques. 2e édit. Félix Alcan, Paris.
Janet, P. (1919) Les médications psychologiques. Tome II. Félix Alcan, Paris.
Janet, P. (1923) La médecine psychologique. Flammarion, Paris（松本雅彦訳（1981）『心理学的医学』みすず書房）
Janet, P. (1926) De l'angoisse à l'extase. Tome I. (première partie) . Félix Alcan, Paris.（松本雅彦部分訳（2007）『症例マドレーヌ――苦悶から恍惚へ』みすず書房）
Jelliffe, S.E. & White, W.A. (trans) (1905) The Psychic Treatment of Nervous Disorders: The Psychoneuroses and Their Moral Treatment. Funk & Wagnalls, New York.
Jenkins, H.J. (2015) Extraordinary Conditions: Culture and Experience in Mental Illness. University of California Press, Oakland.
Johnson, F. (1993) Dependency and Japanese Socialization. New York University Press, New York（江口重幸・五木田紳訳（1997）『「甘え」と依存――精神分析学的・人類学的研究』弘文堂）
Jones, E. (1961) The Life and Work od Sigmund Freud. Basic Books, New York（竹友安彦・藤井治彦訳（1969）『フロイトの生涯』紀伊國屋書店）

K

Kandel, E.R. (1998) A New Intellectual Framework for Psychiatry. American Journal of Psychiatry, 155: 457-469.
Katz, A.M., Shotter, J. (1996) Hearing the Patient's 'Voice': Toward a social poetics in diagnostic interviews. Social Science and Medicine 43 (6) : 919-931（松澤和正抄訳・解説（1998）「患者の声を聞く――診察における社会的詩学に向けて」（千葉大学）生命・環境・科学技術倫理研究Ⅲ、192-197.）
Kirmayer, L.J. , Minas, H. (2002) The Future of Cultural Psychiatry（北中淳子訳「文化精神医学の将来――国際的な視点から」こころと文化、Vol.1. No.1: 39-54.）
Kirmayer, L.J., Lemelson, R. and Cummings, C.A. eds. (2015) Re-Visioning Psychiatry: Cultural Phenomenology, Critical Neuroscience, and Global Mental Health. Cambridge University Press, Cambridge.
Kleinman, A., Das V., Lock M. eds. (1997) Social Suffering. University of California Press, Berkeley（坂川雅子訳（2011）『他者の苦しみへの責任――ソーシャル・サファリングを知る』みすず書房）
Kleinman, A., Eisenberg, L. & Good, B. (1978) Culture, Illness and Care. Annales of Internal Medicine 12: 83-93.
Kleinman, A. (1977a) Depression, Somatization and the New Cross-Cultural Psychiatry. Social Science and Medicine, 11: 3-10.

Kleinman, A. (1977b) Patients and Healers in the Context of Culture. University of California Press, Berkeley.（大橋英寿・遠山宜哉・作道信介・川村邦光訳（1992）『臨床人類学――文化の中の病者と治療者』弘文堂．）（2021年、河出書房新社より再刊）
Kleinman, A. (1988a) The Illness Narratives. Basic Books, New York.（江口重幸・五木田紳・上野豪志訳（1996）『病いの語り――慢性の病いをめぐる臨床人類学』誠信書房）
Kleinman, A. (1988b) Rethinking Psychiatry. Free Press, New York.（江口重幸・下地明友・松澤和正ほか訳（2012）『精神医学を再考する――疾患カテゴリーから個人的経験へ』みすず書房）
Kleinman, A. (1999) Experience and Its Moral Modes: Culture, human conditions, and disorder. In. Peterson, G.B. ed. The Tanner Lecture on Human values, 20: 357-420, University of Utah Press, Salt Lake City.
Kleinman, A. (2006) What Really Matters: Living a moral life amidst uncertainty and danger. Oxford University Press, Oxford.（皆藤章監訳（2011）『八つの人生の物語』誠信書房）
Kleinman, A. (2019) The Soul of Care: The moral education of a husband and a doctor. Viking, New York.（皆藤章監訳（2021）『ケアのたましい』福村出版）
Kraepelin, E. (1904) Vergleichende Psychiatrie. Zbl. Nervenheilk. Psychiatr., 27: 433-437.（宇野昌久・荻野恒一訳（1975）「Vergleichende Psychiatrie」精神医学17 (13) : 114-118.）
Kranz, H. (1955) Das Thema des Wahns im Wandel der Zeit. Fortschr. Neurol. Psychiat. 23: 58-72.
「角川日本地名大辞典」編纂委員会編（1979）『角川日本地名大辞典25・滋賀県』角川書店．
兼本浩祐（2009）「ヒステリーから解離へ：ＤＳＭの変貌、FreudからJanetへの回帰、ＰＴＳＤ」岡野憲一郎編『解離性障害』中山書店．pp.33-41.
門脇真枝（1973 /1902）『狐憑病新論』（精神医学古典叢書２）創造出版．
笠原嘉（2010）『妄想論』みすず書房．
川喜多愛郎（1977）『近代医学の史的基盤・上』岩波書店、pp.110-111.
キーン・ドナルド（角地幸男訳）（2012）『正岡子規』新潮社．
国立新美術館、国立国際美術館、長崎県美術館（2019）『Christian Boltanski: Lifetime』（展覧会図録）．（国立新美術館ほか編）水声社．
蔵持不三也（2019）『奇蹟と痙攣――近代フランスの宗教対立と民衆文化』言叢社．
木村敏（1972）『人と人との間――精神病理学的日本論』弘文堂．
熊倉伸宏（1993）『「甘え」理論と精神療法』岩崎学術出版．
呉秀三（1909）「精神病ノ名義ニ就キテ」神経学雑誌7: 549-553.

L

Lichtenstein, P., Yip, B.H. et al. (2009) Common Genetic Determinants of Schizophrenia and Bipolar Disorder in Swedish Families: A population-based study. Lancet, 373:234-239.

Littlewood, R. (1986) Russian Dolls and Chinese Boxes: An Anthropological Approach to the Implicit Models of Comparative Psychiatry. In. John Cox (ed.) Transcultural Psychiatry. Croom Helm, Kent. pp.37-58.

Littlewood, R. (1990) From Categories to Contexts: A decade of the 'new cross-cultural psychiatry'. British Journal of Psychiatry 156: 308-327.

Liébeault, A.A. (1889) Le sommeil provoqué et les états analogues, considérés surtout du point de vue de l'action du moral sur le physique. 2nd ed. Masson, Paris (Laurent Carrer (trans.) (2002) The Hypnological Legacy of a Secular Saint. Induced Sleep and States Analogous to It. Virtual Bookworm, College Station.)

Lloyd, R. (1989) The Meaning of Culturally Sensitive Research in Mental Health. American Journal of Psychiatry, 146 (3) : 296-303.

Lock, M., Nguyen V.K. (2010) An Anthropology of Biomedicine. Wiley-Blackwell, Chichester.

Lock, M. (2005) Eclipse of the Gene and the Return of Divination. Current Anthropology Vol.46, Supplement, December: 47-70.

Luhrmann, T. M., Marrow, J. eds. (2016) Our Most Troubling Madness: Case Studies in Schizophrenia across Cultures. University of California Press, Oakland.

M

Malinowski, B. (1967) A Diary in the Strict Sense of the Term. Harcourt, Brace & World, New York. (谷口佳子訳 (1987)『マリノフスキー日記』平凡社)

Mauss, M. (1968) Les techniques du corps. In. Sociologie et anthropologie. Presse Universitaires de France, Paris. pp.365-386. (有地亨・山口俊夫訳 (1976)「身体技法」『社会学と人類学Ⅱ』弘文堂. pp.121-152.)

Mesmer, F.A. (1779/2005) Mémoire sur la découverte du magnétisme animal. rééd. L'Harmattan, Paris. (本間邦雄訳 (1993)「動物磁気発見のいきさつ」『キリスト教神秘主義著作集16近代の自然神秘思想』教文館. pp.281-319.)

Mitchell, S.W. (1877) Fat and Blood: and How to Make Them. Lippincott & Co. Philadelphia.

Miura, K. (1893) Sur trois cas de monoplegie brachiale hysterique. Archives de Neurologie 25: 321-356.

Moreau de Tours, J. (1845) Du hachisch et de l'aliénation mentale. Édition Fortin, Masson et Cie.

Morison, A. (1818 /1982) Diary. In. R. Hunter and I. Macalpine (eds.) Three Hundred Years of Psychiatry 1535-1860. Carlisle Publishing,

Hartsdale, p.738.
Morison, A. (1825) Outlines of Lectures on Insanity. Edinburgh, Lizars, p.73. Andrew Scull (1993) The Most Solitary of Afflictions: Madness and Society in Britain 1700-1900. Yale University Press, New Haven, p.157. よりの引用
Murphy, H.B.M. (1977) Transcultural Psychiatry Should Begin at Home. Psychological Medicine 7: 369-371.
Murphy, R.F. (1987) The Body Silent: The Different World of the Disabled. Henry Holt & Co. New York. (辻信一訳 (1992/2006)『ボディ・サイレント』新宿書房、平凡社)
Myers, F.W.H. (1961) Human Personality and Its Survival of Bodily Death. reed. by Susy Smith, University Books, New York.
正岡子規 (1901 [1984])『墨汁一滴』岩波文庫.
松山市教育委員会編 (2001)『伝記正岡子規』松山市子規記念博物館友の会.
松田純 (2018)『安楽死・尊厳死の現在――最終段階の医療と自己決定』中央公論社.
松嶋健 (2014)『プシコ ナウティカ――イタリア精神医療の人類学』世界思想社.
宮本忠雄 (1982)『妄想研究とその周辺』弘文堂.
水木しげる (柳田國男原作) (2010)『水木しげるの遠野物語』小学館.
三浦義彰 (1994)「シャルコー教授と三浦謹之助」シャルコー没後百年記念会編『シャルコーの世紀』メディカルレビュー社、pp.71-90.
森田正馬 (1928/1975)『迷信と妄想』『森田正馬全集　第六巻』白揚社.　pp.521-782.
六車由美 (2012)『驚きの介護民俗学』医学書院.
村瀬嘉代子編 (1990)『心理臨床の実践』誠信書房.
村瀬嘉代子 (1995)『子どもと大人の心の架け橋』金剛出版.
村瀬嘉代子 (新保幸洋編) (2012)『統合的心理療法の事例研究』金剛出版.
村瀬孝雄・村瀬嘉代子編 (2004)『ロジャーズ――クライエント中心療法の現在』日本評論社.

N

Nichter, M. (1982) Idioms of Distress: Alternatives in the Expression of Psychosocial Distress: A Case Study from South India. Culture, Medicine and Psychiatry 5 (4) :379-408.
中井久夫 (1982)『分裂病と人類』東京大学出版会.
中井久夫 (1983 [2001])『治療文化論――精神医学的再構築の試み』岩波書店.
中井久夫 (2007)『こんなとき私はどうしてきたか』医学書院、pp.74-75.

中井久夫（2012）「解体か分裂か：「精神＝身体と〝バベルの塔〟」という課題に答えて」『「伝える」ことと「伝わる」こと』筑摩書房、pp.47-55.

中根允文・道辻俊一郎（1999）「疫学変数と相対危険度、および比較文化研究（国際共同研究）」．松下正明総編集『臨床精神医学講座２、精神分裂病Ⅰ．』中山書店、pp. 49-71.

中野卓編著（1981,1982）『離島トカラに生きた男』Ⅰ，Ⅱ．御茶の水書房．

野口正行・加藤敏（2005a）「統合失調症の発病率と症状についての文化精神医学的知見」精神医学47: 464-474.

野口正行・加藤敏（2005b）「統合失調症の転帰に関する文化精神医学的知見」精神医学47: 606-616.

野村純一・宮田昇・三浦佑之・吉川祐子編（1998）『柳田国男事典』勉誠出版．

O

小川恵、山口直彦、生村吾郎（1992）「憑依のディスクールあるいは伝達されたもの――ベルツから戦中まで」臨床精神医学21（11）：1839-1845.

小田晋、佐藤親次、高江洲義英、昼田源四郎（1976）「民俗学と精神医学」精神医学18（10）：1028-1044.

荻野恒一（1976a）「妄想とカーゴー儀礼」荻野恒一編『分裂病の精神病理４』東京大学出版会、pp.143-167.

荻野恒一（1976b）『文化精神医学入門』星和書店．

岡安裕介（2018）「心はいかに伝承されるのか：柳田国男の夢分析を手がかりに」伊那民俗研究第25号：47-69．（岡安下記（2020）第２章に所収）

岡安裕介（2020）『言語伝承と無意識：精神分析としての民俗学』洛北出版．

岡野憲一郎編（2009）（専門医のための精神科臨床リュミエール20）『解離性障害』中山書店．

大岡昇平（1952［1954］）『野火』新潮文庫．

大岡昇平（2010）「女中の子」『ある補充兵の戦い』岩波現代文庫、pp.331-354.

大江健三郎（2002）「子規はわれらの同時代人――変革期の生活者・表現者」粟津則雄編『子規の現在』（子規選集13）所収．増進会出版社、p.5-51.

P

Parker, W.B. ed. (1908-1909) Psychotherapy: A course of reading in sound psychology, sound medicine, and sound religion. 3 volumes. Centre Publishing Co. New York.

Peabody, F.W. (1930) Doctor and Patient. The Macmillan, New York. In. Eisenberg and Kleinman (1981) p.5よりの引用．
Poirier, S. (1983) The Weir Mitchell rest cure: doctor and patients. Women's Studies, Vol.10, pp.15-40.
Poole, N. (2011) Ethno-psychopharmacology. In: Bhugra, D. and Gupta, S., eds. Migration and Mental Health. Cambridge University Press, Cambridge, p.287-298.（野田文隆・李創鎬・大塚公一朗ほか訳（2017）『移住者と難民のメンタルヘルス――移動する人の文化精神医学』明石書店，pp.450-468.
Prince M. (1908) The Dissociation of a Personality: A biographical study in abnormal psychology. 2nd ed. Longmans, Green and Co., New York.（児玉憲典訳（1994）『失われた〈私〉をもとめて』学樹書院）
Prince, M. (1929) The Unconscious: The Fundamentals of Human Personality Normal and Abnormal. 2nd edition, Macmillan, New York.
Prince, M. (Hale Jr, N.G. ed.) (1975) Psychotherapy and Multiple Personality: Selected Essays. Harvard University Press, Cambridge.
Prochnik, G. (2006) Putnam Camp: Sigmund Freud, James Jackson Putnam, and the Purpose of America Psychology. Other Press, New York.
Prévost, C.M. (1973) La psycho-philosophie de Pierre Janet. Payot, Paris.
Putnam, J.J. (1906-1907) Recent Experience in the Study and Treatment of Hysteria at the Massachusetts General Hospital, with Remarks on Freud's Method of Treatment, by "Psycho-Analysis." The Journal of Abnormal Psychology Volume I: 26-41.
Putnam, J.J. (1921) Addresses on Psychoanalysis. International Psycho-Analytical Press, London.
Ricoeur, P. (1977) The Question of Proof in Freud's Psychoanalytic Writing. Journal of American Psychoanalytic Association 25 (4) : 835-871.

R

Rogler, L. (1989) The Meaning of Culturally Sensitive Research in Mental Health. Am. J. Psychiatry 146 (3) : 296-303.

S

Said, E. (1978) Orientalism. Georges Borchardt, New York.（板垣雄三・杉田英明監修・今沢紀子訳（1986）『オリエンタリズム』平凡社）
Schutz, A. (1964)「ドンキホーテと現実の問題」（中野卓監修，桜井厚訳（1980）『現象学的社会学の応用』御茶の水書房，p.70-106.）
Serres, M. (1980) Le passage du nord-ouest. Éditions de Minuit, Paris（青木研二訳（1991）『北西航路〈ヘルメスV〉』法政大学出版局）
Shorter, E. (2005) A Historical Dictionary of Psychiatry. Oxford University Press, Oxford.（江口重幸・大前晋監訳（2016）『精神医学歴史事典』みすず書房，p.306）
Shorter, E. (2005) Wernicke-Kleist-Leonhard Pathway. In. Shorter ed., Historical Dictionary of Psychiatry. Oxford University Press, Oxford,

p.300.（江口重幸・大前晋監訳（2016）『精神医学歴史事典』「ウェルニッケ－クライスト－レオンハルト学派」みすず書房. p.23-28.）
Simons, R., Hughes, C. eds. (1985) The Culture-Bound Syndrome: Folk illness of psychiatric and anthropological interest. D. Reidel, Dordrecht.
Sontag, S. (1977) Illness as Metaphor. Farrar, Straus and Giroux, New York.（富山太佳夫訳（1982）『隠喩としての病い』みすず書房）
Spence, D. (1982) Narrative Truth and Historical Truth: Meaning and interpretation in psychoanalysis. Norton. New York.
Sperber, D. (1982) Le savoir des anthropologues. Hermann, Paris.（菅野盾樹訳（1984）『人類学とはなにか――その知的枠組を問う』紀伊國屋書店）
Spiegel, D. (2006) Dr. Spiegel Replies. American Journal of Psychiatry 163 (9) : 1646.
Steedly, M.M. (1993) Hanging without a Rope: Narrative Experience in Colonial and Neocolonial Karoland. Princeton University Press, Princeton.
Strauss, J., Estroff, S.E. (1989) Subjective Experiences of Schizophrenia and Related Disorders. Schizophrenia Bulletin 15 (2)：177-346.
Surin, J.J. (1657?) Poésies spirituelles.（村田真弓訳（1990）「愛の諸相をめぐる十五の詩篇」『キリスト教神秘主義著作集15キエティスム』教文館．pp.341-436.）
佐藤健二（1987）『読書空間の近代――方法としての柳田国男』弘文堂．
佐藤健二（2015）「再び「柳田国男の老い」をめぐって」『柳田国男の歴史社会学――続読書空間の近代』せりか書房，pp.4-31.
桜井図南男・白藤美隆・西園昌久他（1964）「精神分裂病像の時代的変遷」精神医学6: 369-373.
関川夏央（2011）『子規，最後の八年』講談社．
司馬遼太郎（1995）『ひとびとの跫音』（上下）．中公文庫．
柴山雅俊（2017）『解離の舞台――症状構造と治療』金剛出版．
白川静（1996）「狂字論」『文字遊心』平凡社，pp.12-134.
白川静（2003）『孔子伝』中公文庫．
白川静（2012）『常用字解・第二版』平凡社．
白川静・梅原猛（2011）『呪の世界――神と人との間』平凡社．
菅原和孝（1998a）『語る身体の民族誌――ブッシュマンの生活世界（Ⅰ）』京都大学学術出版会．
菅原和孝（1998b）『会話の人類学――ブッシュマンの生活世界（Ⅱ）』京都大学学術出版会．

T

Taussig, M. (1993) Mimesis and Alterity. Routledge, New York.（井村俊義訳（2018）『模倣と他者性』水声社）

Tuckey, C.L. (1909) How Suggestion Works. Parker ed. Psychotherapy, Vol.II, No.2, pp. 5-22.

高畑直彦（1987）「精神医学と民俗学」精神医学29（6）：562-563.

樽味伸（2002［2006］）「慢性期の病者の「素の時間」」『臨床の記述と「義」――樽味伸論文集』星和書店，p.23-42.

東畑開人（2019）『居るのはつらいよ――ケアとセラピーについての覚書』医学書院.

遠野市民大学（1997）（後藤総一郎監修）『注釈遠野物語』筑摩書房.

坪内稔典（2010）『正岡子規――言葉と生きる』岩波新書.

坪内稔典監修・文（1998）『病牀六尺の世界正岡子規』別冊太陽，平凡社.

V

van Eeden, F. (1909) Happy Humanity. Doubleday, Page and Co, New York.

van Gennep, Arnold (1909) Les rite de passage. Librairie Critique, Paris.（綾部恒雄・綾部裕子訳（2012）『通過儀礼』岩波文庫）

van Renterghem, A.W., van Eeden, F. (1894) Psycho-thérapy: Communications statistiques, observations cliniques nouvelles. Edition Scientifiques, Paris.

Van der Hart, O., Dorahy, M. (2006) Pierre Janet and the Concept of Dissociation. American Journal of Psychiatry 163 (9)：1646.

W

Warner, R. (1994) Recovery from Schizophrenia. 2nd ed. Routledge, London（西野直樹・中井久夫訳（2005）『統合失調症からの回復』岩崎学術出版）

Wittgenstein, L. (1953) Philosophische Untersuchung. Basil Blackwell, Oxford.（藤本隆志訳（1976）ウイトゲンシュタイン全集8・『哲学探究』大修館書店）

Worcester, E., McComb, S. and Coriat, I.H. (1908) Religion and Medicine: The Moral Control of Nervous Disorders. Moffat, Yard & Company, New York.

和田克司編（2003）『子規の一生』子規選集14，増進会出版社.

和田茂樹編（1986）『正岡子規』新潮日本文学アルバム．新潮社．
和田茂樹編（1993）『子規と周辺の人々（増補版）』愛媛文化双書刊行会．
和田茂樹編（2002）『漱石・子規往復書簡集』岩波文庫．

Y

Yap, P.M.（Lau, M.P. and Stokes, A.B. eds.）（1974）Comparative Psychiatry: A Theoretical Framework. University of Toronto Press, Toronto.
Young, A.（1999）W.H.R. Rivers and the War Neuroses. Journal of the History of the Behavioral Sciences Vol.35（4）: 359-378.
柳田国男（1910［2007］）「遠野物語」『遠野物語・山の人生．改版』岩波文庫，pp.5-83.
柳田国男（1914［1990］）「巫女考」『柳田國男全集11』ちくま文庫，pp.305-415.
柳田国男（1926［2007］）「山の人生」『遠野物語・山の人生．改版』岩波文庫，pp.85-306.
柳田国男（1930［1980］）『蝸牛考』岩波文庫．
柳田国男（1934［1998］）「民間伝承論」『柳田國男全集8』筑摩書房，pp.3-194.
柳田国男（1936［2017］）『地名の研究』中央公論社〔中公クラシックス〕．
柳田国男（1940［1998］）「民謡覚書」『柳田國男全集11』筑摩書房，pp.3-237.
柳田国男（1942［1998］）「方言覚書」『柳田國男全集13』筑摩書房，pp.3-208.
柳田国男（2016）『故郷七十年』講談社（学術文庫）．
柳田国男（2020）（畑中章宏訳）『関西弁で読む遠野物語』エクスナレッジ．
柳田国男研究会編著・後藤総一郎監修（1988）『柳田国男伝』三一書房．

Z

Zweig, S.（1931）Die Heilung durch den Geist. Insel-Verlag, Leipzig（高橋義夫ほか訳（1973）『精神による治療』みすず書房，pp.137-279）

あとがき

本書『病いのリアリティ――臨床民族誌の系譜』は、十四の論文を中心に、講演記録や書評、解説を集めたものである。前回の『病いは物語である――文化精神医学という問い』の刊行が二〇一九年になるので、およそ五年半ぶりの論集第二弾ということになる。先回のあとがきで、私は、「最初（でおそらく最後）のもの」と記したように、正直なところ、第二冊目のものが刊行できるとは思っていなかったので、今回声をかけていただいた時、本当にありがたく感じた。その一方、けっこう緊張もしてしまった。というのも、先回の論集を「デビュー作にしてベストアルバムのようなもの」と紹介しているので、今回のものは、やはりそれを何とか上まわる、実のある内容にしないといけないという気持ちになっているからである。

＊

ここに収められた論文としては、「ローカルな声を聞く」という一九九六年の多文化間精神医学会開設準備号に書いた論文がもっとも古いもので、一番新しいものは二〇二三年に書かれた中井先生の追悼文になる。簡単にまとめるならば、臨床人類学の物語論から、精神医学史や精神療法の歴史が浮かび上がり、さらに民俗学的ないし民族誌学的な視点へと結びついて今日に至るという、関心の推移を端的に映し出している。読者には、クラインマンや土居健郎や中井久夫から、シャルコーやジャネやミッチェル、ドゥヴルーを経て、正岡子規や柳田国男に帰還する軌跡を感じていただければと思う。そして最後の部分に、師や友人の著書へのあとがきや解説の部分を設けた。

*

過去の論文を読み返していくと、いくつか気づかされる部分がある。最大のものは、やはり自分が疾患概念や疾病分類的な発想やものの見方から遥かに遠ざかってしまったという実感である。それは、何か批判的で斬新な視点を踏み込んで取り入れようとする発想から生まれたものではなく、本論集の中でも文化精神医学の特徴として記したように、単に「事例のローカルな現実《リアリティ》の強度をくり返し経験することによって、精神疾患や精神障害のグローバルな普遍性という信念にもはや戻れなくなった者の方法論」(pp.310-311)という感覚に近い。

あえて肯定的に記すならば、かつて中井久夫が指摘したように、精神科の臨床医が、普遍症候群から次第に変化をとげ、文化依存症候群的部分を自然に取り入れながら、次第に個人症候群レベルの臨床的視点に着地するという経過をたどるものと言えなくもない。私の場合は初期の普遍症候群の刻印があまりに薄弱だったということなのかもしれない。これは、昨今批判されることが多い「医学モデル」から、「社会モデル」への脱皮を先取りしたものに見えるかもしれない。つまり疾患や障害から、目の前の一人のヒトやその個別の文脈に入り込んでいくという視点と重なる部分もある。しかし個人的に言うならば、「医学モデル」はそれだけだと弊害も多いが、やはり先人の臨床知が凝縮されたものであり、一概に手放したらよいというものではないと思っている。

*

自己紹介などについては前回の論集あとがきですでに記したので、ここでくり返すことはしない。

今回の論集のタイトルである『病いのリアリティ』と、本論集のうちのけっこうな部分を占める精神医学史への関心について、すこし寄り道をして書いておきたい。

もともと私は、先の理由から、診断論や精神病理学的概念にはなかなかなじめなかった。それは簡単に言えば「リアリティの薄い」、時代や場所によって大きく変貌する、人工的なものに感じられたからである。事実、精神医学における診断では流行現象がみられ、数多くの診断名が、欧米の診断基準のバージョンアップにしたがって変容し、さらに見慣れない邦訳も加わって、なじみにくい専門用語に置き換えられている。精神科の公式書類ではいまなおICDの旧版の用語が使用され続けているし、あれだけ論じられた境界人格障害などといった用語が使用されることは現在ほとんどない。つまり、現在の診断名が一〇年、二〇年後に残っているかどうかはまったく予測不能なのである。私たちが診断と称してやっていることはいったい何なのだろうか、という疑問が生じる。では一方の「リアリティの濃い」ものとは何だろうか。それは一人の人間がもうひとりの人間に出会い、可能なら対面で、直接耳を傾けたり、語りかけたりしながら、抽出するように描き出される、いわば手触りのある――エスノグラフィックなと言えばいいか――事例や場面ということになる。

私が一番初めにこうした「リアリティ」を感じたのは、山村のフィールドワークであったが、それに続いて、やや奇矯なものと読者には感じられるかもしれないが、書物に「語りかけられる」体験があった。正確な日時は覚えていないが、一九八〇年代の後半であったと思う。当時私は、エスキロールの『精神疾患論』(1838)の原著に、なんとか触れたいと熱望していた。疾患論から、入院をめぐる法制度、さらには精神病院の設計にまで目配りをした、近代精神医学の創始者の思考になんとか近づきたいと思ったのである。まだリプリントなどが少ない時代であり、直接原著を手に入れるのは難しかった。探しあぐねた末に、東京大学総合図書館に所蔵されていることを知り、閲覧すると、読んだ形跡のない上下二冊が揃っていた。おそるおそる表紙を開くと、見返しは地味なマーブル紙で装丁されており、小さなカードが貼りつけられている。そこにはこう記されていた。「大正十二年本館焼

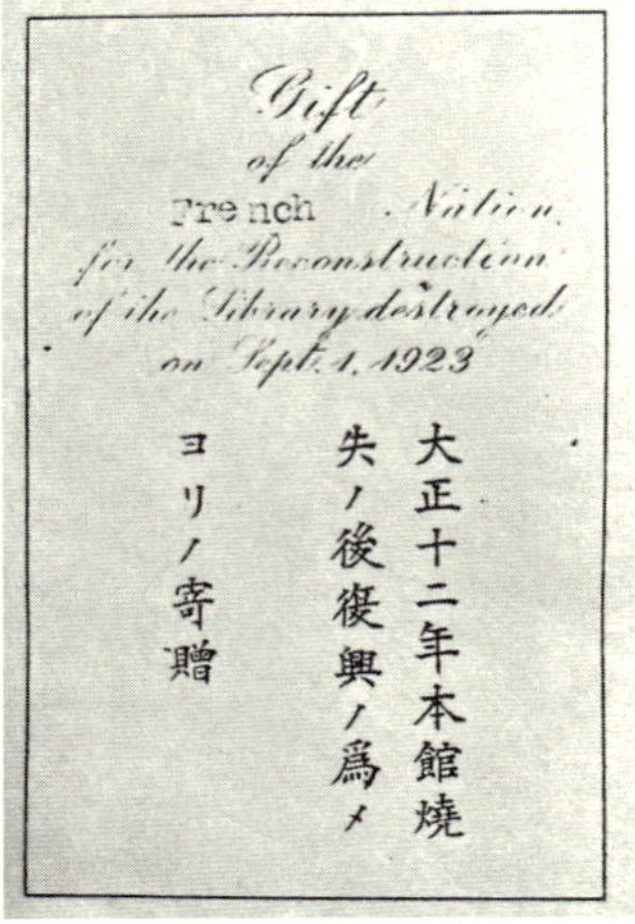

写真1

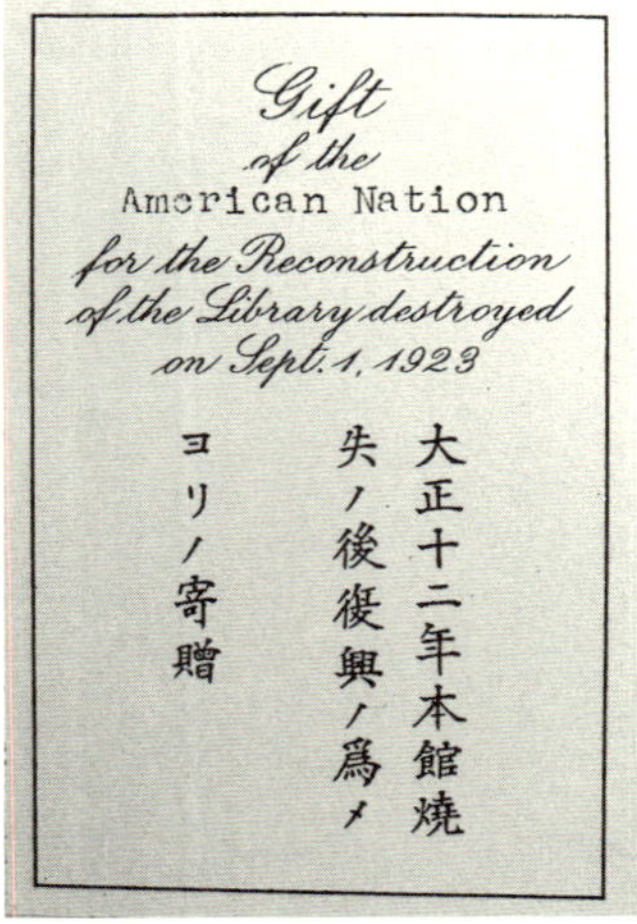

写真2

失ノ後復興ノ為メ　French Nation　ヨリノ寄贈」（写真1）。一九二三年九月一日の関東大震災で、東大の総合図書館は全焼して灰燼に帰し、その復興への贈物として本書がフランスから寄贈されたものであることがわかる。こうしたことが各国からなされていたのかと思い、確認もかねて、今度はビネーの『二重意識について』の英訳本（1896）を閲覧すると、同じようなカードが貼られ、アメリカのイエール大学から寄贈された旨が記されている（写真2）。震災時、世界からこうした古典とされる文献の寄贈が行われたことがわかる。これらが送られてきた時、建物ごとすべて焼け落ちて呆然としていた図書館の職員たちは感激して胸を詰まらせたにちがいない。

一冊の本に、内容の変わりがあるわけではないが、書物にはそれぞれさまざまな歴史がまとわりついていることを私は遅まきながら知ることになった。

＊

その他にも、明治期にドイツ語版から翻訳されたシャルコーの、『沙禄可博士・神経病臨床講義』（1906～1911）という三冊の邦訳がある。これも当時の私にとって必読書であったため探索すると、同図書館の鷗外文庫に所蔵されていることがわかった。実際に手に取ると、これも表紙の見返しに「謹呈森閣下　訳者」という墨書きの文字が記されている。当時陸軍軍医総監であった森林太郎（鷗外）に、後に日赤病院の院長になる同じく軍医だった訳者佐藤恒丸が献呈し、それが関東大震災の後になって、おそらく鷗外の遺族によって総合図書館に寄贈されたものであると推測される。

今日では世界の図書館がデジタルデータを公開しているので、和洋さまざまな歴史的文献へのアクセスが容易であり、それらをもとに複製して書籍として販売するということも盛んにおこなわれている。国境を越えた書物の閲覧やダウンロードは便利にできるようになった。しかし、先に記したような書物にまつわるもう一つの歴史のようなものへの連鎖は退縮せざるを得ないのではないか（なおシャルコーの『神経病臨床講義』も、今日では国立国会図書館のデジタルライブラリーで、自宅にいながら容易に閲覧しダウンロード可能になっている）。私はそうした部分に次第に強い関心を持ち、さまざまな想像力の広がりを感じるようになった。

＊

以下の例はどうだろう。日本の医学史関連の古書店で偶然出会い、買い求めた書籍である。それはエランベルジェが連作の自著論文を私家版のようにまとめた『スイスの精神医学（La psychiatrie Suisse）』という一冊。一九五一年から五三年にかけて『精神医学の進歩（L'évolution psychiatrique）』誌に七回に分けて連載したものを合本にしたものである。医学史家マーク・ミカーレの解説と編集によるエランベルジェの論集『無意識を越えて（Beyond the Unconscious）』（1993 pp.51-52）の記述によれば、本書は、五〇部のみ制作された稀覯本中の稀覯本であり、ミカーレ自身もどうやら未見である旨が記されている。そうしたことにも興味が湧くが、さらに私の手元にある一冊の表紙には著者よりの献辞が記されており、そこには以下のような文字が読みとれる。「Au Professeur Taiei Miura en souvenir de la visite à la Menninger Foundation Topeka, 8 mai 1954　H. Ellenberger」（写真3参照）。つまり

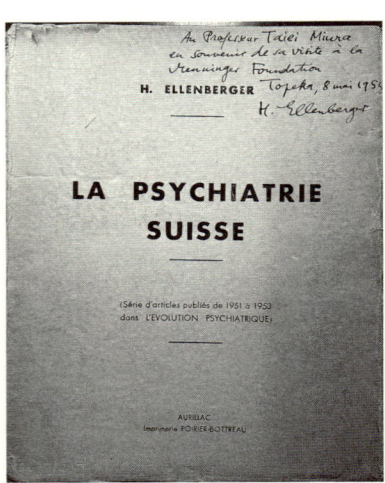

写真3

一九五四年の五月八日、米国（カンザス州）トピカにあるメニンガー財団を訪れていた三浦岱栄（1901-1995）にエランベルジェが贈呈した一冊であることがわかる。三浦にはクロード・ベルナールの『実験医学序説』（1938）をはじめとする数多くのフランス語文献の翻訳があるが、パリに留学し、当地の精神医学に通暁しており、当時（五三歳）は、慶応義塾大学医学部神経科の教授に就任して間もない時期であった。一方、やや年下（四八歳）のエランベルジェは、それまでパリで「精神医学の進歩」グループの一員としてアンリ・エイらと共同作業をしていたが、五〇年代はじめに米国に統合失調症の精神療法をめぐる視察旅行をしたのち、五三年から彼地に本格的に定住することになる。その開始の時期に本書をまとめ、その一冊を三浦に出会って謹呈したのであろう。そして本書は、エランベルジェが精神医学の歴史に目を向けるようになったはじめての著作であると紹介されている。三浦とエランベルジェはいったい何を話したのだろうか。一冊の著書と、そこに書きこまれた文言から、いろいろな想像力の翼が広がるのを感じる。

*

次に、これはいかがであろうか。一八八九年にフィラデルフィアで刊行された全一九頁の小冊子で、医学専門誌に掲載されたものの抜刷りである。タイトルは「メアリー・レイノルズ――二重意識の症例」。一八八八年四月のアメリカ合衆国の学会で、本論集でも紹介したサイラス・ウィア・ミッチェル（1829-1914）が読みあげた論文である。

メアリー・レイノルズ（1785-1854）とは、米国で最初に記録された二重意識事例で、多重人格の原型となった女性である。この症例は、当初はっきりしない発作の後にヒステリー性とされる失明と聾唖の状態を呈し、その後、深い長い眠りの後に覚醒するとそれまでの記憶をすべて失った別人格になり、さらにその後に成熟した状態に至るという三つの状態をくり返し呈した女性である。

この女性は珍しい症例として米国で報告され、それを英国グラスゴーの医師ロバート・マクニッシュ（1802-1837）が『眠りの哲学』（1827）の中で紹介し、さらにそれがフランスに渡って、「Macnish Lady」としてジャネに紹介されたのである。実はこの症例をはじめて報告したのは、ウィア・ミッチェルの父親で医師であったジョン・キーズリー・ミッチェル（1798-1858）であり、その症例報告が英国でマクニッシュの著書で短く紹介された。父親の遺稿集である『Five Essays』（1859）を編集したウィア・ミッチェルが、その後の新たな情報を付け加えて発表したものがこの論文なのである（なお、父親の五つの遺稿論文のうちでもっとも長いものが「動物磁気をめぐって」というものであった）。

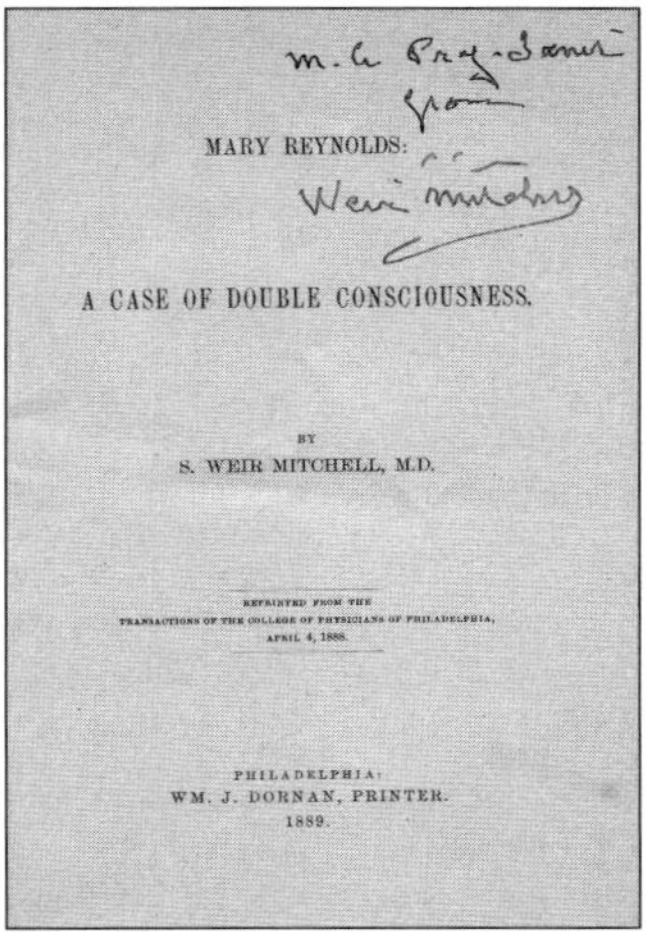

写真4

そしてわたしの手元にあるこの小冊子は、（少し読みにくいが特徴のある平たい文字で）表紙右上に記されているように、ミッチェルからジャネに謹呈されたものであることがわかる（写真4）。この抜刷りの論文は、一八八九年、つまりジャネの『心理学的自動症』が刊行された年になり、すでジャネの書には、「有名なマクニッシュの患者（la célèbre malade de Mac-nish）」（原著p.123；邦訳p.109）という記載がある。ミッチェルは、ジャネの初期の論文を読み、その後の経過を含ん

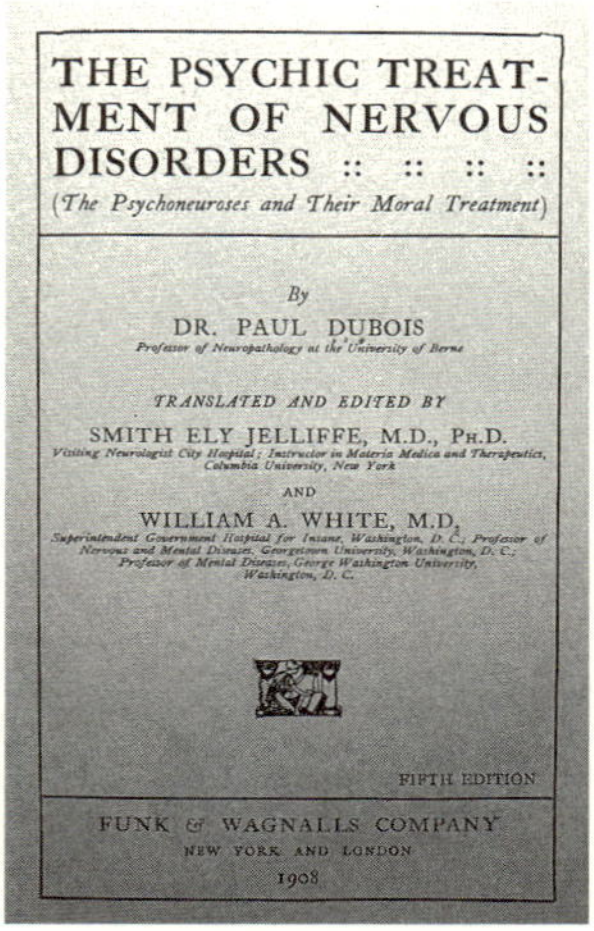
THE PSYCHIC TREATMENT OF NERVOUS DISORDERS :: :: :: ::
(The Psychoneuroses and Their Moral Treatment)

By
DR. PAUL DUBOIS
Professor of Neuropathology at the University of Berne

TRANSLATED AND EDITED BY
SMITH ELY JELLIFFE, M.D., PH.D.
Visiting Neurologist City Hospital; Instructor in Materia Medica and Therapeutics, Columbia University, New York
AND
WILLIAM A. WHITE, M.D.
Superintendent Government Hospital for Insane, Washington, D. C.; Professor of Nervous and Mental Diseases, Georgetown University, Washington, D. C.; Professor of Mental Diseases, George Washington University, Washington, D. C.

FIFTH EDITION

FUNK & WAGNALLS COMPANY
NEW YORK AND LONDON
1908

写真5

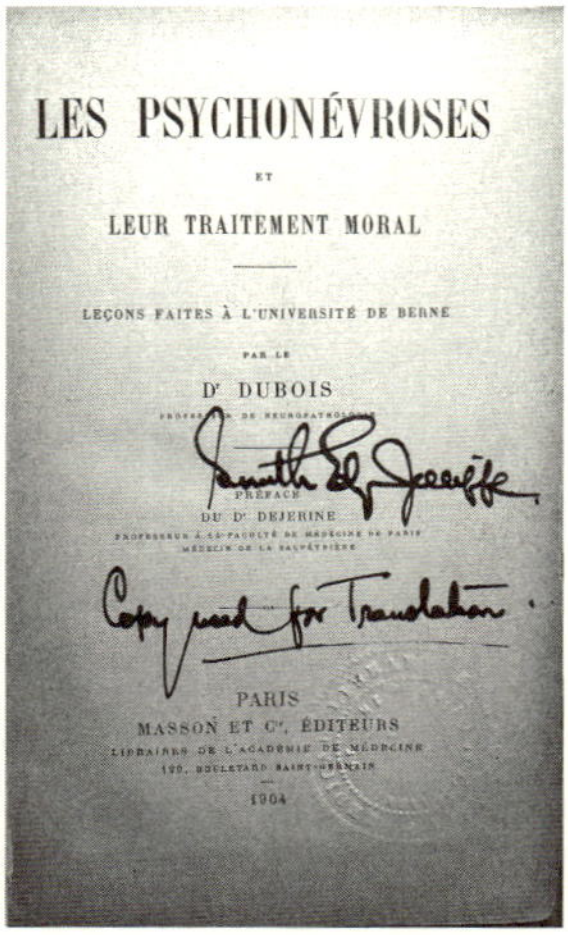
LES PSYCHONÉVROSES
ET
LEUR TRAITEMENT MORAL

LEÇONS FAITES À L'UNIVERSITÉ DE BERNE
PAR LE
Dr DUBOIS

PRÉFACE
DU Dr DEJERINE

PARIS
MASSON ET Cie, ÉDITEURS
1904

写真6

だこの報告が役立つと確信して送ったのであろう。ジャネからの返信はどのようなものだったのだろうか。当時大西洋を挟んでこうした交流が活発に行われていたことがわかる。

＊

さらに、本書でも触れたポール・デュボワ（1848-1918）の主著に『精神神経症』（1904）という著作がある。デュボワはベルン大学の神経科の教授であった。原著はフランス語であり、スミス・イーライ・ジェリフ（1866-1945）とウイリアム・アランソン・ホワイト（1870-1937）という、アメリカの精神医学の草創期を築いた二人によって一九〇八年に英訳され、米国で広く普及した（写真5）。ジェリフがこの時使用した原著の扉頁には、署名とともに「翻訳に使用した書籍（copy）」であると大書されている（写真6）。当時、psychotherapyといえば、催眠や暗示を超えて、北米ではこのスイスの神経科医デュボワのいわゆる「説得（persuasion）療法」が中心であったことを考えると（本書pp.252-254参照）、その英訳者たちの意気込みのようなものが伝わるようである。ジェリフは後に精神医学の主要雑誌の編集に携わり、フロイトやユングとの数多くの往復書簡を残し、さらに米国への精神分析の導入の役割も果たし、ホワイトも米国精神医学の基礎を築いた重要な人物になっていく。

＊

こうした関心は、古書の細部に愛着を抱く人間のやや偏った関心に属するものであろう。確かにそれらは、書籍に記された内容からすると瑣末な情報なのかもしれない。ただ私は、エランベルジェの漆黒の文字、ミッチェルの震えるような独特な署名、ジェリフのインクの錆びた色に、本書のタイトルでも示した「リアリティ」を感じるのである。なおこれらの書物は、ネットで古書サイトが開始されたばかりの牧歌的な時期に購入したものであり、いずれも三〇ドル以内であったことを書き添えておく。

＊

あとがきに戻ることにする。

この論集は以下のような四部構成である。

序編　「臨床民族誌《エスノグラフィー》をめざして」では、四つの基調となる論文とやや長い総論的論考が入る。

第Ⅰ部　「文化精神医学と「癒す」ことの系譜」では、五つの関連論文を入れた。

第Ⅱ部　「精神と身体と文化――その架橋の歴史」では、四つの論文と、講演論文が入る。

第Ⅲ部　「読書の軌跡――解説、書評、その他」では、解説と書評、エッセイ、子規をめぐる講演論文を入れた。それぞれに講演をもとにした長い文章が混じり、各パートの基調のようになっている。論文の多くは、あらかじめ規定の枚数制限内で無理やり削ったりしたものがほとんどなので、講演の際の文体とはずいぶん異なるように感じられるかもしれない。

なお、いくつかの講演論文を除いて、参考文献は本書の最後にまとめ、アルファベット順に掲載し、各々後半に日本語論文を並べるという形式にした。講演をもとにした論文などでは、読みやすさを考えて、文章中に文献を入れたものもある。ご了解をいただきたい。

また原著からの収録を認めていただいた各出版社には心より感謝したい。

*

さいごになるが、本書を手に取り、何ページかでも読んでくださった読者がいたならば、お礼の言葉を申し述べたい。先回の論集の折と同様、本書の各論文は、精神科の臨床や看護やケアという、目立つことも褒められることもない、石積みにも似た日々の仕事を、善意を絶やさずに継続しようとする人々に向けて書かれている。少しでも毎日の仕事の刺激や励ましになればこれ以上の喜びはない。

前回同様、論文の選定から校正段階まで、迷いに迷って何回も立ち往生し、信じがたいほどの我儘を聞いてもらい完成に至った。編集を引き受けていただいた金剛出版の立石正信さんのあたたかな励ましに心より感謝します。

二〇二五年一月末日　シャルコー生誕二〇〇年と、亡き母の生誕一〇〇年を刻む年に

江口重幸

著者略歴
江口重幸（えぐち しげゆき）

1951年生まれ。東京都北区出身。精神科医。1977年東京大学医学部医学科卒業。長浜赤十字病院、都立豊島病院を経て、1994年から一般財団法人精神医学研究所附属東京武蔵野病院に勤務する。臨床精神医学に加え、文化精神医学、医療人類学、力動精神医学史に関心をもつ。

主な著書に、『病いは物語である――文化精神医学という問い』（2019年、金剛出版）、『シャルコー』（2007年、勉誠出版）、共著書に、『文化精神医学序説――病い・物語・民族誌』（2001年、金剛出版）、『ナラティヴと医療』（2006年、金剛出版）などがある。
訳書としては、すべて共訳・監訳であるが、アーサー・クラインマン『病いの語り――慢性の病いをめぐる臨床人類学』（1996年、誠信書房）、同『精神医学を再考する』（2012年、みすず書房）、フランク・ジョンソン『「甘え」と依存』（1997年、弘文堂）、バイロン・グッド『医療・合理性・経験――バイロン・グッドの医療人類学講義』（2001年、誠信書房）、マーガレット・ロック『更年期――日本女性が語るローカル・バイオロジー』（2005年、みすず書房）、デイヴィッド・ヒーリー『ヒーリー精神科治療薬ガイド・第5版』（2009年、みすず書房）、同『双極性障害の時代――マニーからバイポーラーへ』（2012年、みすず書房）、エドワード・ショーター『精神医学歴史事典』（2016年、みすず書房）、イアン・ハッキング『マッド・トラベラーズ』（2017年、岩波書店）などがある。

病《やま》いのリアリティ
臨床民族誌《りんしょうみんぞくし》の系譜《けいふ》

2025年 4 月 1 日　印刷
2025年 4 月10日　発行

著者――江口重幸

発行者――立石正信
発行所――株式会社 金剛出版
〒112-0005 東京都文京区水道1-5-16　電話 03-3815-6661　振替 00120-6-34848

印刷・製本◉太平印刷社

ISBN978-4-7724-2081-5 C3011　©2025 Printed in Japan

シュリンクス

誰も語らなかった精神医学の真実

［著］＝ジェフリー・A・リーバーマン
［監訳］＝宮本聖也　［訳］＝柳沢圭子

●A5判　●並製　●280頁　●定価 **3,080** 円
● ISBN978-4-7724-1639-9 C3047

3 世紀にわたる精神医学史を語りながら
偏見に満ちた精神の病への汚名を晴らす、
アメリカ精神医学会会長による「誰も語らなかった真実の物語」。

マインド・フィクサー

精神疾患の原因はどこにあるのか？

［著］＝アン・ハリントン
［監訳］＝松本俊彦　［訳］＝沖田恭治

●A5判　●上製　●372頁　●定価 **4,840** 円
● ISBN978-4-7724-1885-0 C3011

精神疾患の原因を脳に探りながら、
いまの精神医学概念にどのようにして至ったのか、
今後何が起きるのかを検討していく。

サイコパス・インサイド

ある神経科学者の脳の謎への旅

［著］＝ジェームス・ファロン
［訳］＝影山任佐

●四六判　●上製　●260頁　●定価 **3,080** 円
● ISBN978-4-7724-1407-4 C3011

神経科学者が自分の脳を調べたら
サイコパスだったことが発覚！
自らの脳を題材に“ サイコパス ”の真実に迫る。

価格は 10%税込です。